体をつくり、機能を維持する

生体物質事典

鈴木裕

名古屋文理大学短期大学部准教授
博士(医学) 川畑龍史 [監修]

ソシム

まえがき

私たちは、日頃の何気ない会話のなかで、よく栄養素などについて言及しています。たとえば、近年は糖質オフダイエットが流行し、タンパク質中心の生活をする人が増えています。ほかにも「脂肪燃焼に○○というアミノ酸が効く」とか、「睡眠の質向上には××というホルモンがいい」といった話題は巷にあふれています。

しかし、その物質がどんな構造をしていて、体内でどんなはたらきを担っているのか、詳しく知る人は多くありません。

世間の栄養への関心が高まるにつれて、私はフリーライターとして栄養や医療に関する記事を執筆することが増えました。そのたびに頭を悩ませるのが、タンパク質や脂肪酸、ホルモンといった化学物質の調査です。こうした物質は医学、生化学、栄養学など幅広い学問にまたがっており、それぞれ解釈の方法が異なっています。そのため、何が正しい情報なのか精査する作業は困難を極めました。そして、先に述べた分野を学ぶ学生たちもまた、私と同じ悩みを抱えていることを知りました。

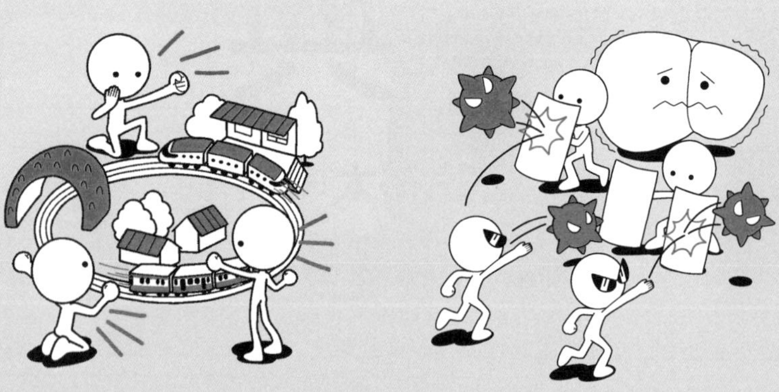

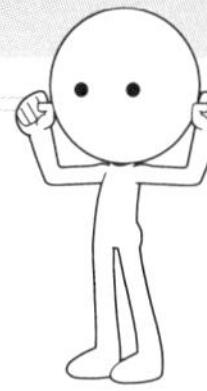

そこで、本書では体内ではたらく化学物質を「生体物質」としてまとめ、生化学や解剖生理学、栄養学といった観点からエビデンスに基づいて主要な情報を二部構成にして、そのはたらきをわかりやすいイラストで紹介し、解説しました。

第１部では「体をつくる物質」と題し、タンパク質や脂質、糖質などの三大栄養素から、その代謝にかかわる物質をメインに扱っています。また、第２部「体の機能を維持する物質」では、体内で分泌されるホルモンにフォーカスして紹介しています。

本書は、医学や化学分野を学ぶ学生はもちろん、ライフサイエンスに興味のある方にとっての入門書です。多様な生体物質の世界をイラストとともに楽しみながら学んでいきましょう！

最後に監修していただいた名古屋文理大学短期大学部准教授の川畑龍史先生をはじめ、ご尽力いただいた方々に感謝申し上げます。

著者　鈴木裕太

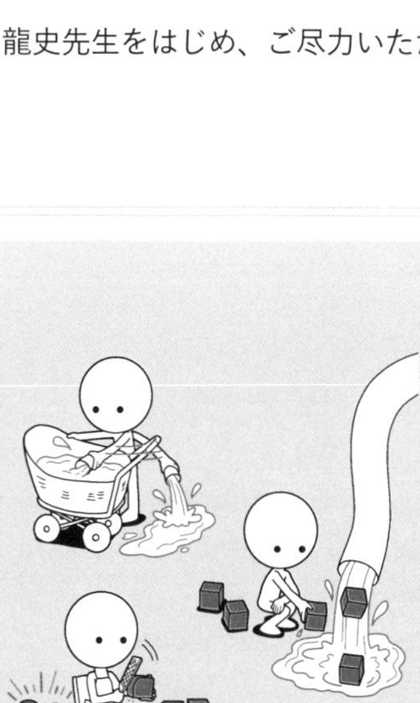

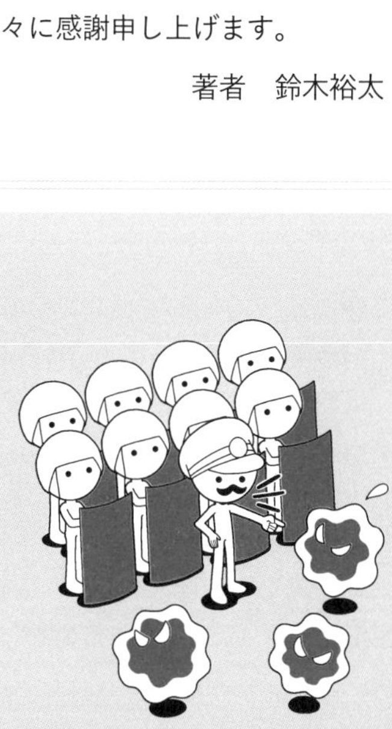

本書の読み方

①

FILE. 001

バリン ②

valine ③

④

語　源	＝アミノ吉草酸(valeric acid)の「Val」に由来
主なはたらき	＝筋肉の成長、肝機能の向上、美肌効果
関連する物質	＝ロイシン、イソロイシン(BCAA)
関連する部位	＝筋肉、肝臓など

⑤

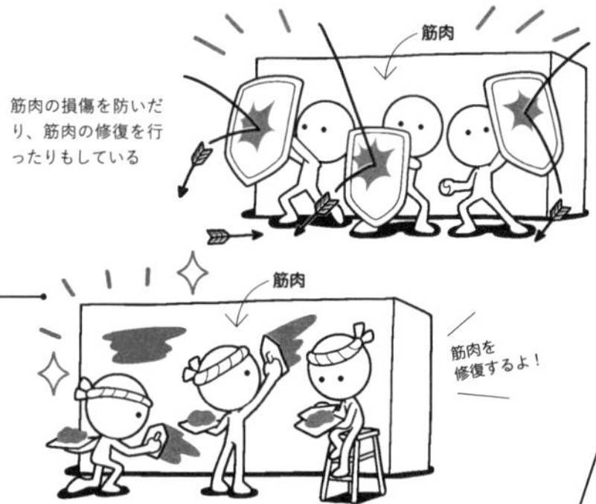

筋肉
筋肉の損傷を防いだり、筋肉の修復を行ったりもしている
筋肉
筋肉を修復するよ！

⑥

側鎖にイソプロピル基を持つ分岐鎖アミノ酸(BCAA)のひとつ。ロイシンやイソロイシンと同様に、筋肉を構成するタンパク質「アクチン」「ミオシン」を構成する主要な物質です。ほかのアミノ酸が肝臓で直接分解されるのに対し、BCAAは筋肉などで直接分解されます。主に血液中の窒素バランスの調整をしたり、筋肉の成長を促進します。また、激しい運動をした後に筋肉の損傷を防ぎ、修復する作用があります。そのため、サプリメントなどにも活用されています。

⑦ カテゴリ　必須アミノ酸、BCAA、脂肪族アミノ酸、中性アミノ酸

❶ **ファイル番号** …… 本書における物質の紹介順のナンバーです。
❷ **物質の名称** …… その物質の一般的な名称を記載しています。
❸ **物質の英字表記** …… その物質の英字表記を記載しています。
❹ **基本データ** …… 物質の語源、主なはたらき、関連する物質、関連する部位を紹介しています。
❺ **イラスト** …… 物質の主なはたらきをイラストで解説しています。
❻ **本文** …… 物質の構造的な特徴や作用、はたらきの詳細な解説です。
❼ **カテゴリ** ……物質の主な分類を示しています。

CONTENTS

第1部 体をつくる物質

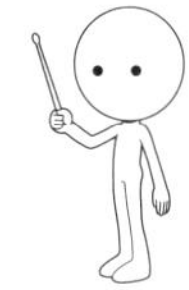

第6章 神経系やそのほかの器官×ホルモン … 231

第7章 遺伝子……………………………………………………… 238

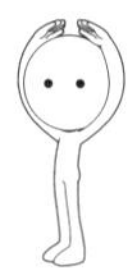

参考文献

■書籍
・坂本順司著『いちばんやさしい生化学』講談社
・平山令明著『カラー図解　分子レベルで見た体のはたらき』講談社
・紺野邦夫、竹田稔、富樫裕著『教養のための図説生化学』実教出版
・山内兄人著『ホルモンの人間科学』コロナ社
・河田光博、小澤一史、上田陽一編『人体の構造と機能及び疾病の成り立ち 栄養解剖生理学』講談社
・山口達明、滝口泰之、柏田 歩、島崎俊明編著『生体物質の化学―有機化学から生命科学へ―』三共出版
・稲垣賢二監修、生化学若い研究者の会著『これだけ!生化学　第2版』秀和システム
・石浦章一著『タンパク質はすごい! ～心と体の健康をつくるタンパク質の秘密～』技術評論社
・小城勝相著『生命にとって酸素とは何か　生命を支える中心物質の働きを探る』講談社
・川畑龍史、濱路政嗣著『なんでやねん!根拠がわかる解剖学・生理学要点 50』メディカ出版
・中嶋洋子著『改訂版 栄養の教科書』新星出版社
・渡邉早苗、板倉弘重監修『暮らしの栄養学』日本文芸社
・中村丁次監修『最新版 からだに効く栄養成分バイブル』主婦と生活社
・藤井義晴著『最新カタカナ栄養素事典』主婦の友社
・佐藤達夫監修『新版 からだの地図帳』講談社
・池田黎太郎監修、市毛みゆき、杉田克夫著『元素名語源集』サイエンススタジオ CHIBA

■web サイト
・e-ヘルスネット（厚生労働省） https://www.e-healthnet.mhlw.go.jp/
・MSD マニュアル家庭版・プロフェッショナル版 https://www.msdmanuals.com/

第1部

体をつくる物質

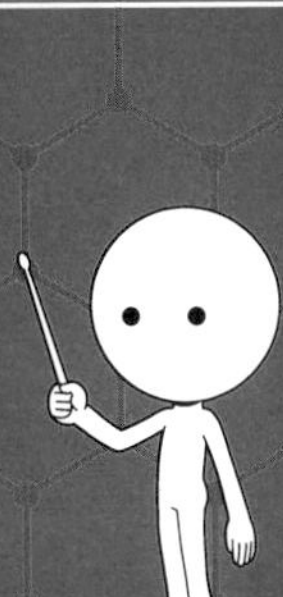

第1章

タンパク質

タンパク質は体内でさまざまな反応をして、
動物やヒトの生命活動を支えています。
タンパク質は20種類のアミノ酸が結合することで
多様な種類とはたらきを実現しています。
タンパク質の作用を知るためにも
まずはアミノ酸の構造を押さえておきましょう！

INTRODUCTION

生命活動を支える多彩なタンパク質

タンパク質(protein)は、ギリシャ語の「proteios（第一のもの）」に由来するように、動物が必要とする栄養素として、最も重要な有機化合物です。また、生体内で化学反応を起こす酵素やホルモンなどの原料にもなっています。代表的なものに牛乳由来のカゼインや卵白に含まれるアルブミン、デンプンの成分であるグルテン、毛や爪の成分であるケラチンなどが挙げられます。タンパク質の種類は多岐にわたりますが、アミノ酸の結合や順序の違いで、体内での多様なはたらきを可能にしています。

アミノ酸の基本構造

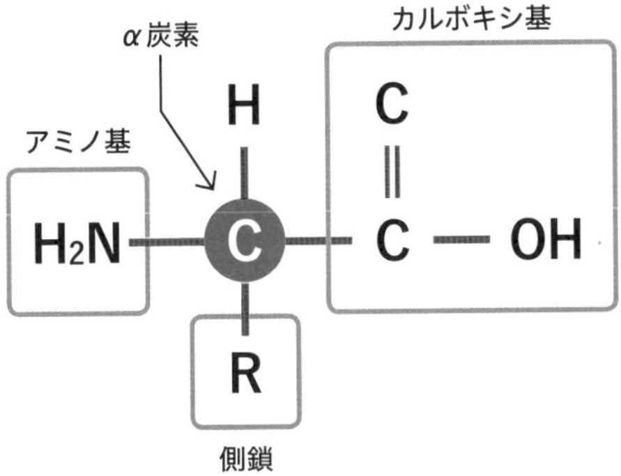

アミノ酸は側鎖の種類によって、水に溶けにくい疎水性、水に溶けやすい親水性に分けられる

はたらきを左右するアミノ酸の構造

ヒトに必要なアミノ酸は20種類で、そのうち体内で生成できるものを非必須アミノ酸、食べ物などから摂取しなくてはならないものは必須アミノ酸に分類されます。その構造はアミノ基とカルボキシ基、側鎖でできています。また、アミノ酸には**L体とD体**という違いもあります。上図で示したようにα炭素から見て、右手と左手のような左右対称のような関係で、**光学異性体**といいます。

タンパク質は、アミノ酸同士が結合してできますが、この結合を**ペプチド結合**といいます。また、ペプチド結合していないアミノ基はN末端、カルボキシ基はC末端と呼びます。アミノ酸は、この構造や結合によって脂肪族や芳香族などに分類されます。

POINT

- アミノ酸の結合や順序の違いで、作用や機能が異なる
- アミノ酸は、アミノ基とカルボキシ基、側鎖でできている
- 構造の違いによって、脂肪族アミノ酸や芳香族アミノ酸に分かれる

FILE. 001

バリン

valine

語源 = アミノ吉草酸(valeric acid)の「Val」に由来

主なはたらき = 筋肉の成長、肝機能の向上、美肌効果

関連する物質 = ロイシン、イソロイシン(BCAA)

関連する部位 = 筋肉、肝臓など

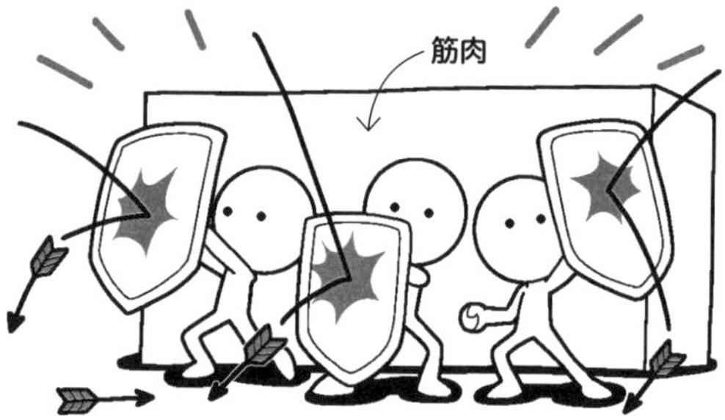

筋肉
筋肉の損傷を防いだり、筋肉の修復を行ったりもしている

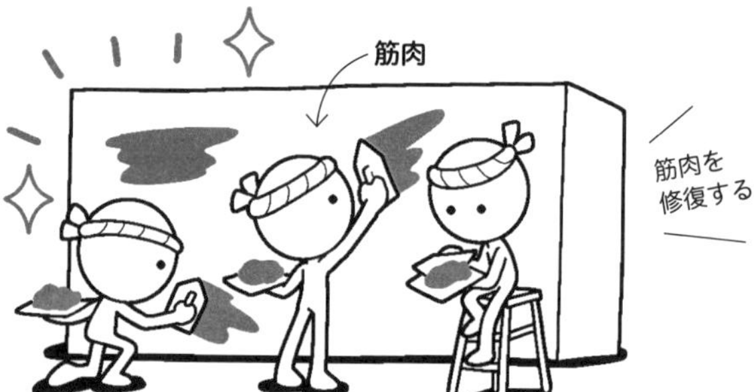

筋肉
筋肉を修復するよ!

側鎖にイソプロピル基を持つ**分岐鎖アミノ酸(BCAA)**のひとつ。ロイシンやイソロイシンと同様に、筋肉を構成するタンパク質「アクチン」「ミオシン」を構成する主要な物質です。ほかのアミノ酸が肝臓で直接分解されるのに対し、BCAA は**筋肉などで直接分解**されます。主に血液中の窒素バランスの調整をしたり、筋肉の成長を促進します。また、激しい運動をした後に筋肉の損傷を防ぎ、修復する作用があります。そのため、サプリメントなどにも活用されています。

カテゴリ 必須アミノ酸、BCAA、脂肪族アミノ酸、中性アミノ酸

FILE. 002

ロイシン

leucine

語　源	ギリシャ語で「白」を意味する「leuco」に由来
主なはたらき	筋肉の成長、肝機能の向上、ストレス緩和
関連する物質	バリン、イソロイシン
関連する部位	筋肉、肝臓など

バリンと同様に BCAA の一種で、**筋力の維持・回復にはたらく**必須アミノ酸です。ほとんどすべてのタンパク質に含まれていますが、ゼインに約25%、ヘモグロビンに約29%、カゼインに約９%と特に多く含まれています。肝臓でのアルブミン合成促進や、肝細胞増殖因子の産生・分泌促進作用があり、**肝機能向上**の効果が期待されています。また、タンパク質の代謝を調節する働きもあるとされ、特に幼児の成長に深くかかわっています。

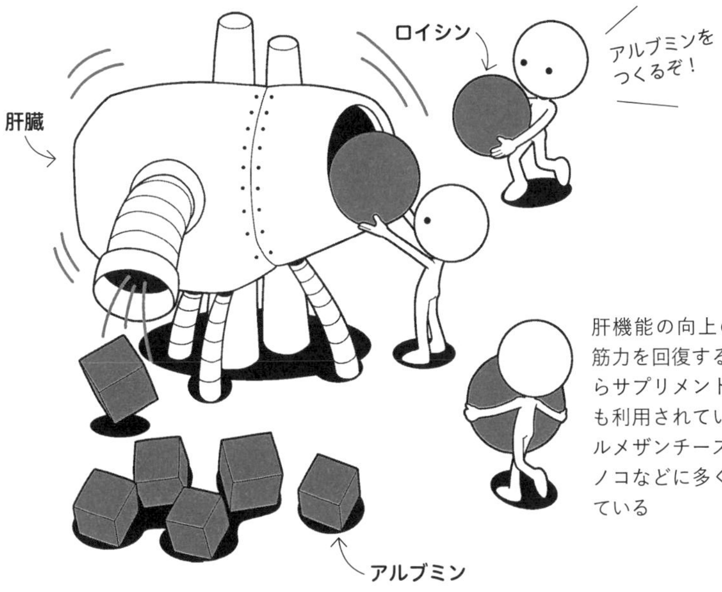

肝機能の向上のほか、筋力を回復する効果からサプリメントとしても利用されている。パルメザンチーズやカズノコなどに多く含まれている

カテゴリ 必須アミノ酸、BCAA、脂肪族アミノ酸、中性アミノ酸

FILE. 003

イソロイシン

isoleucine

語　源	ギリシャ語で「同じ」を意味する「iso」とロイシンの結合語
主なはたらき	筋肉の成長、肝機能の向上、甲状腺ホルモン分泌の促進
関連する物質	バリン、ロイシン
関連する部位	筋肉、肝臓、血液、甲状腺など

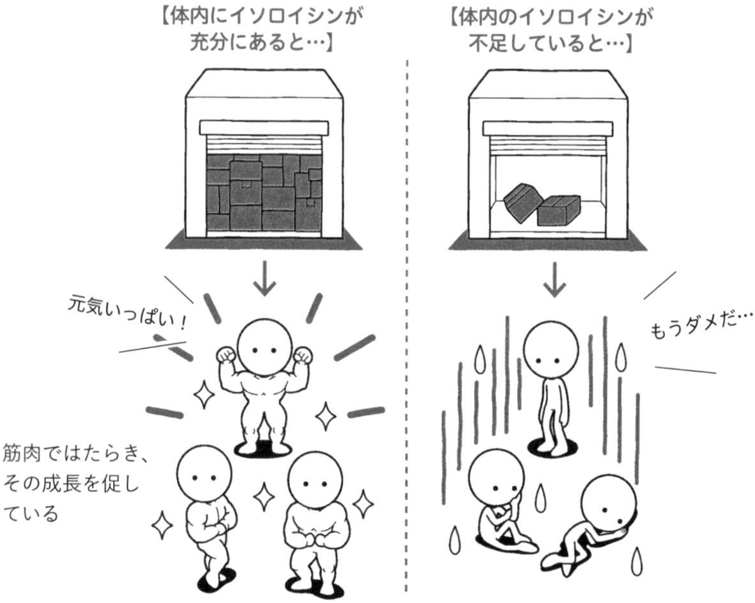

【体内にイソロイシンが充分にあると…】
【体内のイソロイシンが不足していると…】
元気いっぱい！
筋肉ではたらき、その成長を促している
もうダメだ…

ロイシンの構造異性体(分子の量が同じでも構造がちがうもの)で、BCAA の一種として、おもに筋肉ではたらきます。ロイシンとは異なり、2つの不斉炭素原子(4種の異なる原子が結合している炭素原子)を持ちます。骨格筋への血中グルコース(P.62)の取り込みを促進する作用があり、結果として血糖値を低下させるとされています。また、筋肉や体の成長を促進する**甲状腺ホルモンの分泌を促す**ことがわかっています。

カテゴリ　必須アミノ酸、BCAA、脂肪族アミノ酸、中性アミノ酸

FILE. 004

トレオニン

threonine

語　源 ＝トレオースという糖質に構造が似ていることが由来
主なはたらき ＝脂肪蓄積の予防、胃炎改善、美肌効果
関連する物質 ＝セリン、グリシンなど
関連する部位 ＝胃、肝臓、筋肉など

アルコール性ヒドロキシ基を持つ必須アミノ酸で、分子内に不斉炭素原子を2つ持っています。日本語ではスレオニンとも呼ばれ、**新陳代謝を促して成長を促進させたり、脂肪が蓄積するのを抑制する**とされています。また、胃酸の分泌バランスを調整する働きがあり、胃炎を予防する効果も。豚肉や鶏肉といった**動物性タンパク質に多く含まれており**、栄養学観点では日本人に不足しやすい栄養素ともいわれています。

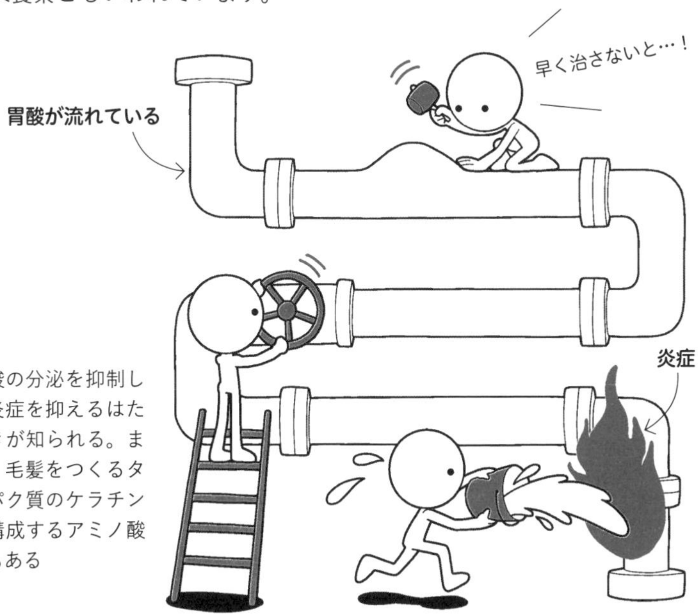

胃酸の分泌を抑制して炎症を抑えるはたらきが知られる。また、毛髪をつくるタンパク質のケラチンを構成するアミノ酸でもある

カテゴリ 必須アミノ酸、脂肪族アミノ酸、中性アミノ酸、ヒドロキシアミノ酸

FILE. 005

グルタミン

glutamine

語源	小麦グルテンから発見されたことによる
主なはたらき	アンモニアの運搬、肝機能の向上、美肌効果
関連する物質	アンモニア、α-ケトグルタル酸など
関連する部位	胃、腸など

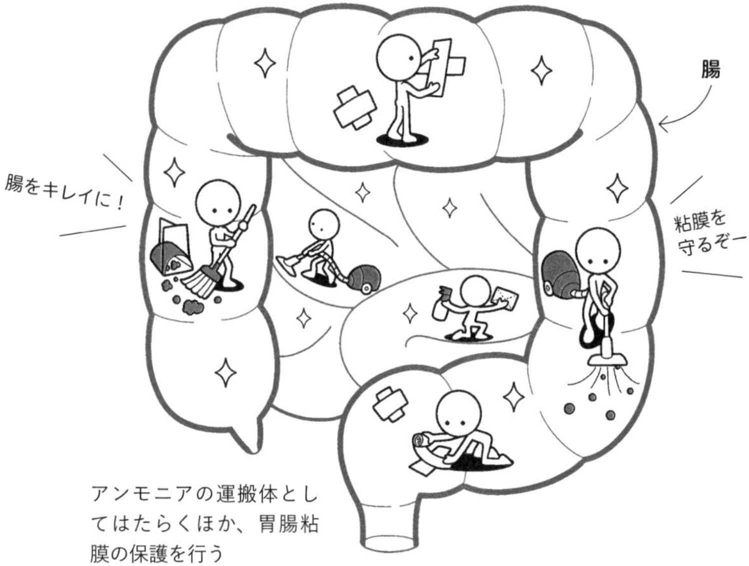

アンモニアの運搬体として
てはたらくほか、胃腸粘
膜の保護を行う

非必須アミノ酸で、体内に最も豊富に含まれています。**グルタミン酸とアンモニアから生合成**され、**アンモニアの運搬体**として生体内で重要なはたらきを担っています。また、窒素の代謝や腸管のエネルギーになったり、肝臓中のグルタチオン(グルタミン酸、システイン、グリシンが結合したアミノ酸)濃度を維持する効果も。胃腸の粘膜の保護作用や胃腸の細胞合成を助ける役割もあるとされ、医薬品などにも活用されています。

カテゴリ 非必須アミノ酸、脂肪族アミノ酸、中性アミノ酸

FILE. 006

グリシン

glycine

語　源 ギリシャ語で「甘い」を意味する「glykys」に由来
主なはたらき 神経物質の伝達、解毒作用、睡眠導入効果
関連する物質 コラーゲン、DNA、RNAなど
関連する部位 脊椎、脳幹、肝臓など

グリシンは、アミノ酸の中でも**最も小さい非必須アミノ酸**です。側鎖に水素を持つシンプルな構造で、構造異性体がありません。脊椎や脳幹に多く存在し、**中枢神経で抑制系の神経伝達物質**としてはたらいたり、睡眠の質を高める効果があるとされています。

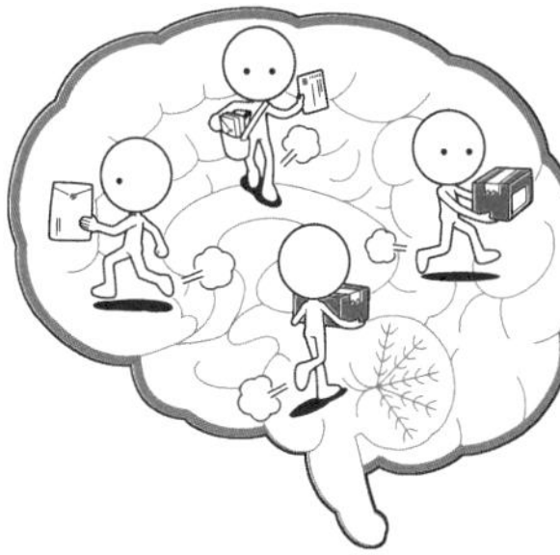
いそがしく
働くぞー！

カテゴリ 非必須アミノ酸、脂肪族アミノ酸、中性アミノ酸

FILE. 007

アラニン

alanine

語　源 アセトアルデヒドから合成されたため、アルデヒド(aldehyde)に由来する
主なはたらき アルコールの分解、グルコースの生成
関連する物質 グルタミン酸、グルコースなど
関連する部位 肝臓、血液など

グリシンに次いで**2番目に小さいアミノ酸**です。グルタミン酸とピルビン酸から生合成されます。アルコールの分解を促進するはたらきがあり、運動時には血中のアラニンからエネルギー源となる**グルコースを生成**します。

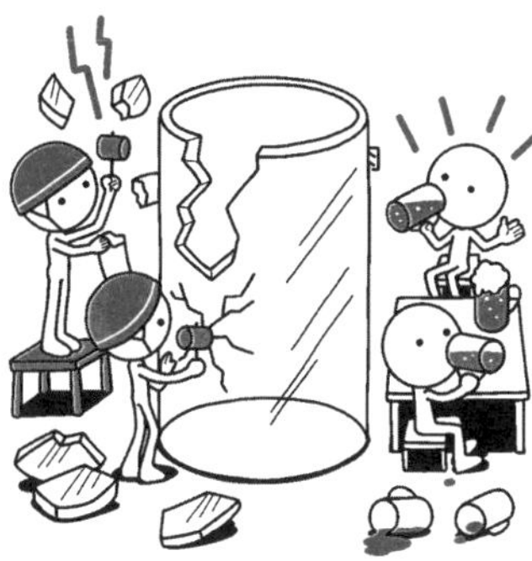
アルコール分解なら
おまかせあれ！

カテゴリ 脂肪族アミノ酸、中性アミノ酸、非必須アミノ酸

FILE. 008

セリン

serine

語　源	ラテン語で「絹」を意味する「sericum」に由来
主なはたらき	美肌効果、睡眠導入効果など
関連する物質	グリシン、クレアチン、グルコースなど
関連する部位	皮膚、脳など

側鎖にヒドロキシメチル基を持つ非必須アミノ酸。生体内ではグリシンと相互変換され、クレアチンやグルコースなどの合成にも関与しており、**代謝において重要な役割**を果たしています。肌の角質層に最も多く存在し、肌の潤いを保つ効果があるとされ、化粧品などにも活用。牛乳のタンパク質のうち80%を占める**カゼインに多く含まれ**、睡眠の質を改善する効果も期待されています。

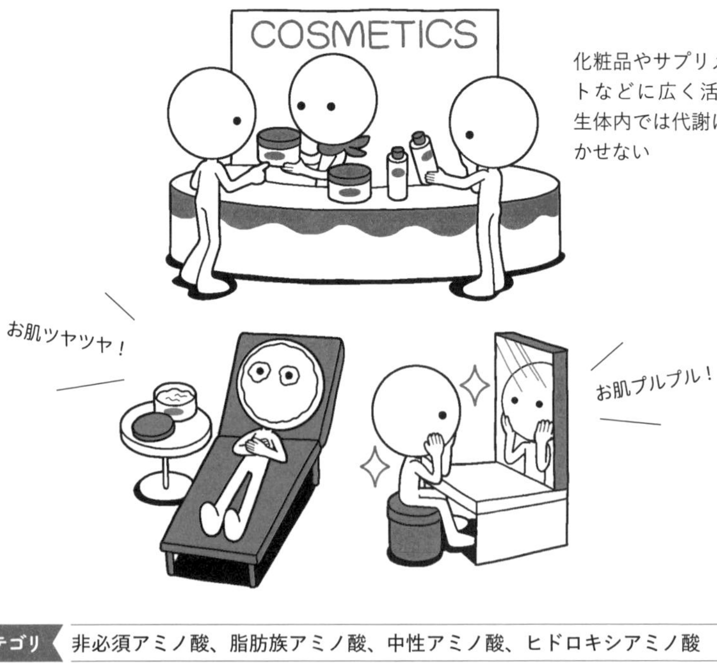

化粧品やサプリメントなどに広く活用。生体内では代謝に欠かせない

カテゴリ 非必須アミノ酸、脂肪族アミノ酸、中性アミノ酸、ヒドロキシアミノ酸

FILE.
009

アスパラギン

asparagine

語　源	アスパラガスに多く含まれることが由来
主なはたらき	尿の排出、持久力の向上など
関連する物質	アスパラギン酸、グリコーゲンなど
関連する部位	肝臓、筋肉など

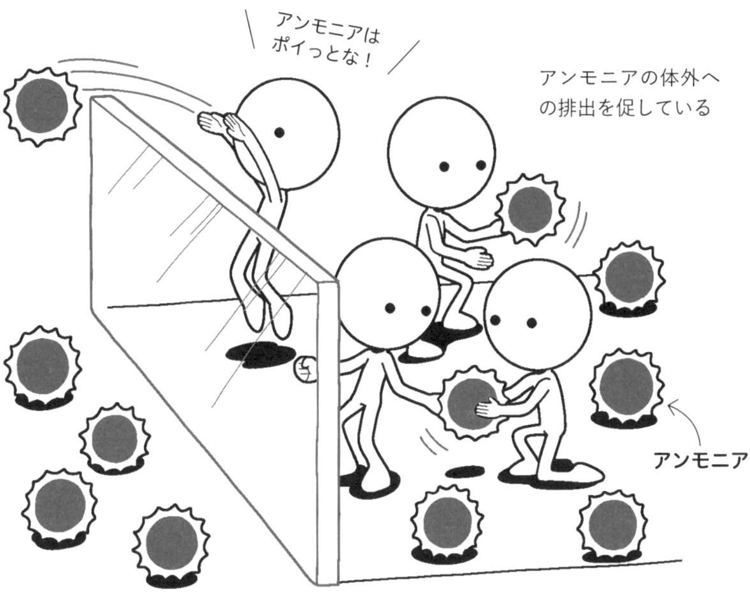
アンモニアは
ポイっとな！
アンモニアの体外への排出を促している
アンモニア

側鎖にアミド結合を持つ非必須アミノ酸。アスパラギン酸との間でアンモニアの授受をして**アンモニア代謝**に関連し、中枢神経系を保護するはたらきがあります。また、クエン酸回路にはたらきかけ、乳酸の生成を抑制。エネルギー代謝を促進するため、運動時の持久力を向上させる効果も報告されています。近年はがん細胞の転移との関わりも研究されています。

カテゴリ　非必須アミノ酸、脂肪族アミノ酸、中性アミノ酸

FILE. 010

リジン

lysine

語　源 ＝カゼインの加水分解物「lysis」に由来

主なはたらき ＝ホルモンの生合成、タンパク質の吸収、脂肪酸の燃焼など

関連する物質 ＝アルブミン、グルコースなど

関連する部位 ＝筋肉、脳、毛髪など

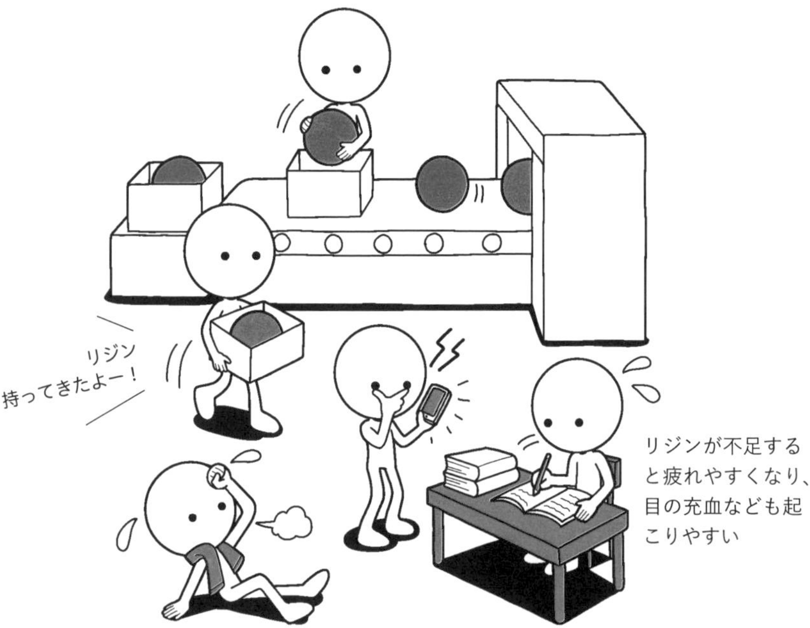

リジン
持ってきたよー！
リジンが不足すると疲れやすくなり、目の充血なども起こりやすい

側鎖にアミノ基を持つ必須アミノ酸のひとつ。ほとんどのタンパク質に含まれていますが、米や小麦への含有量が少なく**不足しがちなアミノ酸**だとされています。体の組織の修復、ホルモンの生合成などに関与する物質で、**タンパク質の吸収やグルコースの代謝**を促進します。また、集中力を高めたり、肝機能を向上させたりするはたらきを促進する効果も報告されています。

カテゴリ 必須アミノ酸、塩基性アミノ酸

FILE. 011

アルギニン

arginine

- **語源** ＝ギリシャ語で「銀色」を意味する「argyros」に由来
- **主なはたらき** ＝成長ホルモンの分泌促進、筋肉増強、免疫力向上など
- **関連する物質** ＝アルギノコハク酸、成長ホルモンなど
- **関連する部位** ＝筋肉、脳など

側鎖にグアニジノ基を持つ非必須アミノ酸で、**尿素回路の中間体**としてアルギノコハク酸から合成されます。しかし、乳幼児は体内で必要量を十分に合成できないため、食品からの摂取が推奨されています。

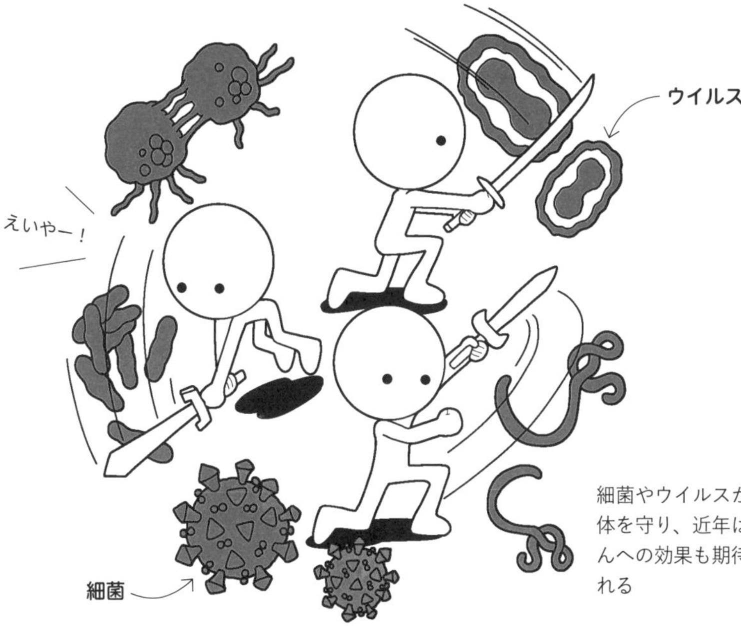

細菌やウイルスから体を守り、近年はがんへの効果も期待される

成長ホルモンの分泌促進や筋肉増強などのはたらきがあり、細菌やウイルスに対する抵抗力を高め、がん細胞を攻撃するという報告もあります。

カテゴリ 非必須アミノ酸、塩基性アミノ酸

FILE. 012

アスパラギン酸

aspartic acid

語　源	アスパラギンと同様にアスパラガスに由来
主なはたらき	アミノ酸の生合成、クエン酸回路の活性化など
関連する物質	グルタミン酸、α-ケト酸、α-ケトグルタル酸など
関連する部位	小脳、脊髄など

MEMO

アミノ基転移反応とは、アミノ酸のアミノ基が、α-ケトグルタル酸に移行して、グルタミン酸とα-ケト酸を生じる反応のこと。

側鎖にカルボキシ基を持つ非必須アミノ酸。アスパラギン酸は、アミノ基転移反応によって、オキサロ酢酸になります。また、大脳皮質・小脳・脊髄などでは神経伝達物質としてもはたらきます。ほかに、クエン酸回路を活性化する役割も。

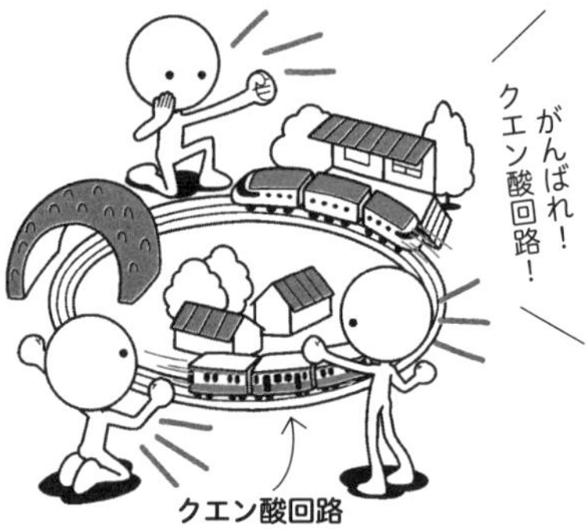
がんばれ！
クエン酸回路！
クエン酸回路

カテゴリ　非必須アミノ酸、酸性アミノ酸

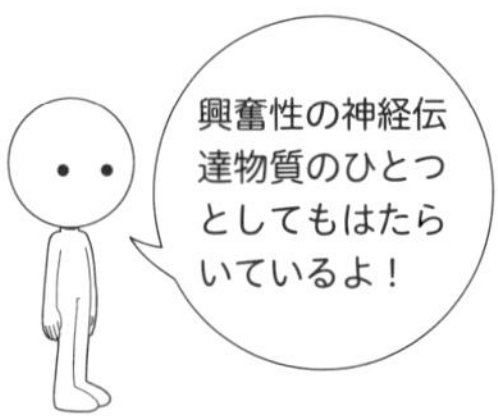
興奮性の神経伝達物質のひとつとしてもはたらいているよ！

FILE. 013

グルタミン酸

glutamic acid

語　源	グルタミンと同様に小麦のグルテンが由来
主なはたらき	アミノ酸の分解、アンモニアの解毒作用など
関連する物質	グルタミン、α-ケトグルタル酸など
関連する部位	脳など

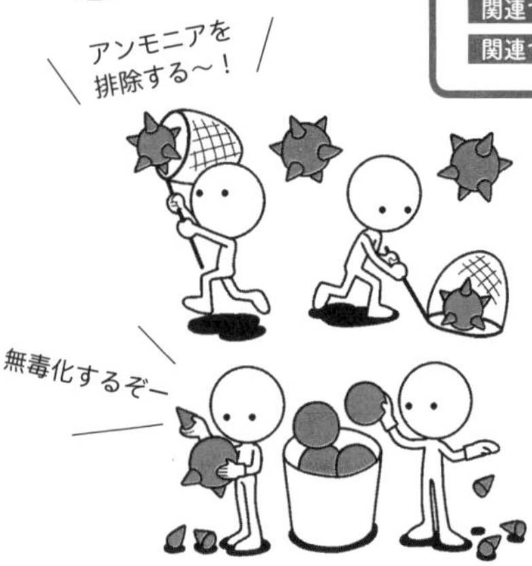
アンモニアを排除する～！
無毒化するぞー

非必須アミノ酸。体内で余分になったアミノ酸の分解で非常に大きな役割を果たし、すべてのアミノ基を受け取って、α-ケトグルタル酸などとアミノ基転移反応を起こします。脳内では**有害なアンモニアを無毒化**する働きもあります。

カテゴリ　非必須アミノ酸、酸性アミノ酸

FILE. 014

メチオニン

methionine

語　源 = 側鎖のメチルチオ基に由来

主なはたらき = ヒスタミンの濃度低下、毒素や老廃物の排除など

関連する物質 = システイン、mRNAなど

関連する部位 = 肝臓、血液、細胞など

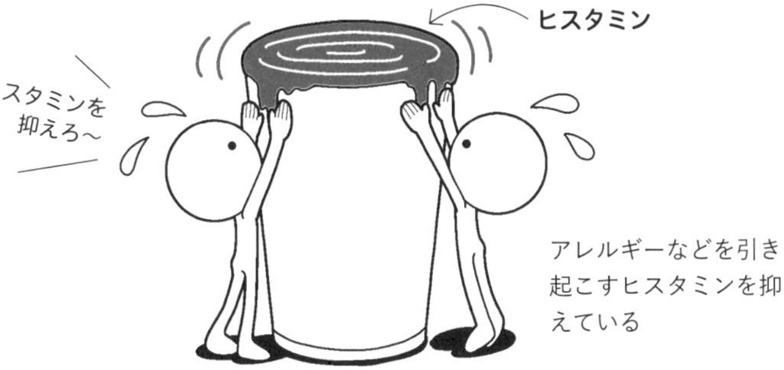

硫黄を含み、側鎖にメチルチオ基を持つ必須アミノ酸。システインとアミノ酸の化合物であるグルタチオンの生合成にかかわっています。**アレルギーを引き起こすヒスタミンの血中濃度を低下**させたり、肝臓で毒素や老廃物の排除や代謝を促進するはたらきがあります。そのほか、mRNA でタンパク質の合成を開始する遺伝暗号(コドン)としての役割を果たしています。

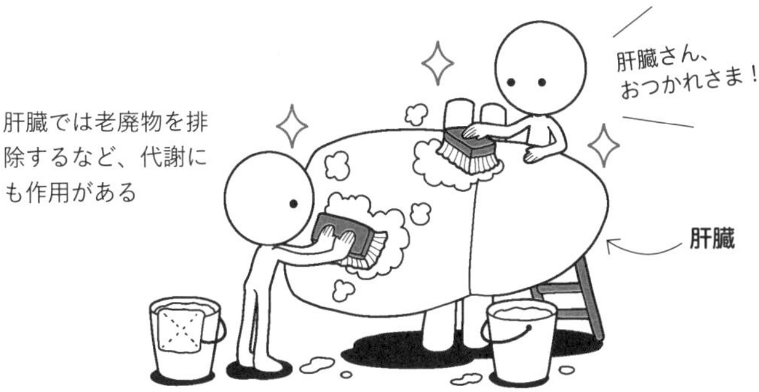

肝臓さん、おつかれさま！
肝臓では老廃物を排除するなど、代謝にも作用がある
肝臓

カテゴリ 必須アミノ酸、脂肪族アミノ酸、中性アミノ酸、含硫アミノ酸

FILE.
015

システイン

cysteine

語 源 ＝ギリシャ語で「膀胱」を意味する「kustis」に由来

主なはたらき ＝抗酸化作用、メラニン生成の抑制など

関連する物質 ＝メチオニン、ホモシステインなど

関連する部位 ＝肝臓、皮膚など

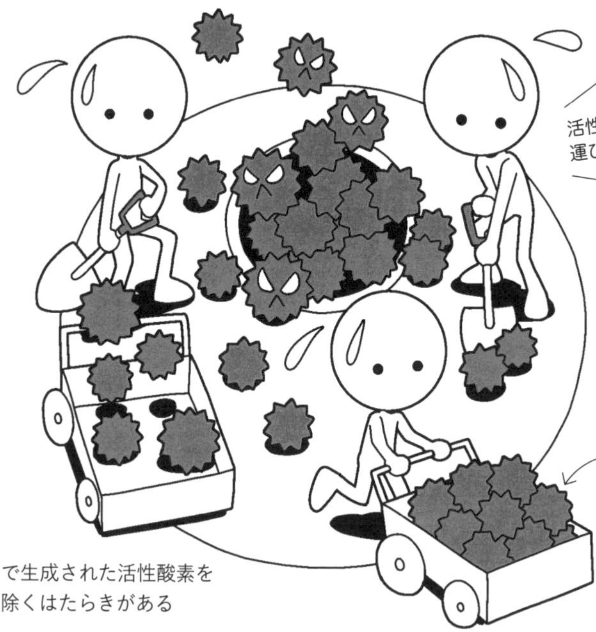

体内で生成された活性酸素を
取り除くはたらきがある

メチオニンがメチル基転移反応によってホモシステインとなり、その後システインが生成されます。メチオニンと同じように硫酸を含みますが、体内で生成されるため、分類は非必須アミノ酸です。**活性酸素を抑える抗酸化作用**を持ち、メラニンをつくる酵素・チロシナーゼのはたらきを抑える効果が報告されています。**酸化結合するとシスチン**に変わります。

カテゴリ 非必須アミノ酸、脂肪族アミノ酸、中性アミノ酸、含硫アミノ酸

FILE. 016

フェニルアラニン

phenylalanine

語源 = アラニンの側鎖の水素原子がフェニル基で置き換えられた構造を持つことが由来

主なはたらき = ホルモンの生合成、うつ症状の改善など

関連する物質 = チロシン、ドーパミンなど

関連する部位 = 脳、肝臓、神経系など

ベンゼン環を持つ必須アミノ酸で、脳と神経細胞をつなぐ神経伝達物質に変換されます。アドレナリンやドーパミンといったカテコールアミン類の**興奮性ホルモンの生合成**に関連。そのため、うつ症状の改善効果などが期待されています。また、**肝臓ではチロシンに変換**されます。牛乳や卵、肉などの食品に多く含まれます。

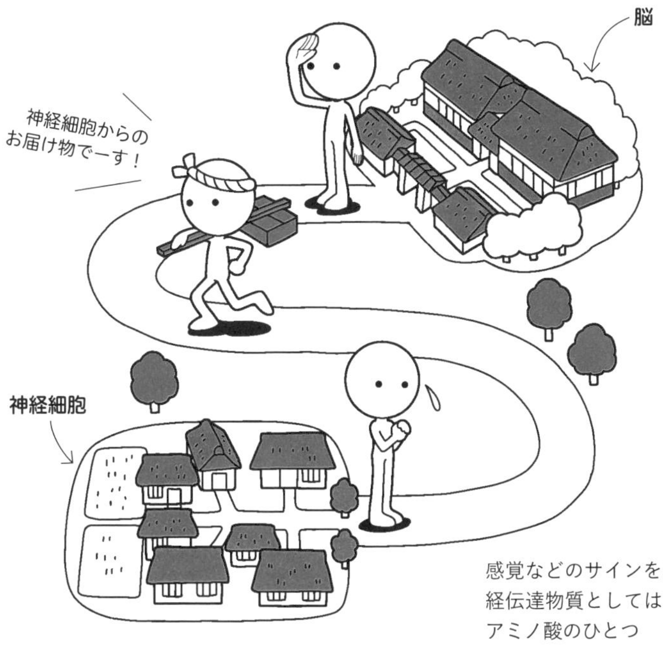

脳
神経細胞からのお届け物でーす！
神経細胞

感覚などのサインを送る神経伝達物質としてはたらくアミノ酸のひとつ

カテゴリ 必須アミノ酸、中性アミノ酸、芳香族アミノ酸

FILE.
017

チロシン

tyrosine

語　源 ＝ギリシア語で「チーズ」を意味する「tyri」に由来

主なはたらき ＝甲状腺ホルモンなどの生成、ストレス軽減など

関連する物質 ＝フェニルアラニン、ドーパミンなど

関連する部位 ＝脳、肝臓など

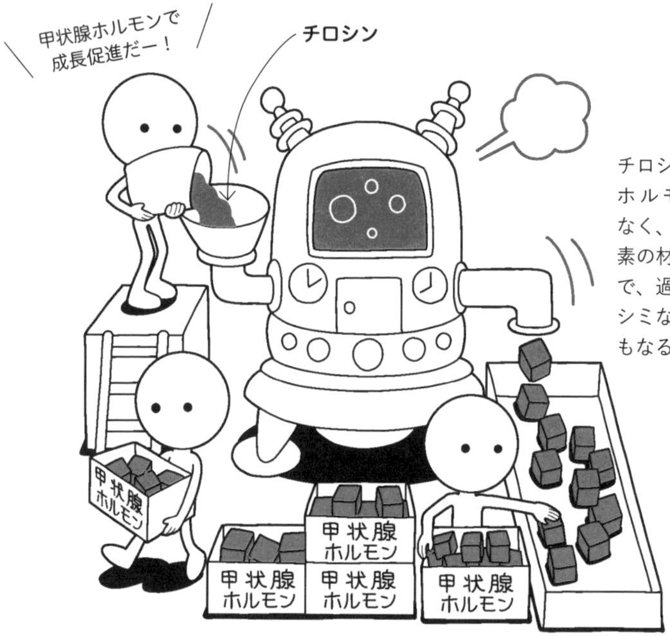

チロシンは甲状腺ホルモンだけでなく、メラニン色素の材料になるので、過剰になるとシミなどの原因にもなる

フェニルアラニンから生成される非必須アミノ酸で、特徴としてベンゼン環を持ちます。人間の成長や代謝を促進する甲状腺ホルモン(チロキシン)や皮膚や髪の**黒色色素の材料**です。そのほか、ドーパミンやアドレナリンの前駆体でもあり、集中力を高めたり、ストレスを軽減する効果があるとされています。食品ではタケノコや大豆などに多く含まれています。

カテゴリ 非必須アミノ酸、中性アミノ酸、芳香族アミノ酸

FILE. 018

プロリン

proline

語　源	2-ピロリジンカルボン酸に由来
主なはたらき	関節痛の改善、美肌効果など
関連する物質	グリシン、アラニン、グルタミン酸、コラーゲンなど
関連する部位	皮膚、関節など

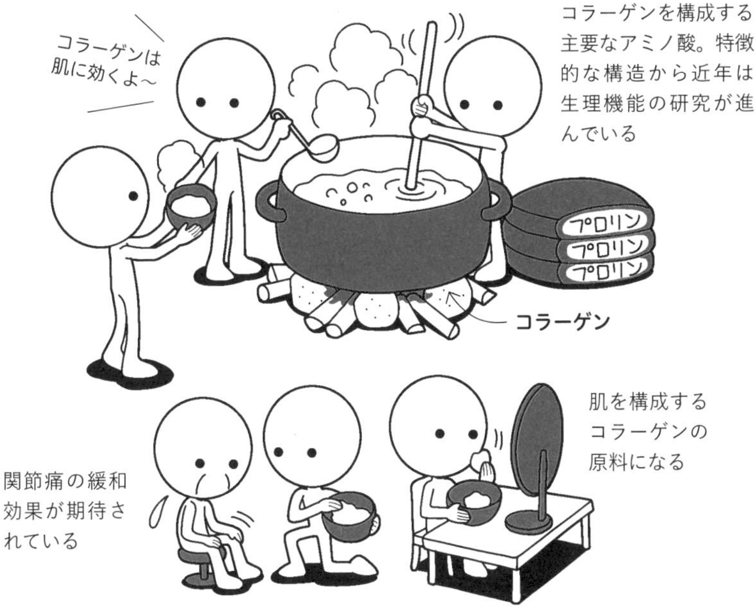

コラーゲンは
肌に効くよ～
コラーゲンを構成する
主要なアミノ酸。特徴
的な構造から近年は
生理機能の研究が進
んでいる
プロリン
プロリン
プロリン
コラーゲン
関節痛の緩和
効果が期待さ
れている
肌を構成する
コラーゲンの
原料になる

ピロリジン基にカルボキシ基が結合しており、アミノ酸の中でも特徴的な構造をしている非必須アミノ酸。**グリシンやアラニンなどとコラーゲンを構成**しています。グルタミン酸とアルギニンの２つの経路から合成され、多くの生理機能があると報告されています。例えば、関節痛の改善効果や代謝調節機能などに関与しているとも考えられています。

カテゴリ 非必須アミノ酸、中性アミノ酸、環状イミノ酸

FILE. 019

ヒスチジン

histidine

語源 = 「histidine」はギリシャ語で「組織」という意味

主なはたらき = 腎機能の向上、貧血予防など

関連する物質 = 赤血球、ヒスタミンなど

関連する部位 = 皮膚、関節など

成人は体内で合成できるものの、その速度が比較的遅いことから必須アミノ酸に数えられます。また、**子どもは生成できない**ので、食品からの摂取が推奨されています。側鎖にイミダゾール基を持ち、腎機能や神経伝達、胃分泌などに影響する特徴があります。また、酸素や栄養素を運搬する**赤血球を構成する**成分のひとつで、貧血予防効果も期待されています。

子どもはヒスチジンを体内で生成できないため、食品からの摂取が大切。シャケやパン、米などに多く含まれる

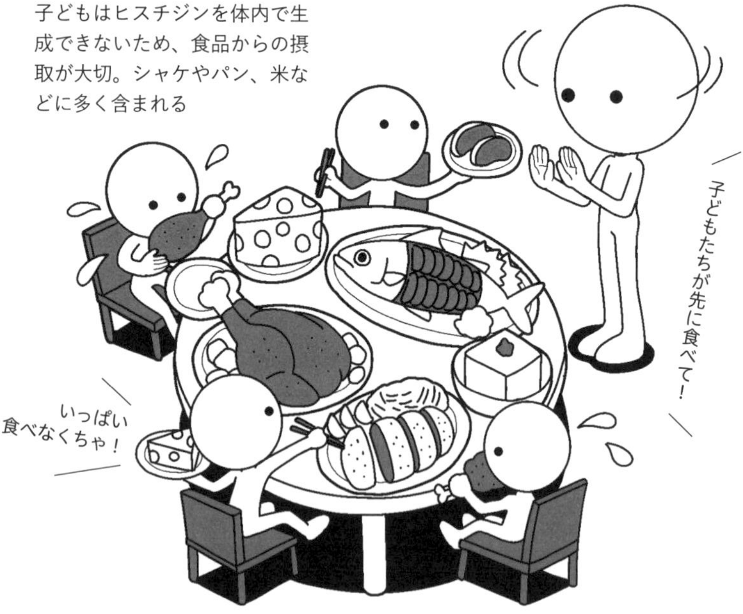

子どもたちが先に食べて！
いっぱい食べなくちゃ！

カテゴリ 必須アミノ酸、塩基性アミノ酸

FILE.
020

トリプトファン

tryptophan

語　源 ギリシャ語で「尽くす、消耗する」を意味する「trno」に由来
主なはたらき 睡眠導入を促すセロトニンの生成など
関連する物質 インドール酢酸、ニコチン酸など
関連する部位 脳、免疫系など

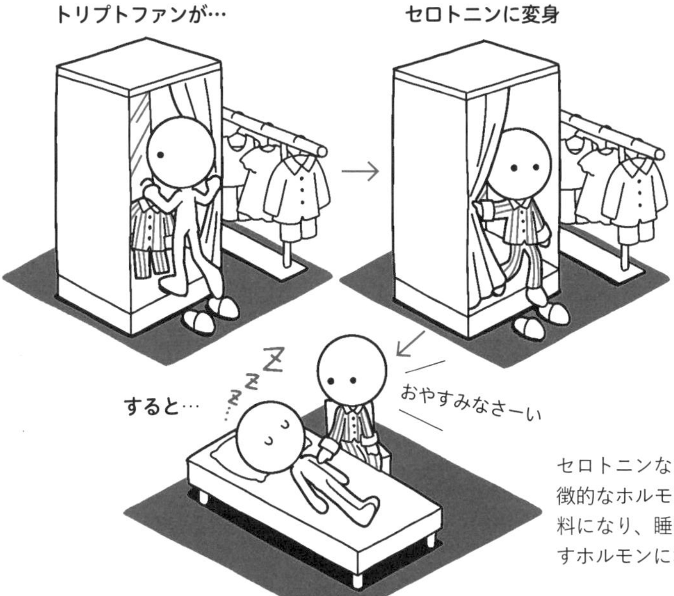
トリプトファンが…
セロトニンに変身
すると…
おやすみなさーい

セロトニンなどの特徴的なホルモンの材料になり、睡眠を促すホルモンになる

インドール基を持ち、**最もタンパク質中の含量が低い**必須アミノ酸です。脳に運ばれて代謝の中間産物としてセロトニン(P.194)や、インドール酢酸、ニコチン酸などを生成します。**セロトニンは寝つきを良くする効果**や、興奮や不快感を鎮めて精神を安定させる効果があるため、近年は睡眠導入効果があるとしてサプリメントなどにも活用されています。

カテゴリ 必須アミノ酸、中性アミノ酸、芳香族アミノ酸

タンパク質の代謝

体内でタンパク質がエネルギーなどに変換されるためには、
さまざまな物質と反応して代謝される必要があります。

タンパク質が分解・吸収される経路

タンパク質は体内で酵素などに分解されて、筋肉や臓器の原動力となります。食べ物などから摂取したタンパク質は、胃に入って酵素がはたらきやすい状態に分解されて、小腸などで吸収されます。

その際、タンパク質はアミノ酸になり、アミノトランスフェラーゼという酵素によってアミノ基が除去され、グルタミン酸が生成されます。この反応を**アミノ基転移反応**といいます。さらに、グルタミン酸は酸化的脱アミノ化と呼ばれる反応によってアンモニアを出し、体に有害なアンモニアは**尿素回路**で尿素となって排出されます。

アミノ基転移反応ではたらくα-ケト酸

アミノ基転移反応で重要な役割を果たしているのは、α-ケト酸の一種である**α-ケトグルタル酸**です。アミノ酸の持つアミノ基がα-ケトグルタル酸へと転移したのち、アミノ酸はα-ケト酸に変換され、アミノ基を受け取ったα-ケトグルタル酸がグルタミン酸へと変換されます。α-ケト酸とは、α炭素がケトン基になっている基質を指します。なお、α炭素の基質の違いは分子の性質を左右する重要なポイントで、官能基とも呼ばれています。こうして、アミノ基を受け取ったα-ケトグルタル酸は、グルタミン酸となって**酸化的脱アミノ反応**を受けることになります。

アミノ基転移反応と酸化的脱アミノ反応

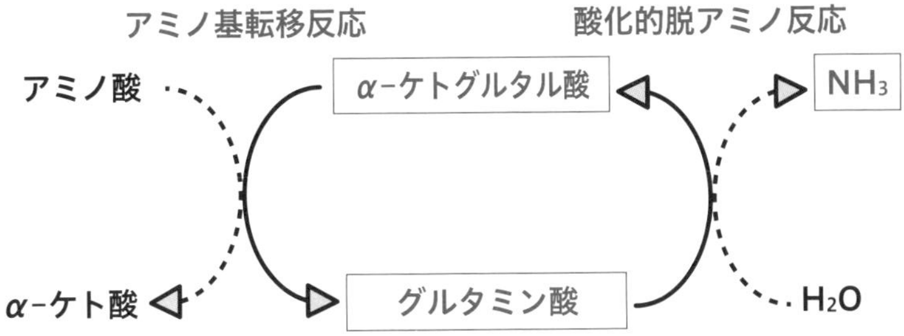

アミノ酸はアミノ基転移反応と酸化的脱アミノ反応によって分解される

分解を助けるピリドキサールリン酸

アミノ基転移反応には、ほかにも必要な物質があります。それが**ピリドキサールリン酸**で、ビタミンB6が体内で活性化されたものです。ピリドキサールリン酸は、貯蔵されたグリコーゲンからエネルギーを遊離させるグリコーゲンホスホリラーゼとしてもはたらきます。ほかにも神経伝達物質やヘモグロビンの生合成など、多くの生体反応を担っています。

α-ケトグルタル酸をつくる酸化的脱アミノ反応

次に起こるのが酸化的脱アミノ反応です。グルタミン酸デヒドロゲナーゼによって、グルタミン酸から水素が分離するとともにアミノ基から離脱するとα-ケトグルタル酸になります。このα-ケトグルタル酸はクエン酸回路に入ったり、エネルギーに変換されます。

FILE.
021

キモトリプシン

chymotrypsin

語源 ＝ギリシャ語で「摩擦・粉砕」を意味する「tripsis」に由来

主なはたらき ＝芳香族アミノ酸などのペプチド結合を分解

関連する物質 ＝トリプシン、エラスターゼ、チロシン、フェニルアラニンなど

関連する部位 ＝すい臓、小腸など

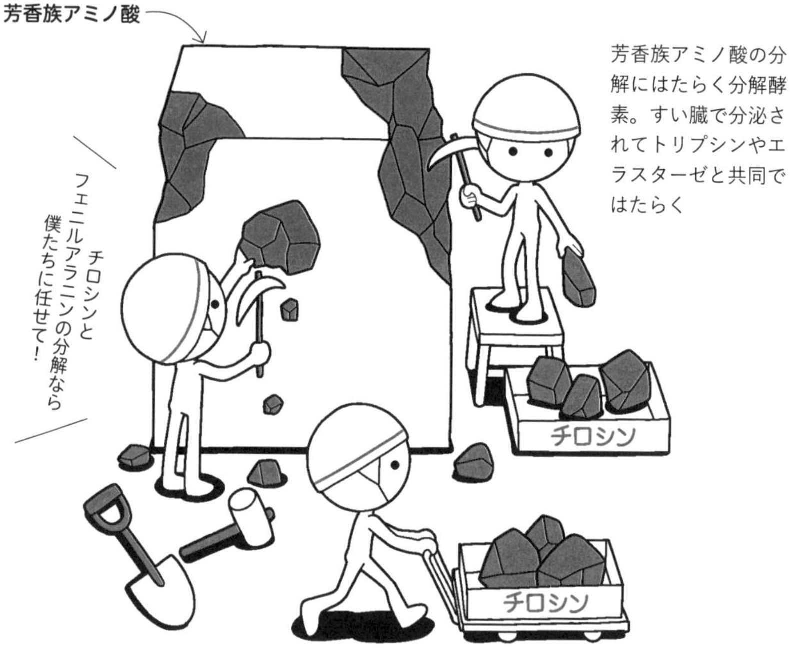
芳香族アミノ酸
芳香族アミノ酸の分解にはたらく分解酵素。すい臓で分泌されてトリプシンやエラスターゼと共同ではたらく
チロシンとフェニルアラニンの分解なら僕たちに任せて！
チロシン
チロシン

すい臓から分泌されるタンパク質分解酵素。すい臓でキモトリプシノーゲンとして合成・分泌され、トリプシンによる分解を受けて活性化されます。トリプシンと同様に、タンパク質を切断するうえで「セリン」というアミノ酸を用いることから**セリンプロテアーゼに分類**されます。主にチロシン、フェニルアラニンなど比較的大きな**芳香族アミノ酸のペプチド結合を加水分解**するはたらきを持っています。

FILE. 022

トリプシン

trypsin

語　源	ギリシャ語で「摩擦・粉砕」を意味する「tripsis」に由来
主なはたらき	リジン、アルギニンなどのペプチド結合を分解
関連する物質	キモトリプシン、エラスターゼなど
関連する部位	すい臓、小腸など

トリプシンは**リジン、またはアルギニン部分で特異的に加水分解**する酵素です。前駆体であるトリプシノーゲンはすい臓で分泌され、小腸内に届いてエンテロキナーゼによってトリプシンとして活性化されます。

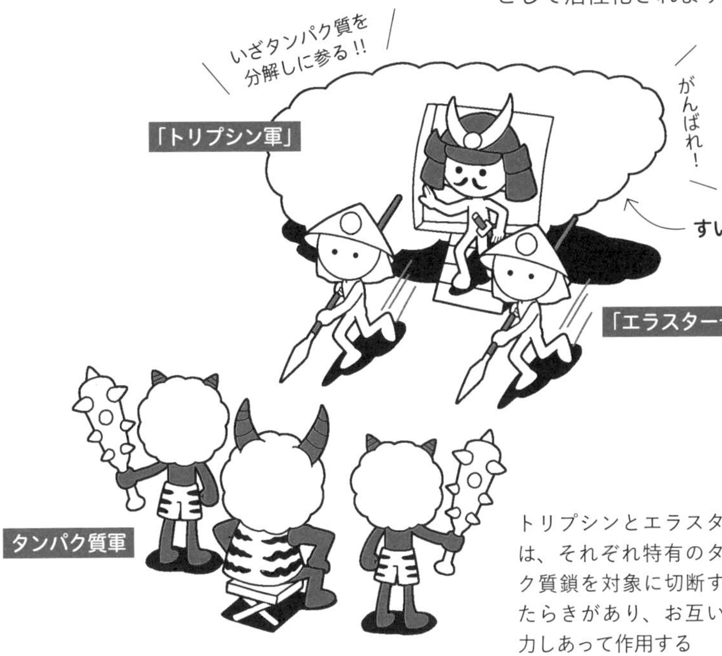
いざタンパク質を分解しに参る!!
がんばれ!
「トリプシン軍」
すい臓
「エラスターゼ軍」
タンパク質軍

トリプシンとエラスターゼは、それぞれ特有のタンパク質鎖を対象に切断するはたらきがあり、お互いに協力しあって作用する

エラスターゼは、おもに**エラスチン(水に不溶性の硬蛋白)を加水分解**する酵素です。トリプシン、キモトリプシンと同じセリンプロテアーゼに分類されます。すい液として十二指腸に分泌され、**トリプシンにより活性化**。がんなどの腫瘍の検査指標にも用いられます。

FILE. 023

エラスターゼ

elastase

語　源	エラスチンを分解することに由来
主なはたらき	リジン、アルギニンなどのペプチド結合を分解
関連する物質	トリプシン、キモトリプシンなど
関連する部位	膵臓、小腸など

FILE.
024

ペプシン

pepsin

語　源	ギリシア語で「消化」を意味する「pepsis」に由来
主なはたらき	リジン、アルギニンなどのペプチド結合を分解
関連する物質	塩酸、アスパラギン酸など
関連する部位	胃など

ペプシンはタンパク質分解酵素のひとつ。**胃粘膜からペプシノーゲンとして分泌**され、その後塩酸によってペプシンへと活性化されます。食べ物を胃の中で消化する際にはたらき、タンパク質を分解するのにアスパラギン酸残基を使います。

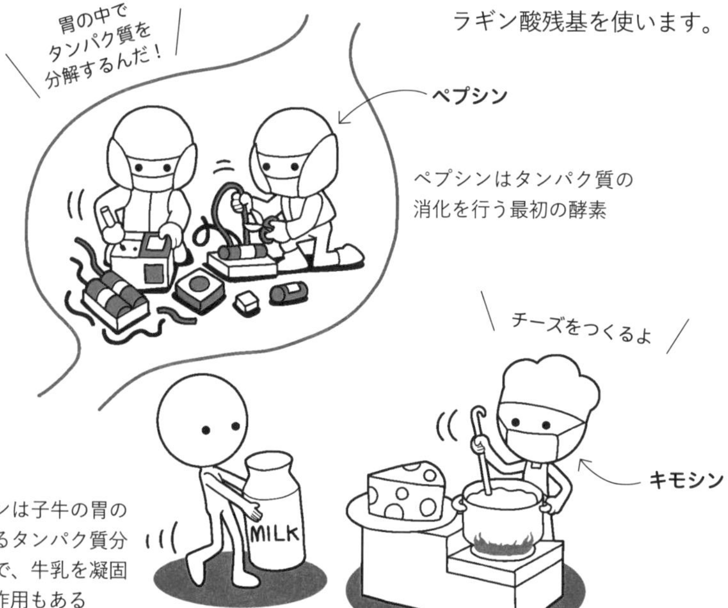

胃の中でタンパク質を分解するんだ！
ペプシン
ペプシンはタンパク質の消化を行う最初の酵素
チーズをつくるよ
キモシン
MILK
キモシンは子牛の胃の中にあるタンパク質分解酵素で、牛乳を凝固させる作用もある

フェニルアラニンやメチオニンのペプチド結合を切断する酵素で、レンニンとも呼ばれます。ミセル（P.96）の表面にある**k-カゼインという牛乳成分のタンパク質を特異的に分解**するため、チーズ製造の過程で牛乳を凝固させる際にも使用されます。

FILE.
025

キモシン

chymosin

主なはたらき	k-カゼインの分解
関連する物質	ミセル、フェニルアラニンなど
関連する部位	胃など

FILE. 026

ペプチダーゼ

peptidase

語源	ペプチド結合を分解する酵素に由来
主なはたらき	ペプチド結合の分解を助ける
関連する物質	アミノペプチダーゼ、ジペプチジルペプチダーゼ、カルボキシペプチダーゼなど
関連する部位	小腸、肝臓、腎臓など

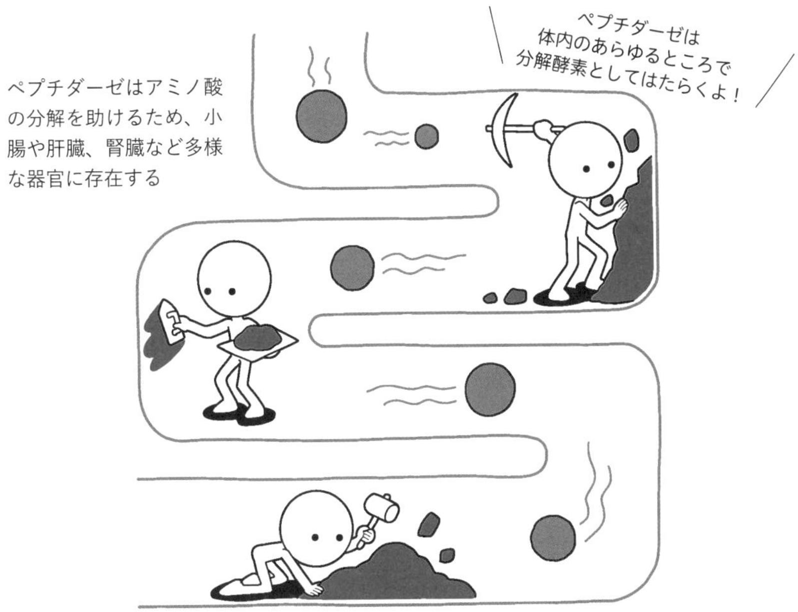
ペプチダーゼはアミノ酸の分解を助けるため、小腸や肝臓、腎臓など多様な器官に存在する
ペプチダーゼは体内のあらゆるところで分解酵素としてはたらくよ！

ペプチダーゼとは、**アミノ末端あるいはカルボキシ末端のペプチド結合を加水分解**する酵素の総称。アミノペプチダーゼ、ジペプチジルペプチダーゼ、カルボキシペプチダーゼなどがあり、小腸をはじめ肝臓や腎臓などの内臓器官ではたらいています。なかでも、**ロイシンアミノペプチダーゼ**は、ペプチド結合のN末端にロイシンがある場合、これをペプチドから遊離させるはたらきがあります。肝臓に障害があると高くなることから、医療現場では診察や経過観察などの指標に用いられています。

FILE. 027

ユビキチン

ubiquitin

語　源 = ラテン語で「あらゆるところ」を意味する「ubiquitous」に由来
主なはたらき = 不要になったタンパク質を見定める
関連する物質 = システイン、アラニンなど
関連する部位 = 脳、細胞、神経系など

不要になったタンパク質を取り除く際にはたらく小さなタンパク質。**分解すべきタンパク質に目印**を付け、細胞などに解体の準備ができたことを知らせています(ユビキチン化)。そのほか体内でさまざまな反応をしていることがわかっており、**細胞内外でのタンパク質輸送**を指示しているともされています。また神経伝達やDNAの修復などでも機能していると考えられています。

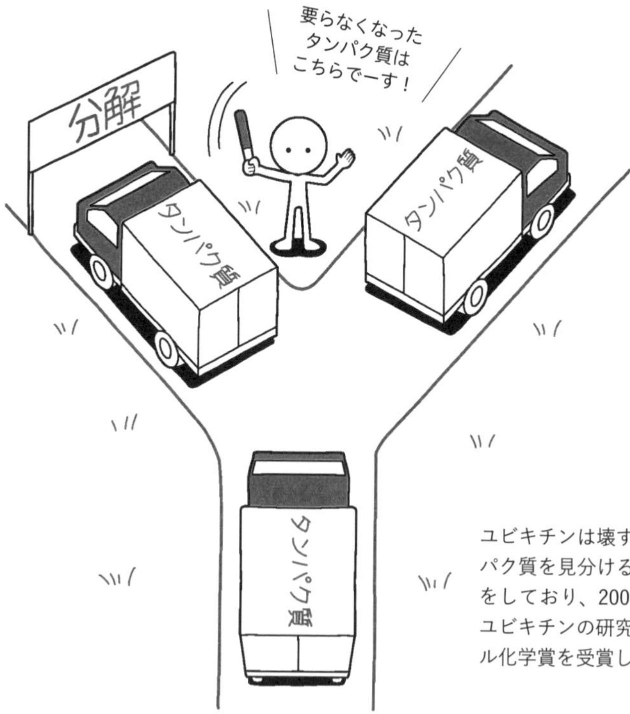

ユビキチンは壊すべきタンパク質を見分けるはたらきをしており、2004年には、ユビキチンの研究がノーベル化学賞を受賞した

FILE. 028

プロテアソーム

proteasome

語 源 ＝ 英語のプロテアーゼ(protease)と「巨大粒子」を意味する「～some」の結合語

主なはたらき ＝ ユビキチン化されたタンパク質の分解

関連する物質 ＝ ユビキチンなど

関連する部位 ＝ 脳、神経系など

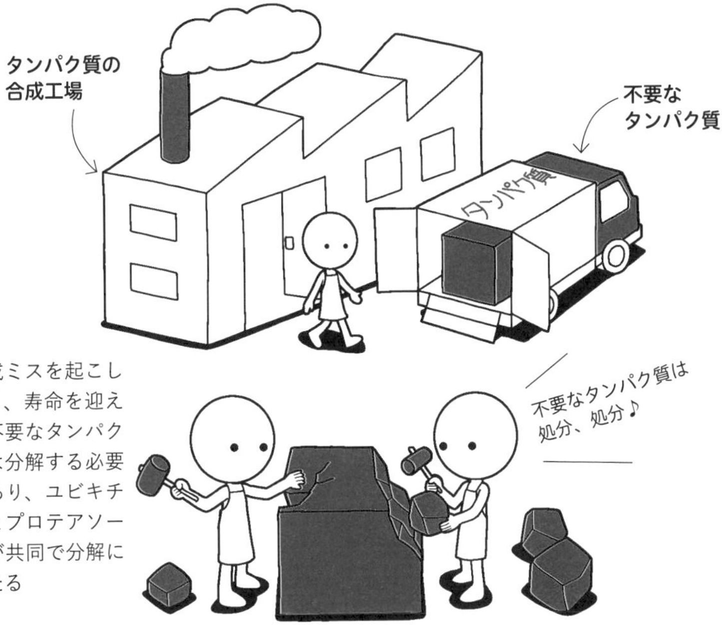

合成ミスを起こしたり、寿命を迎えた不要なタンパク質は分解する必要があり、ユビキチンとプロテアソームが共同で分解にあたる

ユビキチンによって分解されるべきと認識されたタンパク質を分解する物質です。ユビキチンとの連携したはたらきのことを「**ユビキチン-プロテアソームシステム(UPS)**」ともいいます。26Sプロテアソームという巨大な分子集合体の中で、不要なタンパク質を分解するのは20Sプロテアソームです。人間の体内における不要なタンパク質の分解に非常に大きな役割を果たしており、さまざまな分野で研究が進められています。

FILE. 029

カテプシンK

cathepsin K

語源 = 古代ギリシャ語の「kata」と「hepsein」を組み合わせて「消化」を意味する
主なはたらき = 骨の新陳代謝など
関連する物質 = システイン、アスパラギン酸、コラーゲンなど
関連する部位 = 骨、筋肉など

カテプシンはシステインやアスパラギン酸、セリンなどのペプチド結合を分解する酵素の総称。そのうち、**カテプシンKは古い骨を吸収して骨の新陳代謝を行う破骨細胞から分泌**されています。骨を再吸収する際に活性化され、骨のコラーゲンを分解する際にはたらきます。骨格筋疾患のサルコペニアやリウマチなどの病気にも関連していると考えられ、カテプシンKの研究が進められています。

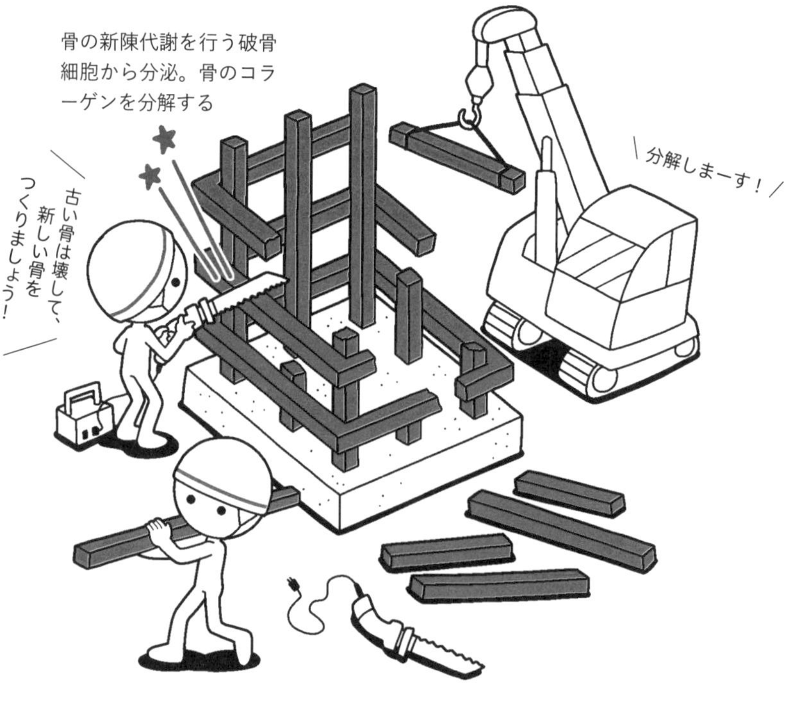

骨の新陳代謝を行う破骨細胞から分泌。骨のコラーゲンを分解する
古い骨は壊して、新しい骨をつくりましょう！
分解しまーす！

FILE.
030

ピルビン酸

pyruvic acid

語源 = 古代ギリシャ語の「火」を意味する「Pyr」に由来
主なはたらき = 解糖系、クエン酸回路、グルコースの分解など
関連する物質 = アセチルCoA、アラニンなど
関連する部位 = 骨、筋肉など

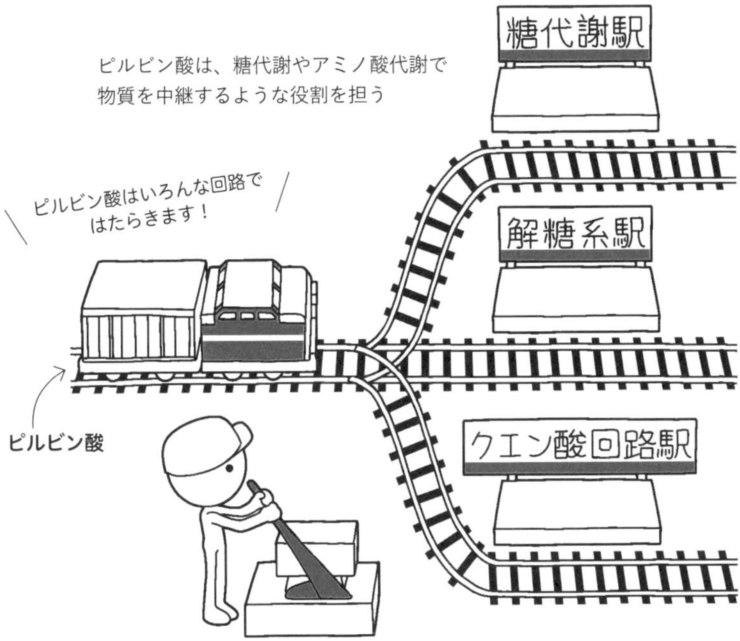

糖代謝駅
ピルビン酸は、糖代謝やアミノ酸代謝で物質を中継するような役割を担う
ピルビン酸はいろんな回路ではたらきます！
解糖系駅
ピルビン酸
クエン酸回路駅

糖代謝や数種のアミノ酸代謝路の交差点に位置する主要な**中間代謝産物**で生体内で多様な役割を果たしています。解糖系ではグルコースを段階的に分解して、**ミトコンドリアに取り込まれ、アセチル CoA に変換**。効率的なエネルギー生産のためにはたらいています。また、乳酸発酵やアルコール発酵、アラニンの生成などにも関与しており、筋肉などでも活用されるなど、人間が生きていくうえで欠かせない物質です。

FILE. 031

オキサロ酢酸

oxaloacetic acid

- **語　源** ＝古代ギリシャ語の「酸性の」に由来
- **主なはたらき** ＝糖新生など
- **関連する物質** ＝ピルビン酸、グルコースなど
- **関連する部位** ＝骨、筋肉など

ピルビン酸がピルビン酸カルボキシラーゼによってカルボキシ化されて生成されます。おもにピルビン酸からグルコースを合成する「**糖新生**」で、**グルコースの原料**としての役割を担っています。オキサロ酢酸はミトコンドリア内膜を通ることができないため、いったんリンゴ酸に変換されて輸送。その後、ホスホグリセリン酸やアルドラーゼの縮合反応などによって、グルコース-6-リン酸となって、グルコースとして貯蔵されます。

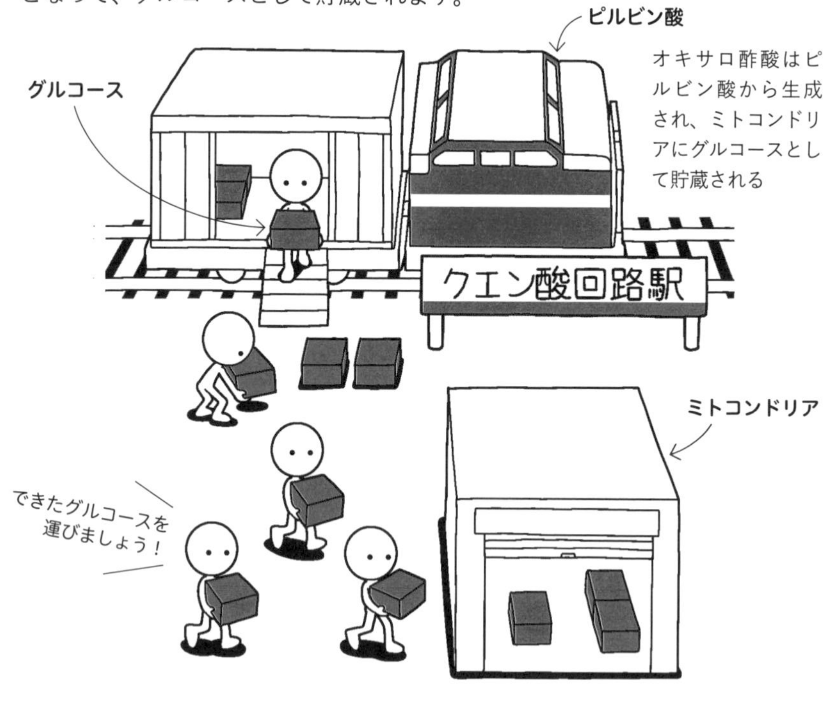
ピルビン酸
オキサロ酢酸はピルビン酸から生成され、ミトコンドリアにグルコースとして貯蔵される
グルコース
クエン酸回路駅
ミトコンドリア
できたグルコースを運びましょう！

FILE.
032

α-ケトグルタル酸

α-ketoglutaric acid

語　源 ＝英語で「ケト基をもつ」を意味する「ketone」とグルタル酸(glutaric acid)の結合語

主なはたらき ＝クエン酸回路、アミノ酸の異化など

関連する物質 ＝L-グルタミン酸、アンモニアなど

関連する部位 ＝胃など

アミノ酸の合成過程で重要な役割を果たす物質です。**アミノ基転移反応**においてL-グルタミン酸に変換され、L-グルタミン酸は**酸化的脱アミノ反応**で、アンモニアを遊離してα-ケトグルタル酸になります。遊離した有害なアンモニアは尿素回路(オルニチン回路)で尿素に変換され、そのほとんどが尿の成分として体外に排出されます。こうした一連の反応をアミノ酸の「**異化**」といい、アミノ酸の代謝において大切な役割のひとつです。

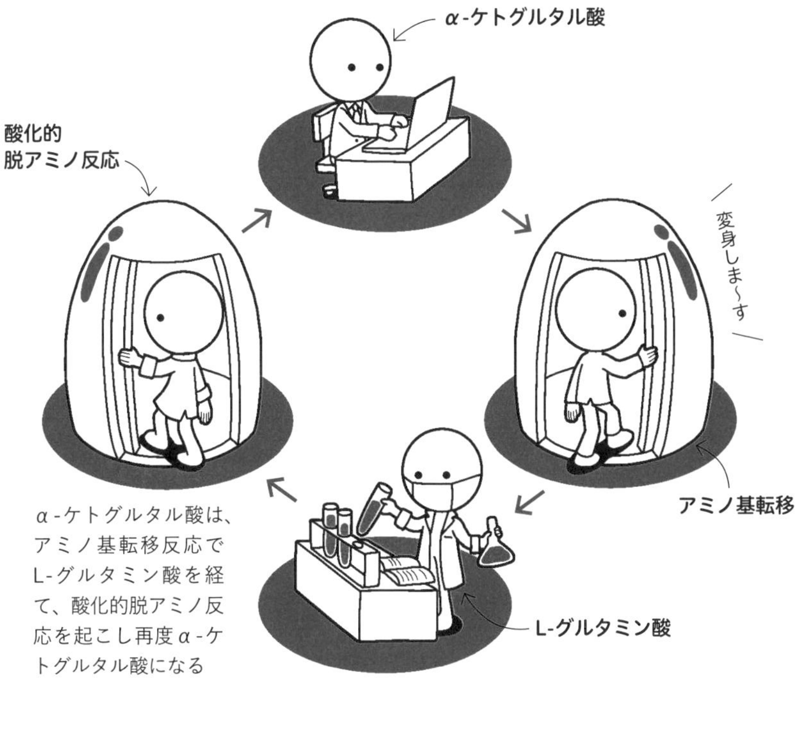
α-ケトグルタル酸
酸化的
脱アミノ反応
変身しま～す
アミノ基転移
L-グルタミン酸
α-ケトグルタル酸は、アミノ基転移反応でL-グルタミン酸を経て、酸化的脱アミノ反応を起こし再度α-ケトグルタル酸になる

FILE. 033 シトルリン

citrulline

主なはたらき = 尿素回路など

関連する物質 = アスパラギン酸、ATPなど

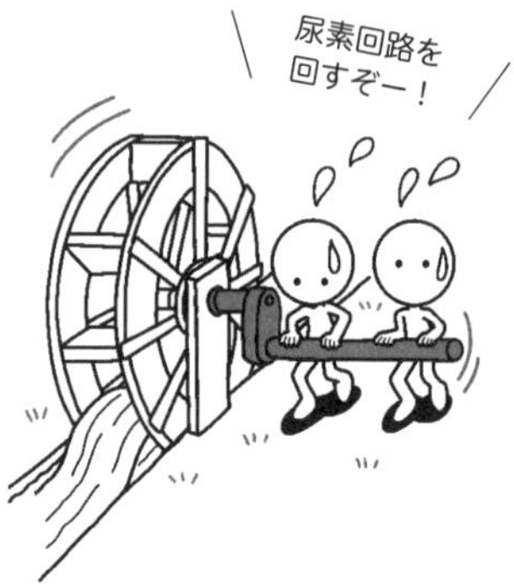
尿素回路を
回すぞー！

シトルリンは遊離した状態でしか体内に存在しないアミノ酸で**尿素回路を円滑にする**役割を持ち、細胞質でアスパラギン酸やATPと反応します。スイカから発見され、ウリ科の植物に多く含まれています。

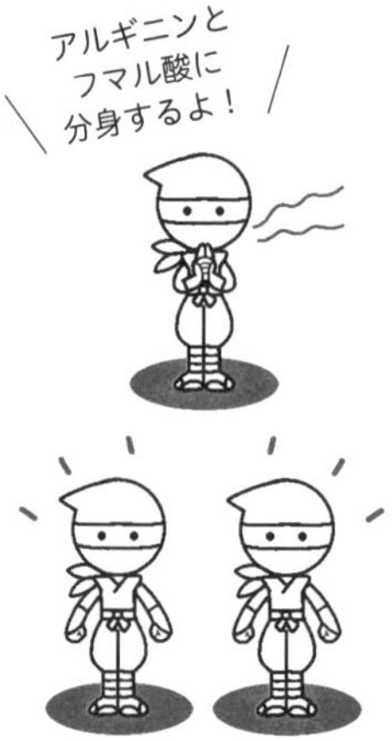
アルギニンと
フマル酸に
分身するよ！

FILE. 034 アルギノコハク酸

arginosuccinic acid

主なはたらき = 尿素回路など

関連する物質 = アルギニン、シトルリンなど

アルギノコハク酸は、尿素やアルギニン合成における中間体。シトルリン、アスパラギン酸から合成されて尿素回路ではたらきます。腎臓に**アルギノコハク酸合成酵素**があります。

FILE. 035 フマル酸

fumaric acid

主なはたらき = 尿素回路など

関連する物質 = アルギニン、アルギノコハク酸など

尿素回路でアルギニンが生成される際に、アルギノコハク酸から遊離してフマル酸となります。また、**フェニルアラニンやチロシンの分解**で生じます。

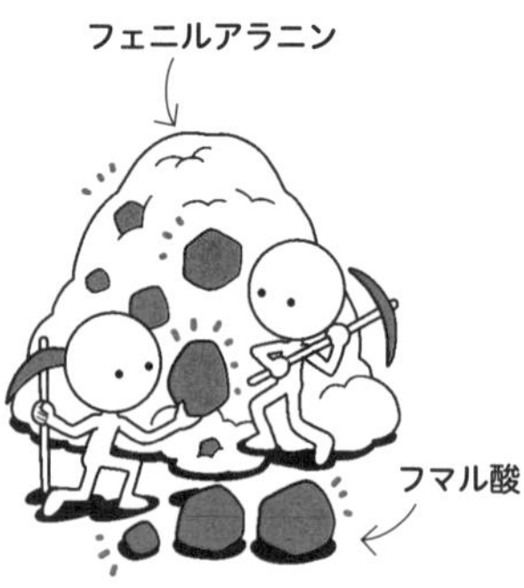
フェニルアラニン
フマル酸

フマル酸はフェニルアラニンやチロシンの分解で生じる

FILE.
036

オルニチン

ornithine

語　源 ＝ギリシャ語で「鳥に含まれる」を意味する「ornis」に由来
主なはたらき ＝尿素回路など
関連する物質 ＝アンモニア、コラーゲンなど
関連する部位 ＝肝臓など

オルニチンは**生体内で遊離して存在**するアミノ酸のひとつ。アミノ酸分解で生じたアンモニアを分解する尿素回路における中間体です。**細胞分裂を促進するポリアミン（スペルミジン、スペルミン）**や、**コラーゲンを合成するプロリン**を生成する際に不可欠です。現在はさまざまな健康効果が注目されており、特に肝機能改善効果が一般的に広く普及しています。しじみに多く含まれており、サプリメントなどに活用されています。

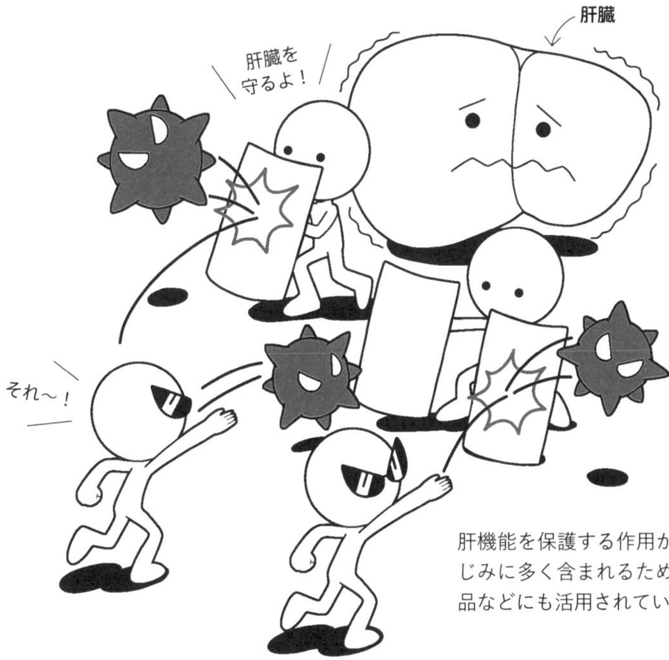

肝機能を保護する作用がある。しじみに多く含まれるため、健康食品などにも活用されている

COLUMN

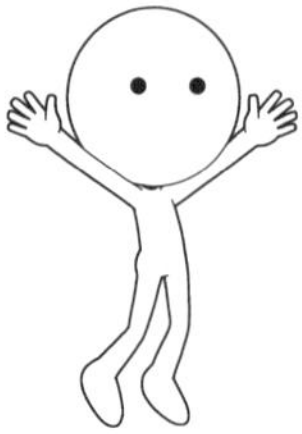

エネルギー源となるATPの仕組み

ヒトが生きていくためには、エネルギーが必要です。運動だけでなく、呼吸や消化、細胞内の化学変化などすべての生理活動にエネルギーが必要とされます。ヒトの体内でエネルギーとして利用されているの**ATP（アデノシン三リン酸）**です。ATPは、アデニンとリボースに加え、α、β、γと呼ばれる3つのリン酸基から構成される物質です。そのγ-β間、β-α間でリン酸基同士が結合（高エネルギーリン酸結合）しており、この結合が分解されたときに大きなエネルギーが放出されます。

ATPの生産工場となるミトコンドリア

それでは、ATPが生産されるまでの過程を見ていきましょう。ATPを生産する主体は細胞内にある**ミトコンドリア**です。

ミトコンドリアは外膜と内膜という2つの膜から構成される細胞内小器官で、細菌と同程度の大きさをしていて球状や円筒状などさまざまな形態をしています。内部は2つの空間に分かれており、**内膜に囲まれた内部をマトリックス、内膜と外膜に挟まれた場所を膜間腔**（まくかんくう）と呼びます。

外膜と内膜とでは、物質の通りやすさ（**透過性**）に違いがあり、ミトコンドリアの中に入っていく物質を制限しています。外膜では関所のように入ってくる物質を振り分けていますが、内膜は非常に限定された物質しか入れません。そのため、その中に入るためにはタンパク質などと結合する必要があります。

ATPの構造

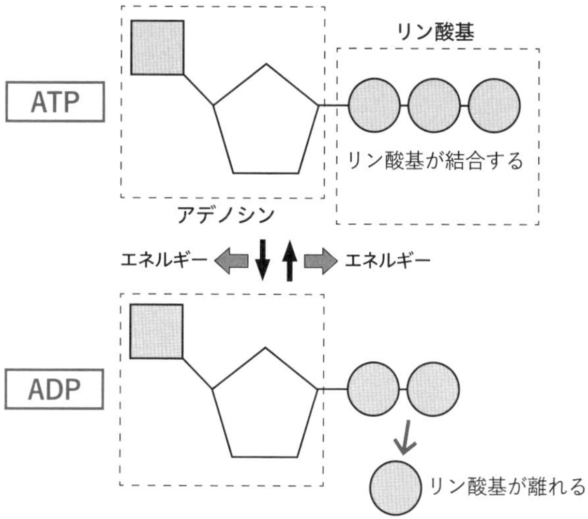

ATP 生産はミトコンドリアの呼吸

エネルギー（ATP)生産に欠かせないのが**酸素**です。酸素は呼吸によって体内に取り込まれます。こうした一般的にイメージする呼吸のことを外呼吸と呼びます。

それに加えて、食事などから得られた糖質や脂質などを利用して細胞内で ATP を生み出す過程を内呼吸と呼びます。つまり、内呼吸というのは、ミトコンドリアの呼吸のようなものといえます。

電子伝達系の役割

ミトコンドリアで ATP が合成されるためには、**電子伝達系**という代謝経路が重要なはたらきをしています。電子伝達系は電子の伝達を行う複合体という機関が、原料となる物質(NADH、FADH ＋)内に含まれる電子をポンプのように運んで ATP を生産しています。ATP へと変化する前段階として、ADP という物質が反応を起こします。そして酵素などのはたらきを受けて、ATP が生産されているのです。

タンパク質の性質を決める構造

タンパク質は種類や性質によってはたらきが異なります。
まずは基本的な分類とタンパク質の構造を知り、
それぞれのはたらきを押さえましょう。

単純タンパク質と複合タンパク質

アミノ酸だけで構成されたタンパク質のことを**単純タンパク質**、アミノ酸とほかの物質が結合したタンパク質を**複合タンパク質**と呼びます。たとえば、代表的な単純タンパク質にはケラチンやコラーゲンなどが挙げられます。一方、複合タンパク質は、核酸やリン酸、糖、色素など、さまざまな物質と結合しています。くわしくは56ページを参照してください。

球状タンパク質と繊維状タンパク質

すべてのタンパク質はその形状によって、球状と繊維状に分けられます。タンパク質の結合をペプチド結合といいますが、そのうち2個のアミノ酸が結合したものをジペプチド結合、3個はトリペプチド結合、4～10個をオリゴペプチド結合、10個以上ならポリペプチド結合と呼びます。さらにポリペプチド結合をしている部分も構造によって呼び名が異なっています。

ポリペプチドのうち結合部が折りたたまれ、球状になっているタンパク質を**球状タンパク質**といいます。特徴は水に溶けやすく壊れやすい点。また、他の物質と反応するアミラーゼなどの酵素やヘモグロビンのような物質の輸送などに用いられています。

一方、複数のポリペプチド結合部が絡み合って束になっているのが**繊維状タンパク質**です。水に溶けにくく形状的にも強固なのが特徴で、骨格筋をつくるコラーゲンやケラチンなどが代表的です。

複合タンパク質は立体構造

タンパク質は、主に4つの構造に分けられます。どのような種類のアミノ酸がどんな順番で結合しているかの情報を1次構造といいます。アミノ酸の配列の順番は、N末端のアミノ酸を1つ目としてC末端に向かって数えます。このペプチド結合に沿って連なっている部分のタンパク質を主鎖といいます。

この1次構造が、部分的におりたたまってできた規則的な構造が2次構造です。これには大きく分けて**αヘリックス**、**βシート**という構造があります。αヘリックスはらせん状、βシートは1次構造の**主鎖**が平行に並んでいるものです。

1次構造と2次構造は平面構造ですが、3次構造は立体的な構造を指します。簡単にいえば2次構造の組み合わせで、ここで初めてタンパク質はさまざまなはたらきができるようになります。

最後の**4次構造**は、別々のタンパク質が絡み合ってできた物質のことです。これは複合タンパク質の構造を指しています。このように、タンパク質にはさまざまな構造があるのです。

POINT

- **タンパク質には単純と複合、球状と繊維状がある**
- **構造によってタンパク質の性質が決まる**
- **複合タンパク質は4次構造をしている**

FILE. 037

ケラチン

keratin

語　源 ＝ギリシャ語で「角」を意味する「keras」に由来

主なはたらき ＝表皮細胞の形成など

関連する物質 ＝ケラチノサイト、セラミドなど

関連する部位 ＝皮膚、毛髪など

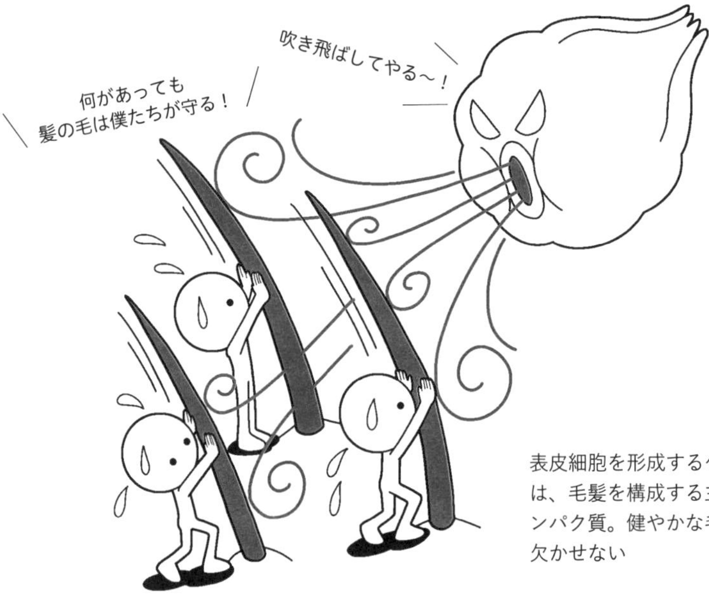

何があっても
髪の毛は僕たちが守る！
吹き飛ばしてやる～！

表皮細胞を形成するケラチンは、毛髪を構成する主要なタンパク質。健やかな毛髪には欠かせない

毛髪の約80%を占める成分として知られる複合タンパク質。皮膚を形成する上皮細胞の最も外側の細胞組織は角質層と呼ばれ、ケラチンによって構成される**ケラチノサイト**でつくられています。セラミドなどの物質とはたらくことによって、皮膚の水分を保持する機能や異物の侵入を防ぐバリアー機能を持ち合わせています。近年は薄毛予防効果に注目が集まっており、シャンプーや整髪料などにも活用されています。

カテゴリ 繊維状タンパク質

FILE. 038

コラーゲン

collagen

語　源 ＝ギリシャ語で「にかわ」を意味する「Kolla」に由来

主なはたらき ＝皮膚、じん帯、骨などの構成

関連する物質 ＝トリプシン、エラスターゼなど

関連する部位 ＝皮膚、骨など

一般的には美肌効果のあるサプリメントなどで有名ですが、本来は皮膚や骨、じん帯などを構成している**膠原繊維**（こうげんせんい）のことです。人体のタンパク質のうち、およそ30%を占めているともいわれ、特に骨に含まれる有機成分のほとんどがコラーゲンで占められています。骨は有機成分に骨塩（カルシウム、リン酸塩など）が沈着されて形成されるため、コラーゲンは**骨の強度を維持**するために大きなはたらきをしています。

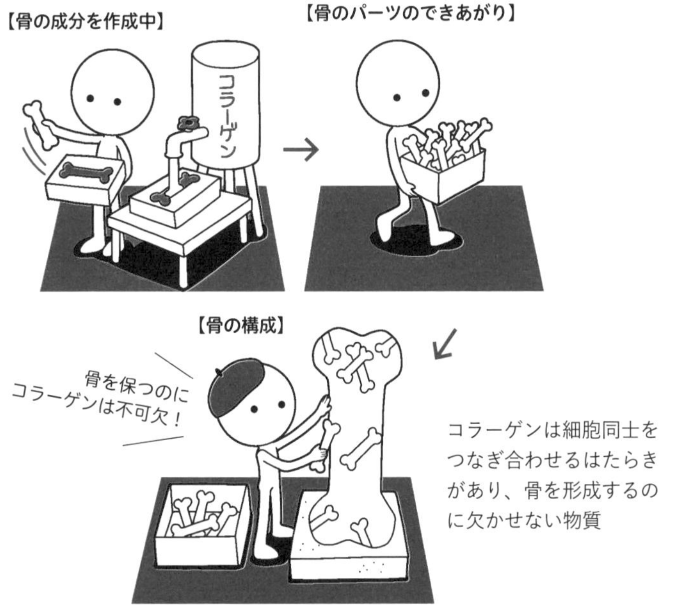
【骨の成分を作成中】
コラーゲン
【骨のパーツのできあがり】
【骨の構成】
骨を保つのに
コラーゲンは不可欠！
コラーゲンは細胞同士をつなぎ合わせるはたらきがあり、骨を形成するのに欠かせない物質

カテゴリ 繊維状タンパク質

FILE.
039

チューブリン

tubulin

語　源 ＝微小管(microtubule)に存在することに由来

主なはたらき ＝微小管の形成など

関連する物質 ＝キネシン、ダイニンなど

関連する部位 ＝細胞

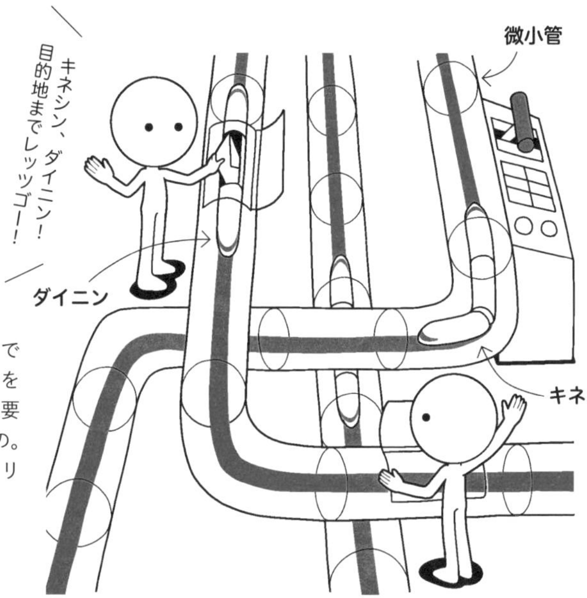

キネシン、ダイニン！
目的地までレッツゴー！
微小管
ダイニン
キネシン

微小管は細胞内でさまざまな物質を運搬するのに必要な道のようなもの。２種のチューブリンで形成される

細胞の骨格を成す微小管を形成するタンパク質。微小管は物質の細胞内輸送など多様な機能を果たしているレールのようなもので、チューブリンがα型、β型と呼ばれる形状をとって、それらが並んで積み重ねって筒状の管をつくっています。その筒を通ってキネシンとダイニンというタンパク質がさまざまな物質を運んでいます。**微小管は細胞分裂でも中心的な役割を果たしている**ため、抗がん剤などのメカニズムの対象にもなっています。

カテゴリ 球状タンパク質

FILE. 040

リゾチーム

lysozyme

語　源 溶菌を意味する「lysis」と、酵素を意味する「enzyme」に由来

主なはたらき 細胞壁やバクテリアの分解など

関連する物質 キチンなど

関連する部位 目、口など

人間にとって有害な細菌を保護している細胞壁を攻撃し、**ペプチドグリカンを切って細胞壁の強度を損なわせる**はたらきがあります。卵白や人間の涙、唾液などに含まれる酵素で、**粘膜を守りバクテリアを分解**します。「ニワトリ型」「グース型」「ファージ型」「無脊椎動物型」「植物型」の5種類に分類されます。イチジクやパパイヤなどの植物に多く含まれています。

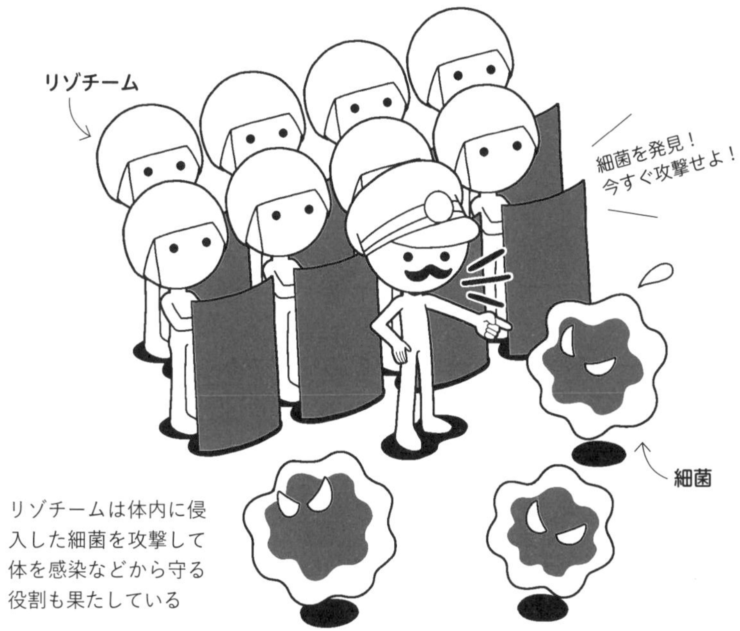

リゾチーム
細菌を発見！
今すぐ攻撃せよ！
細菌
リゾチームは体内に侵入した細菌を攻撃して体を感染などから守る役割も果たしている

カテゴリ 球状タンパク質

FILE.
041

アクチン／ミオシン

actin ／ myosin

主なはたらき ＝ 筋肉を収縮させる
関連する物質 ＝ トロポニン、トロポミオシンなど
関連する部位 ＝ 筋肉など

ともに筋肉の収縮時にはたらく**筋原線維を構成するタンパク質**です。筋原線維を構成するタンパク質には、筋肉の収縮時にはたらく「**収縮タンパク質**」、収縮作用のオン・オフを切り替える「**調節タンパク質**」、筋原線維そのものをつくる「**構造タンパク質**」の３つがあります。アクチンもミオシンも「収縮タンパク質」に分類され、アクチンとミオシンは互いに作用しながら筋肉の収縮活動を行っています。ミオシンはタンパク質間で相互作用を引き起こすモータータンパク質とも呼ばれます。

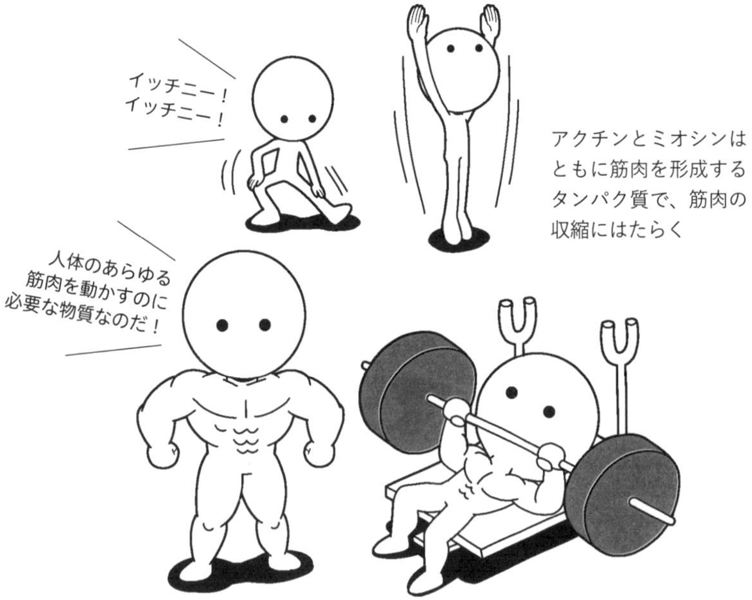
イッチニー！
イッチニー！
アクチンとミオシンはともに筋肉を形成するタンパク質で、筋肉の収縮にはたらく
人体のあらゆる筋肉を動かすのに必要な物質なのだ！

カテゴリ （ミオシン）繊維状タンパク質、（アクチン）球状タンパク質

FILE.
042

トロポニン／トロポミオシン

troponin ／ tropomyosin

主なはたらき = 筋肉の収縮

関連する物質 = アクチン、ミオシンなど

関連する部位 = 筋肉など

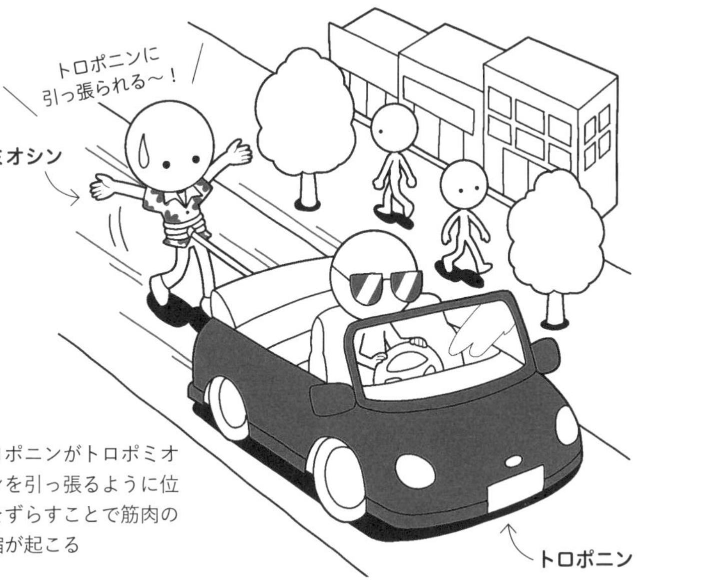
トロポニンに
引っ張られる～！
トロポミオシン
トロポニンがトロポミオシンを引っ張るように位置をずらすことで筋肉の収縮が起こる
トロポニン

トロポニンとトロポミオシンは、**筋肉を収縮する際に「調節タンパク質」**としてはたらきます。アクチンとミオシンは筋肉が弛緩しているとき薄く重なっており、収縮する際に深くはまり込みます。その間にあるのがトロポニンとトロポミオシンです。それぞれが一定間隔で並び、トロポニンはカルシウムイオンと結合することによって、その位置をずらします。それとともにトロポミオシンも引っ張られるように位置がずれて、筋肉の収縮が起きます。その際、アクチンとミオシンは結合します。

カテゴリ （トロポミオシン）繊維状タンパク質、（トロポミン）球状タンパク質

解説

5種類の複合タンパク質

複合タンパク質とは、加水分解するとアミノ酸以外の物質を生じるタンパク質のことです。つまりアミノ酸と別の物質が結合しているのです。結合している物質が糖なら糖タンパク質、色素なら色素タンパク質といい、全部で5種類があります。

リポタンパク質(P.123)

脂質と結合したタンパク質。血中において脂質を運搬するはたらきがあります。代表的な物質に中性脂肪(トリグリセリド)と結合したカイロミクロンなどがあります。

核タンパク質

DNAやRNAといった核酸と結合したタンパク質。代表例にDNAを構成する染色体(ヒストン)と結合したクロマチンがあります。これは、遺伝子の発現・抑制などにはたらきます。

リンタンパク質

リン酸と結合したタンパク質です。代表的なものにカゼインが挙げられます。牛乳やチーズに含まれる成分で、α型、β型、k型などがあり、食品化学分野で広く活用されています。

糖タンパク質

グルコース、ガラクトースなどが複雑に連なった糖鎖と結合したタンパク質。動物の細胞表面などを構成しています。代表的な例に右ページに紹介しているムチンがあります。

色素タンパク質

色素と結合したタンパク質です。代表的な例にヘモグロビン(P.116)があります。また、酸化還元酵素としてはたらくことが多く、植物の光合成などで重要なはたらきをしています。

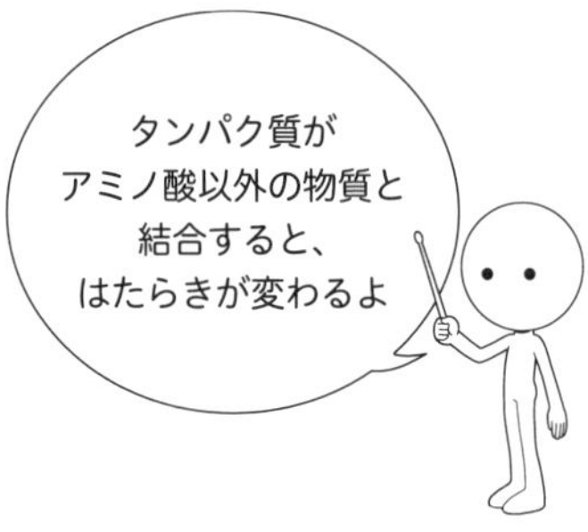
タンパク質が
アミノ酸以外の物質と
結合すると、
はたらきが変わるよ

FILE.
043

ムチン

mucin

語　源 ＝英語で動物の粘液を意味する「mucus」が由来

主なはたらき ＝粘膜の保護など

関連する物質 ＝セリン、トレオニンなど

関連する部位 ＝口、目、胃腸など

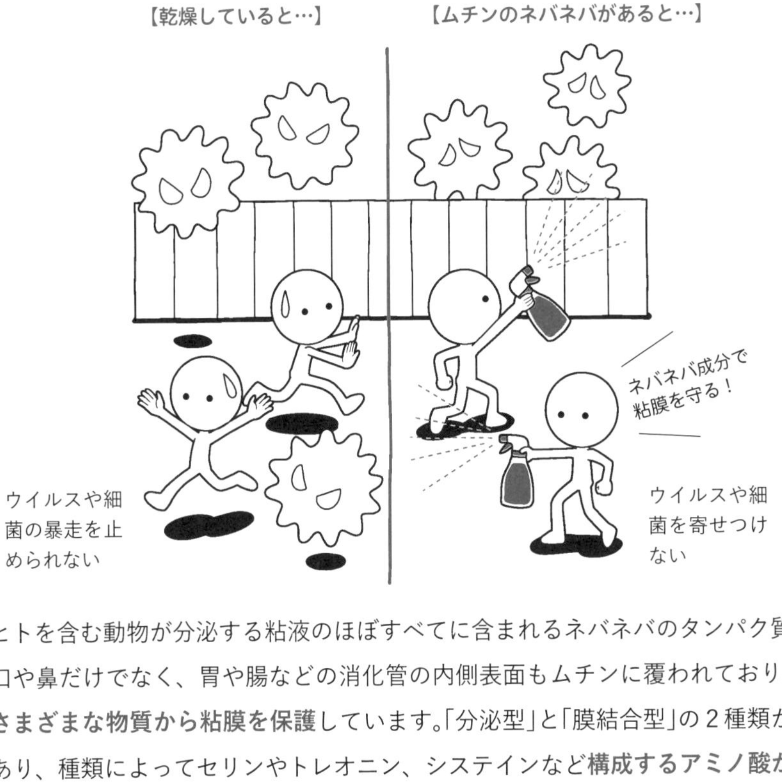

【乾燥していると…】
【ムチンのネバネバがあると…】
ネバネバ成分で
粘膜を守る！
ウイルスや細
菌の暴走を止
められない
ウイルスや細
菌を寄せつけ
ない

ヒトを含む動物が分泌する粘液のほぼすべてに含まれるネバネバのタンパク質。口や鼻だけでなく、胃や腸などの消化管の内側表面もムチンに覆われており、**さまざまな物質から粘膜を保護**しています。「分泌型」と「膜結合型」の２種類があり、種類によってセリンやトレオニン、システインなど**構成するアミノ酸が異なります**。近年はドライアイ予防や胃炎・胃かいようの予防効果が着目され、医薬品などにも用いられています。

カテゴリ 糖タンパク質

FILE.
044

カルモジュリン

calmodulin

語　源 ＝カルシウム(calcium)にはたらくことに由来

主なはたらき ＝細胞間の信号伝達、細胞の活性化・抑制など

関連する物質 ＝カルシウム、トロポニンなど

関連する部位 ＝脳、筋肉など

カルシウムと結合した代表的なタンパク質。カルシウムは生体内でカルシウムイオンとなり細胞間の信号伝達に欠かせないはたらきをしていますが、そこで重要なはたらきをするのがカルモジュリン。カルシウムを検知して**筋肉の収縮やインスリンの放出**などに作用しています。体内のいたるところではたらき、細胞の活性化や抑制を行っています。学習や記憶などの高次脳機能にも影響しているとされています。

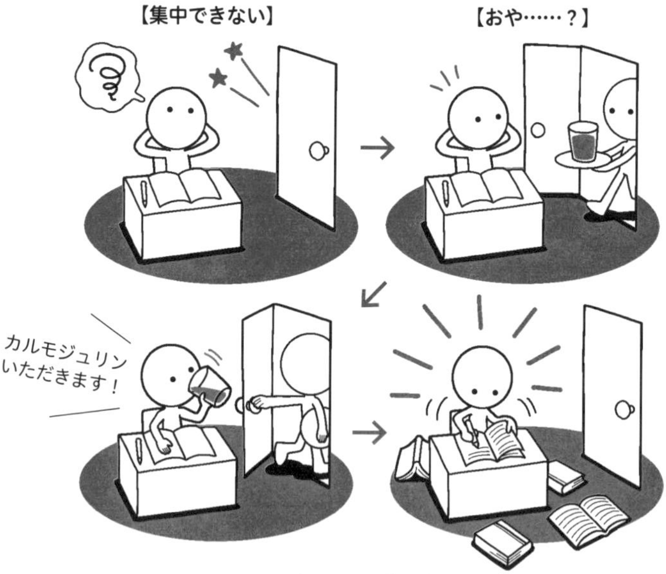
【集中できない】
【おや……？】
カルモジュリン
いただきます！

カルモジュリンは集中力アップの効果が期待されている！

カテゴリ 球状タンパク質

輸送タンパク質

物質がミトコンドリアの細胞の内外膜を通過するとき、
タンパク質が輸送を助けるはたらきをします。
その役割を担っているのが輸送タンパク質です。

細胞内への輸送を助ける

生体内で合成・分解されたさまざまな物質は、ミトコンドリアなどの細胞小器官の内外膜を通過して輸送されなければなりません。しかし、細胞小器官の内膜はなかなか物質を通してはくれない狭き門。ここに輸送されるためには、物質がタンパク質などと結合する必要があります。こうした輸送を担っているのが**輸送タンパク質**です。代表的な例が**ABCトランスポーター**で、こうしたタンパク質のはたらきそのものを表して輸送体とも呼ばれます。近年活発に研究が行われている分野で、その役割の完全解明が求められています。

細胞膜の穴を通過する

輸送タンパク質は、その機能によって、**チャネル**(channel)、**ポンプ**(pump)、**トランスポーター**（transporter)と呼ばれています。チャネルは、特定の刺激に応じて開閉しイオンを通過させる穴として機能します。それに対して、ポンプおよびトランスポーターは、完全な穴をつくらずに、細胞膜内外でイオンや低分子物質を通過させる装置となっています。また、ポンプはATPの加水分解などによりエネルギーを直接消費しています。こうした輸送タンパク質の役割によって細胞と物質が反応できるのです。

第2章 糖質

糖質はヒトのエネルギー源としてだけでなく、
DNAの構成成分にもなる重要物質。
炭素や水素、酸素で構成されており
結合する部位や向きによって
二糖類や多糖類に分類されます。
その基本的な構造を解説します。

INTRODUCTION

エネルギー源になる糖質

糖質は、主に炭素、水素、酸素が結合してできた化合物です。3～9個の炭素の骨格に対して、アルデヒド基かケト基のいずれかと複数のヒドロキシ基が結合しています。

糖質は生体にとって主要なエネルギー源になるだけでなく、DNAの構成成分となったり、細胞壁の材料になります。

糖質にはそれ以上分解できない**単糖類**と、単糖同士が結合した**二糖類**や**多糖類**(オリゴ糖とも呼ばれる)に分けられます。また、糖とタンパク質や脂質が結合したものを、**複合糖質**と呼びます。

糖質の最小単位・単糖類

単糖類はそれ以上分解できない糖質で、炭素と水素と酸素を1:2:1で持っています。その基本構造はアルデヒド基を持つ**アルドース**、ケト基を持つ**ケトース**に分かれます。

単糖類は炭素の数によってさらに分類されます。最も小さいのは3つの炭素で構成される三炭糖で、ほかに四炭糖、五炭糖、六炭糖があります。基本的にヒトの生体内ではたらく単糖類は五炭糖、六炭糖でそれぞれペントース、ヘキソースとも呼ばれます。

単糖が２つ結合した二糖類

単糖が2つ結合したものが二糖類です。その結合のことを**グリコシド結合**といい、この結合が起こる場所によって呼び名と性質が異なります。食べ物から摂取した二糖類は主に小腸で分解され、単糖類になってから吸収されて最終的にグルコースに変換されます。

グリコシド結合でできる多糖類

多数の単糖類がグリコシド結合してできたものが多糖類です。糖が結合する部位と結合する向きによって、直線でつながるものと枝分かれするものとに分かれます。

POINT

- 単糖類はそれ以上分解できず炭素の数によって呼び名が異なる
- 二糖類は単糖が２つ結合したもの
- 多糖類は単糖がグリコシド結合で多数結合したもの

FILE. 045

グルコース

glucose

語　源 ＝ギリシャ語で「甘い」を意味する「glucus」に由来
主なはたらき ＝エネルギー生産など
関連する物質 ＝アセチルCoA、グリコーゲンなど
関連する部位 ＝脳、肝臓など

最も単純な糖質で、ブドウ糖とも呼ばれます。血糖として動物の血液中を循環しており、**ヒトの脳がエネルギーとして利用できる唯一の物質**です。解糖系でピルビン酸へと分解され、アセチル CoA になってクエン酸回路を一巡するとクエン酸が合成されます。その際、GTP が産出されてエネルギー源となります。また、血糖を維持するために**肝臓ではグリコーゲンとして貯蔵**され、再びグルコースへと変換されます。

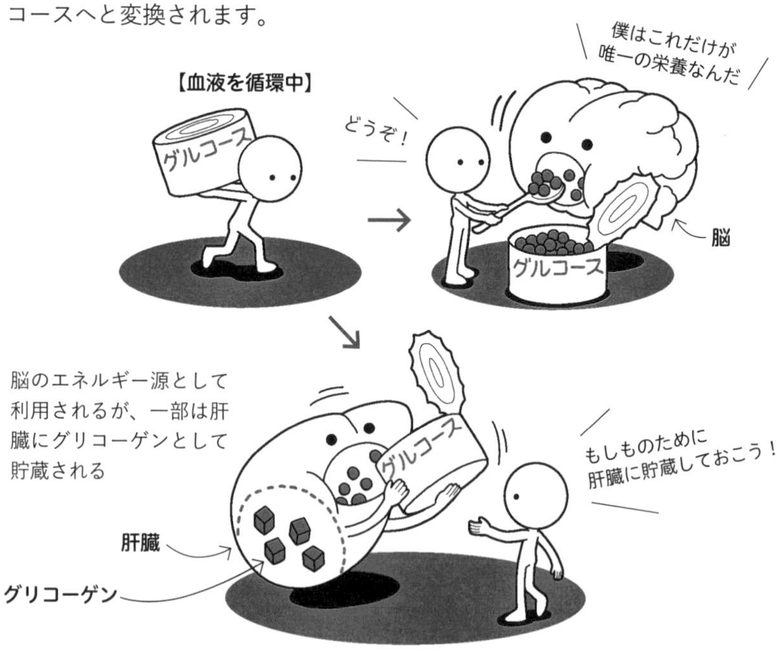

【血液を循環中】
グルコース
どうぞ！
僕はこれだけが唯一の栄養なんだ
グルコース
脳
脳のエネルギー源として利用されるが、一部は肝臓にグリコーゲンとして貯蔵される
グルコース
もしものために肝臓に貯蔵しておこう！
肝臓
グリコーゲン

カテゴリ 六炭糖、アルドース

FILE. 046

グルコースとももうすぐ会えるぞ
ガラクトース
晴れて乳糖になりました！

galactose

- **語源** = ギリシャ語で「乳」を意味する「Gala」に由来
- **主なはたらき** = 乳児に必要な乳糖になるなど
- **関連する物質** = カゼイン、乳アルブミンなど
- **関連する部位** = 血液など

カテゴリ 六炭糖、アルドース

グルコースの**立体異性体**で、グルコースと結合して**乳糖**となります。糖脂質やカゼイン・乳アルブミンにも含まれ、寒天にはガラクタンとして存在。乳児は摂取する糖質の1/5がガラクトースだとされています。

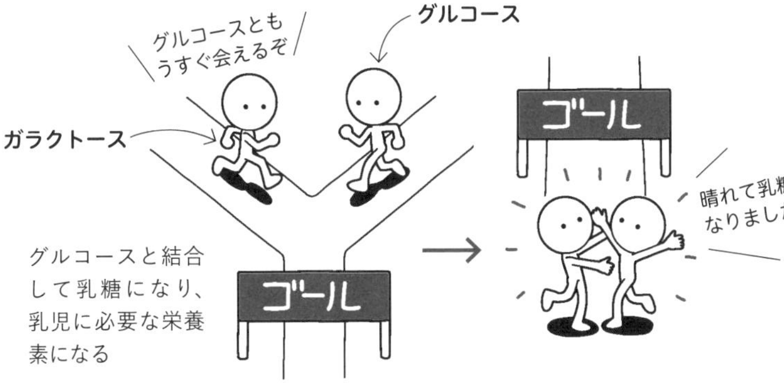

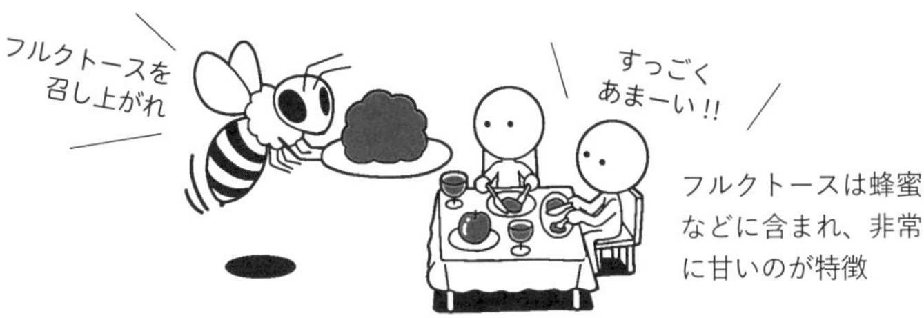
フルクトースを召し上がれ
すっごくあまーい!!
フルクトースは蜂蜜などに含まれ、非常に甘いのが特徴

FILE. 047

フルクトース

fructose

- **語源** = ラテン語で「果実」を意味する「fructus」に由来
- **主なはたらき** = グルコースと結合してスクロースになるなど
- **関連する物質** = グルコース、スクロースなど
- **関連する部位** = 骨格筋、肝臓など

カテゴリ 六炭糖、ケトース

蜂蜜や果実に含まれ、「果糖」とも呼ばれます。糖類で最も甘く、**グルコースと結合してスクロースを構成。**骨格筋と肝臓で分解されますが、肝臓で分解されたフルクトースは肥満を誘発するとされています。

FILE.
048

グリセルアルデヒド

glyceraldehyde

主なはたらき 解糖系の分解など
関連する物質 フルクトースなど

炭水化物の**立体構造表示の基準**とされている物質。フルクトースが解糖系に送られる際に、肝臓で分解されて**グリセルアルデヒドに変換**されます。

カテゴリ 三炭糖、アルドース

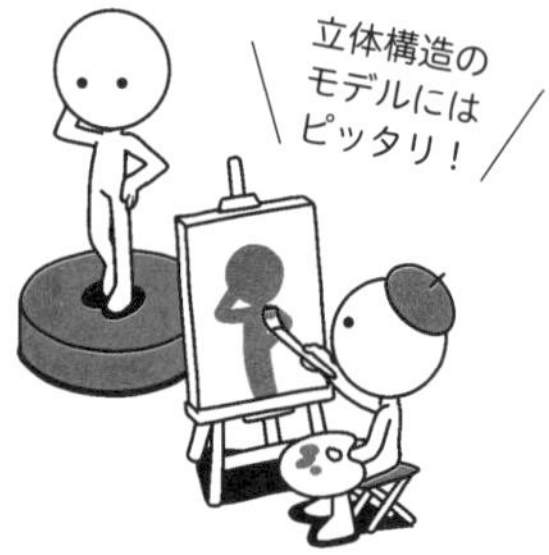

立体構造のモデルにはピッタリ！

フルクトースが解糖系で分解される際の中間体で、立体構造の基準とされている

FILE.
049

エリトルロース

erythrulose

主なはたらき 光合成など
関連する物質 グリセリン酸など

光合成やその他多くの**生体反応の中間体**になります。グリセリン酸から合成され、リンゴやラズベリーなどに含まれています。

カテゴリ 四炭糖、ケトース

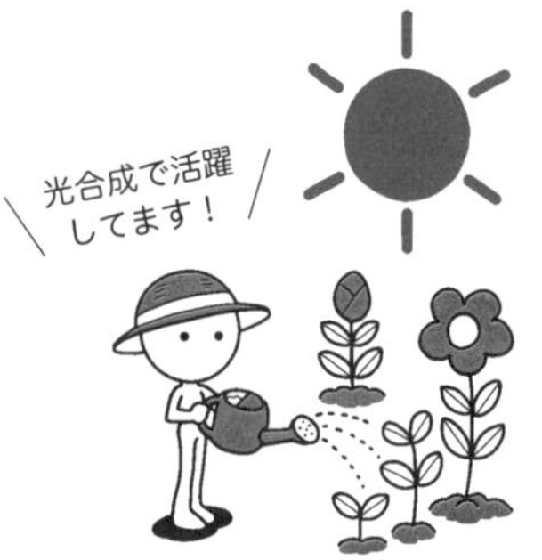

光合成で活躍してます！

動物や植物において多くの生体反応に関連している

FILE.
050

アラビノース

arabinose

主なはたらき 血糖値上昇の抑制など
関連する物質 ヘミセルロースなど

植物樹脂のアラビアゴムなどを構成する物質で、トウモロコシや甜菜などの**細胞壁の構成成分**として豊富に存在しています。

カテゴリ 五炭糖、アルドース

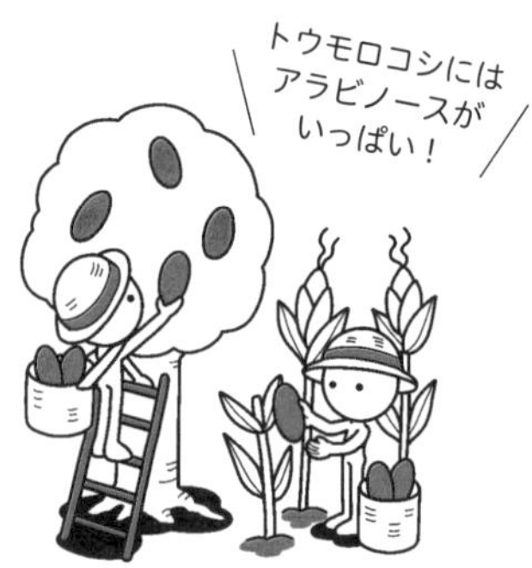

小腸ではたらき、血糖値を抑えるはたらきがあるとされる

FILE. 051

キシロース

xylose

主なはたらき＝血糖値の上昇抑制など

関連する物質＝キシリトールなど

エタノール生産の原料として利用される糖質です。**還元されるとキシリトール**になり、ガムなどの原料にも用いられています。

カテゴリ　五炭糖、アルドース

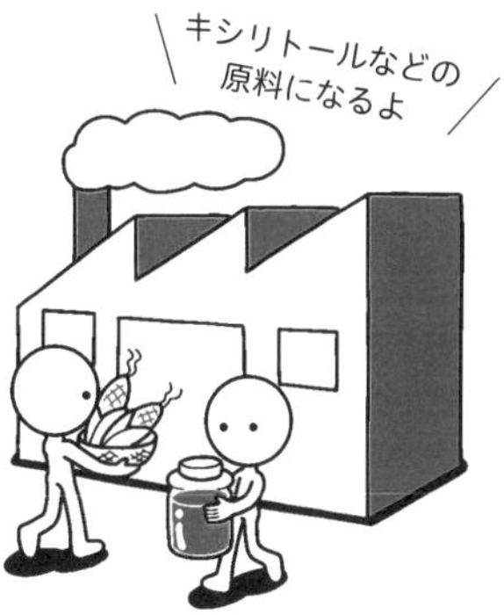
キシリトールなどの原料になるよ

トウモロコシに多く含まれる

FILE. 052

セドヘプツロース

sedoheptulose

主なはたらき＝シキミ酸経路の阻害など

関連する物質＝グリセリン酸など

自然界には少ない**炭素数が７の糖質**です。植物に特有の成分を合成する**シキミ酸経路を阻害**する効果があり、除草剤としても活用されます。

カテゴリ　七炭糖、ケトース

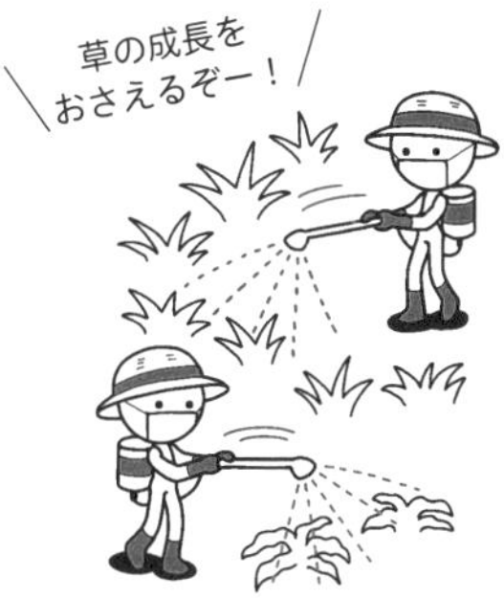
草の成長をおさえるぞー！

自然界では貴重な糖質で、ベンケイソウという植物から発見された

FILE. 053

マンノース

mannose

主なはたらき＝糖転移酵素の合成など

関連する物質＝マンナンなど

こんにゃくや果実の皮に含まれる**マンナンの構成成分**。摂取しても尿としてほとんどが排出されます。体内では**糖転移酵素の基質**になります。

カテゴリ　六炭糖、アルドース

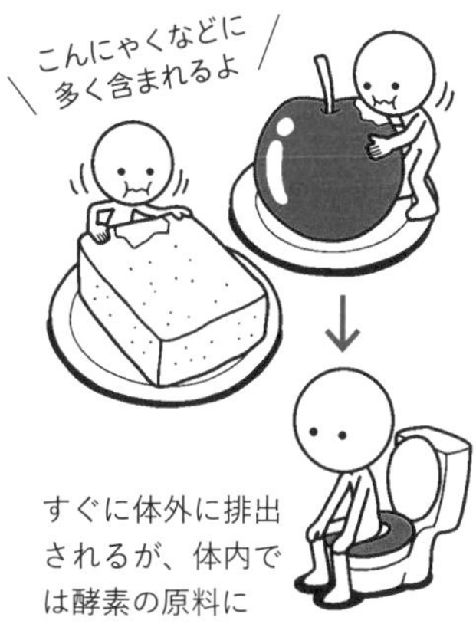
こんにゃくなどに多く含まれるよ

すぐに体外に排出されるが、体内では酵素の原料に

FILE. 054

スクロース

sucrose

語源 ＝インド語で「サトウキビ」を意味する「Sarkara」に由来
主なはたらき ＝フルクトースとグルコースの生成
関連する物質 ＝スクラーゼなど
関連する部位 ＝脳、筋肉など

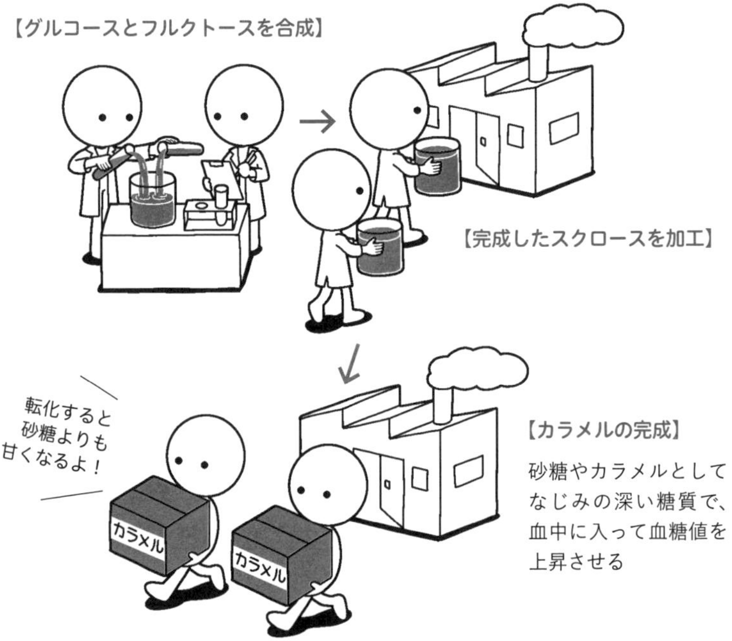

【グルコースとフルクトースを合成】
【完成したスクロースを加工】
転化すると砂糖よりも甘くなるよ！
カラメル
カラメル
【カラメルの完成】
砂糖やカラメルとしてなじみの深い糖質で、血中に入って血糖値を上昇させる

グルコースとフルクトースがアセタール水酸基で結合した物質で、還元できない非還元糖です。「ショ糖」とも呼ばれ、砂糖の主成分でもあり、カラメルの原料にもなります。**スクラーゼという酵素**のはたらきを受けて、フルクトースとグルコースを生成します。スクロースから生じた2つの糖質は「**転化糖**」とも呼ばれ、スクロースよりも甘いため、甘味料などに用いられています。

カテゴリ 二糖類、非還元糖

FILE. 055

マルトース

maltose

語　源 ＝ デンプンが糖化されたものを意味する「Malt」からに由来
主なはたらき ＝ 血糖値の上昇など
関連する物質 ＝ グルコース、α-アミラーゼなど
関連する部位 ＝ 口、脳など

グルコース2分子からなる還元糖です。麦の発芽の際に生成されるため「麦芽糖」とも呼ばれます。体内では、デンプンに唾液に含まれる**α-アミラーゼが作用して生成**されます。ご飯やイモをよく噛んで食べると甘くなるのはマルトースの作用によるものです。

カテゴリ 二糖類、還元糖

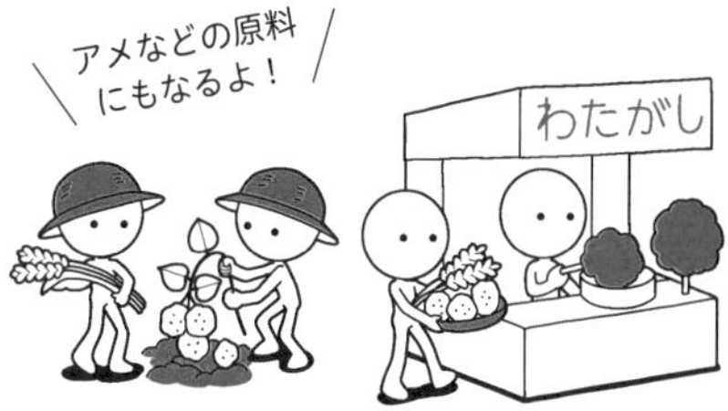
アメなどの原料
にもなるよ！
わたがし

麦の発芽で生成され、アメなどに用いられる。サツマイモの甘味の正体

FILE. 056

ラクトース

lactose

語　源 ＝ ラテン語の「乳」を意味する「lac」に由来
主なはたらき ＝ 乳児のエネルギー源など
関連する物質 ＝ グルコース、ガラクトースなど
関連する部位 ＝ 乳腺など

グルコースとガラクトースからなる還元糖です。牛乳に約4.9%含まれるため、「乳糖」とも呼ばれます。乳児は、母乳に含まれるラクトースを**グルコースとガラクトースに分解・吸収**してエネルギーとして利用しています。乳酸発酵すると乳酸になります。

カテゴリ 二糖類、還元糖

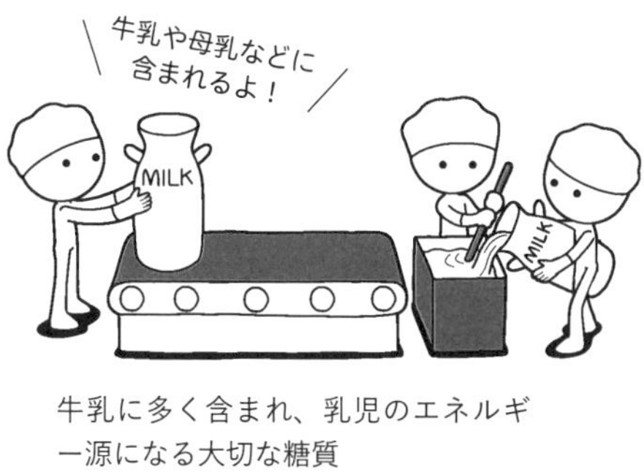
牛乳や母乳などに
含まれるよ！
MILK
MILK

牛乳に多く含まれ、乳児のエネルギー源になる大切な糖質

FILE. 057

デンプン

starch

語　源	オランダ語の「zetmeel」を日本語に訳したもの
主なはたらき	グルコースの生成など
関連する物質	グルコース、アミロースなど
関連する部位	口、脳など

カテゴリ　多糖類

緑色植物の貯蔵糖質で、ジャガイモや米に多く含まれています。グルコースが多数つながったアミロースによって構成されています。酸とともに加熱すると、加水分解してデキストリンになり、**最終的にはグルコースへと変換**されます。

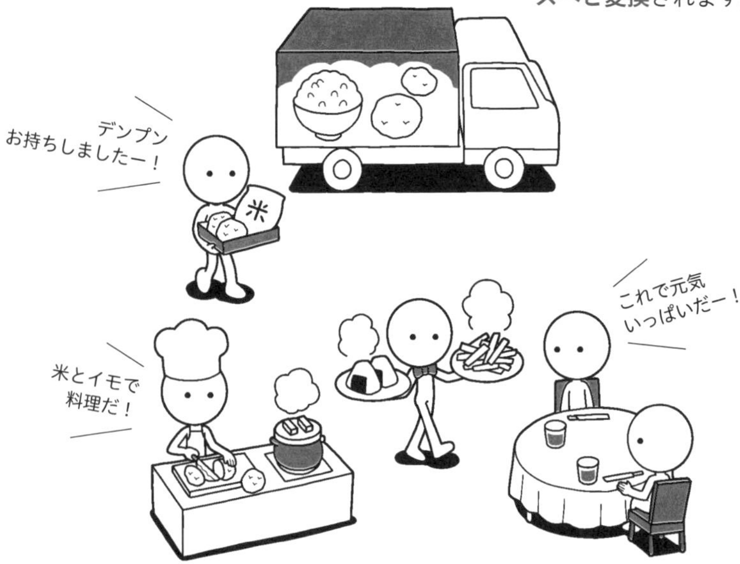
デンプン
お持ちしましたー！
米
これで元気
いっぱいだー！
米とイモで
料理だ！

デンプンはデキストリンを経てグルコースとなって、ヒトのエネルギーになる

FILE. 058

デキストリン

dextrin

主なはたらき	グルコースに変換される中間体など
関連する物質	デンプンなど
関連する部位	口、腸など

カテゴリ　多糖類

デンプンが分解される過程で生成される糖質です。特殊な工程で製造される**難消化性デキストリン**は、ヒトの消化酵素では切断できない結合が生まれ、腸の機能を整えたり、インスリン値の上昇を抑制する作用などがあるとされています。

FILE. 059

セルロース

cellulose

語　源	英語で細胞を意味する「cell」に由来
主なはたらき	整腸作用など
関連する物質	β-グルコースなど
関連する部位	腸など

カテゴリ　多糖類

植物細胞の細胞壁や植物繊維の主成分で繊維素とも呼ばれ、木材や麻、綿を構成する物質です。**β-グルコースが重なり合って構成**されており、食物繊維として整腸作用などがあります。酵素を用いてグルコースに分解して、アルコールを製造する工程に用いられています。

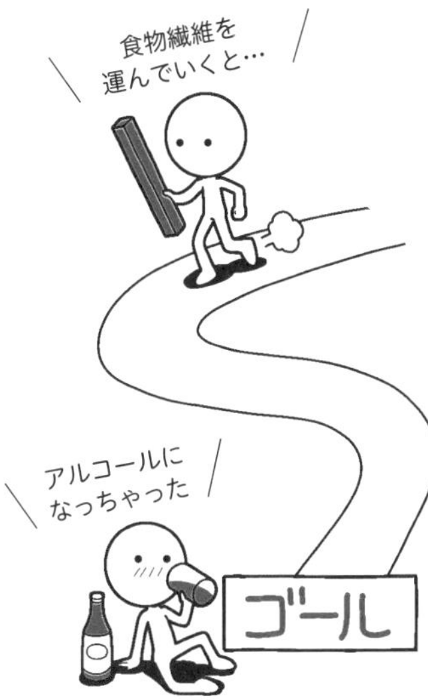
食物繊維を
運んでいくと…
アルコールに
なっちゃった
ゴール

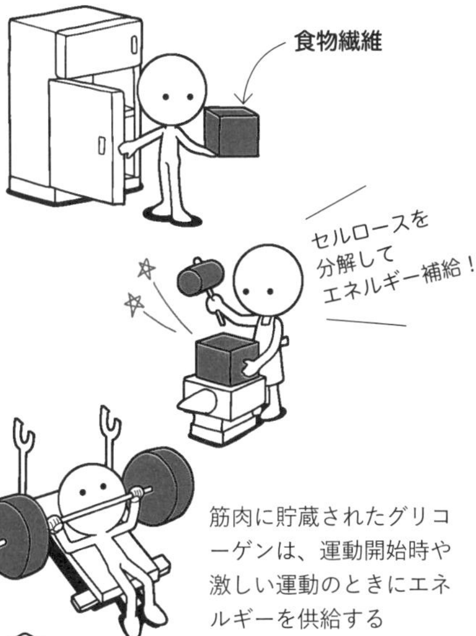
食物繊維
セルロースを
分解して
エネルギー補給！
筋肉に貯蔵されたグリコーゲンは、運動開始時や激しい運動のときにエネルギーを供給する

多数のグルコースが結合した動物における貯蔵多糖です。「糖原質」や「動物デンプン」とも呼ばれます。主に肝臓と骨格筋で合成され、**グルコースを一時的に貯蔵**しておくはたらきがあります。特に筋肉に貯蔵されたグリコーゲンを分解する際にエネルギー源のATPを産出します。

FILE. 060

グリコーゲン

glycogen

語　源	グルコースに由来
主なはたらき	グルコースの貯蔵など
関連する物質	グルコースなど
関連する部位	骨格筋、肝臓など

カテゴリ　多糖類

糖代謝の基本

炭水化物の主要成分である糖質は体内で分解されて
エネルギーに生まれ変わります。
まずは一連の過程を頭に入れておきましょう！

糖代謝の中心的物質グルコース

米や小麦、トウモロコシなどは世界的に代表的な主食です。一般的に炭水化物といわれていますが、その主要な成分が糖質です。ヒトは糖を分解することで、ATP というエネルギーを生産しています。そのほか、細胞や組織の材料となる糖鎖や核酸、アミノ酸、脂質の原料としても活用されています。

この一連の過程を**糖代謝**と呼びます。糖代謝には解糖系やクエン酸回路という代表的な経路があります。その回路で中心的な役割を果たすのがグルコースです。

代謝物を生成する複雑な回路

体内に消化・吸収されたグルコースは、複雑な経路をたどってエネルギー源として生産されます。その経路の出発点となるのが**解糖系**です。解糖系では、グルコースからピルビン酸、アセチル CoA へと変換されてクエン酸回路へと入ります。クエン酸回路では、代謝物とアミノ酸を相互変換し、代謝物から脂質を合成します。つまり、糖からアミノ酸や脂質を生成するうえで重要な役割を果たしています。この過程でつくられる代謝物から細胞では ATP を産出。このエネルギーによって、さまざまな生体活動を行っています。

また、糖の一部はペントースリン酸回路に入って、DNAの素材となるリボース-5-リン酸や、脂肪酸の合成に必要な補酵素ニコチンアミドアデニンジヌクレオチド(NAD)の原料を生成します。

解糖系を逆行する糖新生

グルコースは体外から摂取されるだけでなく、体内で生成されることがあります。その経路が下図でいうところの**糖新生**です。グルコースが体内で余った場合はグリコーゲンとして貯蔵され、必要に応じでグルコースに分解されて利用されます。糖の代謝経路は複雑に入り組んでいるのです。

糖の代謝経路

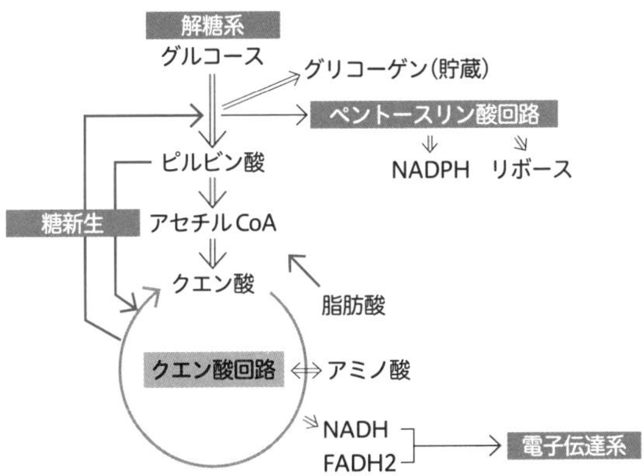

POINT

- **糖質を分解することでエネルギー源を生成する**
- **代謝される代表的な糖質がグルコース**
- **解糖系、クエン酸回路など複雑な反応経路がある**

解糖系の行程

右図のように、解糖系には主に10の工程があります。解糖系でグルコースは1分子の中間産生物を経て、❿2分子のピルビン酸と、2分子のATPが生み出されます。また、❻グリセルアルデヒド -3-リン酸が分解される工程では、2分子のNADHが生成され、電子伝達系に入ってATPを産出します。

生み出されたピルビン酸は、酸素が十分なときにアセチルCoAとなってクエン酸回路に入り、激しい運動などで酸素が不十分なときは乳酸に代謝されます。ピルビン酸はさまざまな物質に変換されるため、糖代謝ネットワークにおける中心的役割を担っています。

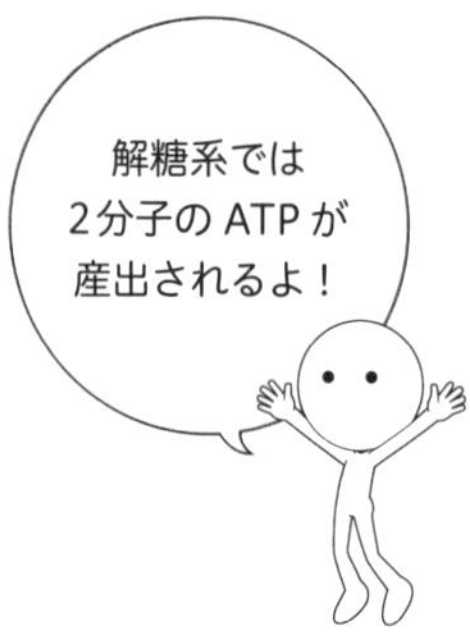

□ 解糖系による エネルギーの産出

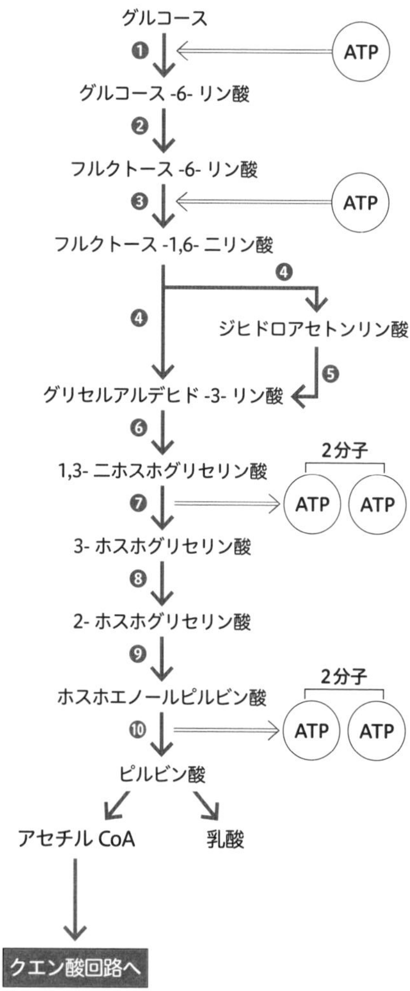

FILE. 061

ヘキソキナーゼ

hexokinase

主なはたらき グルコースの分解

関連する物質 グルコース-6-リン酸、ATPなど

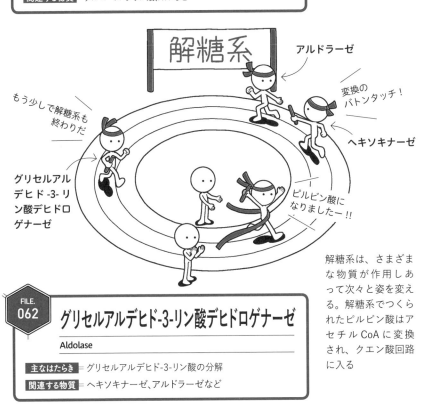

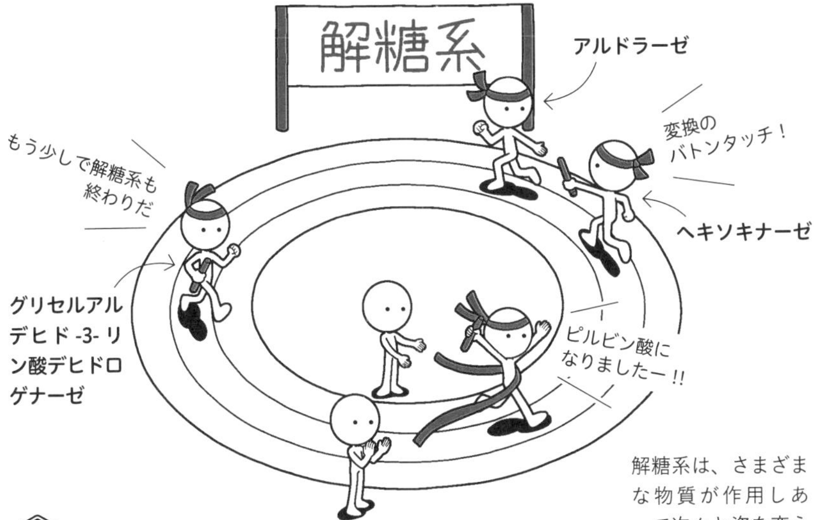
解糖系
アルドラーゼ
変換のバトンタッチ！
ヘキソキナーゼ
もう少しで解糖系も終わりだ
グリセルアルデヒド-3-リン酸デヒドロゲナーゼ
ピルビン酸になりましたー!!

解糖系は、さまざまな物質が作用しあって次々と姿を変える。解糖系でつくられたピルビン酸はアセチル CoA に変換され、クエン酸回路に入る

FILE. 062

グリセルアルデヒド-3-リン酸デヒドロゲナーゼ

Aldolase

主なはたらき グリセルアルデヒド-3-リン酸の分解

関連する物質 ヘキソキナーゼ、アルドラーゼなど

解糖系に入ったグルコースに作用するのは、まず**ヘキソキナーゼ**です。この作用によって ATP からリン酸基を受け取ったグルコースは、グルコース-6-リン酸になります。その後、フルクトース-6-リン酸に変換され、アルドラーゼ(P.108)の作用を受けて、ジヒドロキシアセトンリン酸とグリセルアルデヒド3-リン酸に分かれます。グリセルアルデヒド3-リン酸はグリセルアルデヒド酸デヒドロゲナーゼによって水素を奪われ、1,3-ビスホスホグリセリン酸となり、ATP と 3-ホスホグリセリン酸に分かれたのち、**ピルビン酸へと変換**されます。

解説 クエン酸回路

□ クエン酸回路の反応

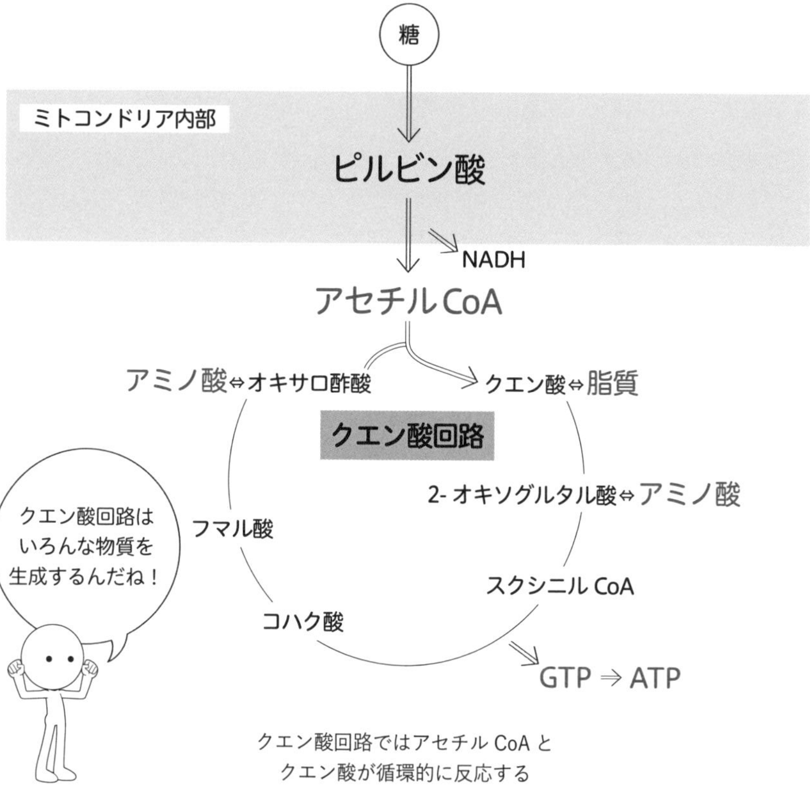

クエン酸回路ではアセチル CoA と
クエン酸が循環的に反応する

クエン酸回路は、**アセチル CoA** を用いてエネルギーを産出する回路です。ほかにも TCA 回路やクレブス回路と呼ばれることもあります。その反応は上図に示した通りです。クエン酸回路に入ったアセチル CoA はオキサロ酢酸と結合し、**クエン酸**に変換されます。オキサロ酢酸は再びアセチル CoA と結合しクエン酸がつくられます。この循環的な反応は、すべて細胞のミトコンドリア内で行われます。

FILE.
063

アセチルCoA

acetyl-CoA

語源	酢酸を意味する「acetate」に由来
主なはたらき	クエン酸回路でATPになる
関連する物質	ピルビン酸、クエン酸など
関連する部位	肝臓、すい臓など

クエン酸回路に入る際、ピルビン酸はピルビン酸デヒドロゲナーゼ複合体の作用を受けて、脱水素するとともに**二酸化炭素を放出**。反応しやすい酵素として変換されるのがアセチルCoAです。この反応は「**酸化的脱炭酸**」とも呼ばれます。アセチルCoAは、ミトコンドリア内にあったオキサロ酢酸と化合してクエン酸になります。その後、クエン酸はアコニターゼなどの作用を受け、グアノシン三リン酸(GTP)となり、ATPをつくります。

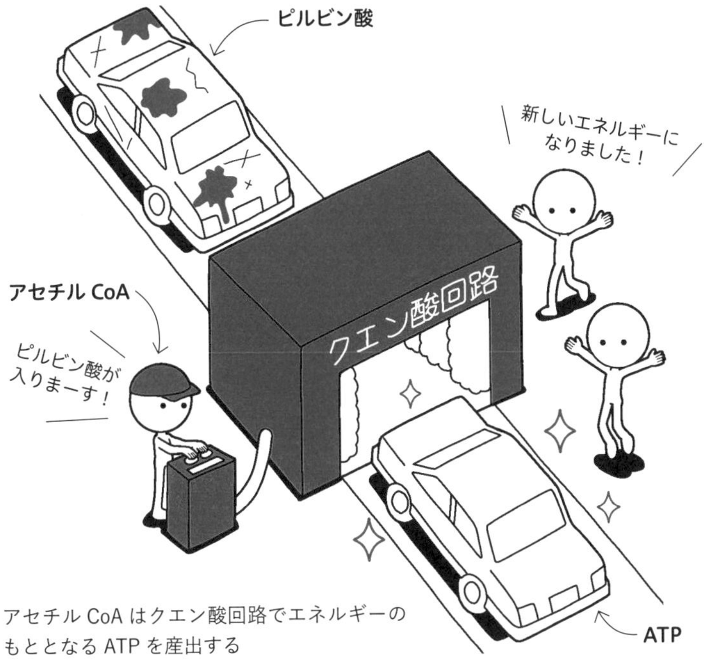

アセチルCoAはクエン酸回路でエネルギーのもととなるATPを産出する

FILE. 064

ニコチンアミドアデニンジヌクレオチド（NAD）

nicotinamide adenine dinucleotide

主なはたらき＝生体内における酸化還元反応など

関連する物質＝デヒドロゲナーゼ、フラビン酵素など

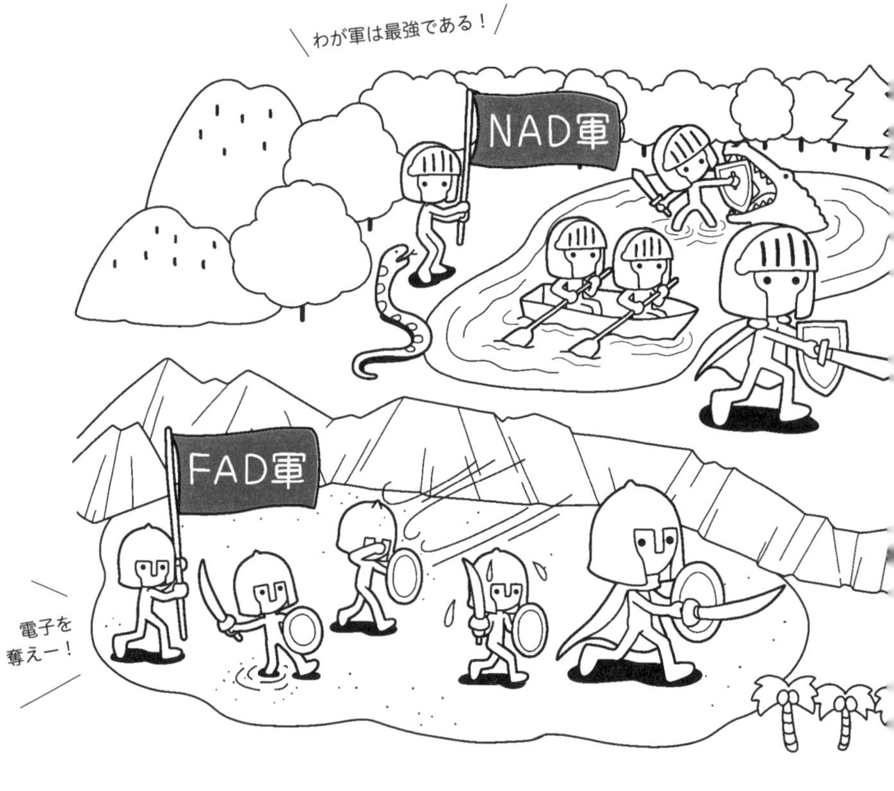

わが軍は最強である！
NAD軍
FAD軍
電子を奪えー！

FILE. 065

フラビンアデニンジヌクレオチド（FAD）

flavin adenine dinucleotide

主なはたらき＝生体内における酸化還元反応など

関連する物質＝ヘムタンパク質など

FILE. 066

シトクロム

cytochrome

主なはたらき ＝ 生体内における酸化還元反応など

関連する物質 ＝ デヒドロゲナーゼ、フラビン酵素など

電子伝達系は糖の代謝の最終段階。各物質による電子の受け渡しでエネルギーが産出される

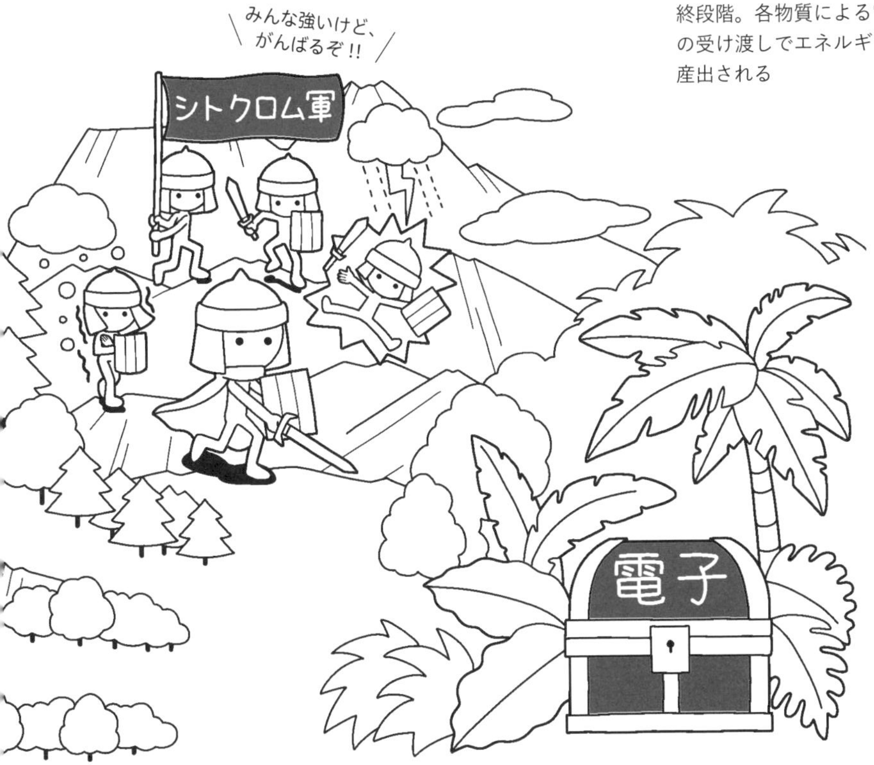
みんな強いけど、
がんばるぞ!!
シトクロム軍
電子

解糖系やクエン酸回路でつくられたNADやFAD、シトクロムがミトコンドリアの内膜で酸化される過程を「**電子伝達系**」と呼びます。それぞれ電子を奪う能力によって酸化還元反応を起こしますが、その能力の強さは大きく分けると**NAD ＞ FAD ＞シトクロム**となっています。そして、酸化能力の弱い物質から酸化能力の強い物質へと電子が受け渡されるとき、その差が原動力となりATPの生成に使われています。

COLUMN

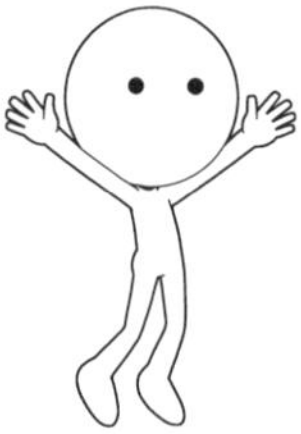

アルコールは薬？毒？その消化・吸収の仕組み

アルコールは、人種や文化を問わず世界中で広く飲まれています。化学的には炭化水素の水素原子をヒドロキシ基に置き換えたものです。また、発見された経緯からエタノールとも呼ばれます。一般的に体に悪いと思われがちですが「百薬の長」とも呼ばれるように、適量であれば食欲を増進したり、血行を促進するなどの作用があります。たびたび飲みすぎなどの問題が取り沙汰されますが、それにはアルコールの消化・吸収が深くかかわっています。その仕組みについて解説していきましょう。

アルコールを分解するのは肝臓の酵素

体内に入ったアルコールは、まず胃でゆっくりと吸収されます。そこから小腸に入ると、一気に吸収のスピードが加速します。そのため胃から小腸へと流れ込む時間が速いと、血中に排出されるアルコールの量も多くなります。たとえば、同じ量を飲んでいたとしても、食事しながらより、空腹時に一気に度数の高いアルコールを飲んだ方が血中アルコール濃度が高くなるのです。

血中のアルコールを代謝するのは肝臓です。アルコールは、まずアルコール脱水素酵素の作用を受けて、**アセトアルデヒド**になります。さらに、アセトアルデヒドはアルデヒド脱水素酵素によって酢酸となって、筋肉などへと移動。酢酸はアセチルCoAとしてクエン酸回路に入り、二酸化炭素と水に分解されます。一般的に1時間で分解できるアルコールの量は「体重×0.1g」程度です。

アルコールの分解

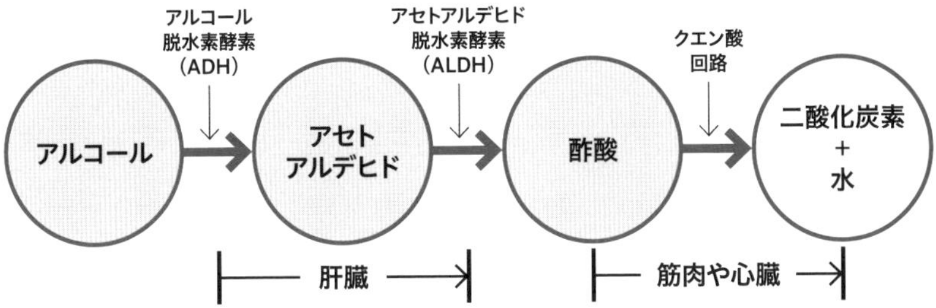

POINT
アルコールは酵素の作用を受けて、アセトアルデヒドから酢酸に変えられ、水と二酸化炭素に分解される！

お酒が飲めない「下戸」は遺伝子の影響

アルコールを分解するアルコール脱水素酵素には**遺伝子**の影響も考えられています。アルコール脱水素酵素のうちALDH2という種類は、東アジア人に多い遺伝子型で酵素活性がまったくない人もいます。つまり、アルコールを分解する酵素をつくれないヒトです。このタイプはコップ1杯のビールを飲んだだけでも、気分が悪くなります。いわゆる「下戸」は遺伝的なものなので生活習慣では変わりません。

飲酒をしたら誰でも脂肪肝？

アルコールが分解されて生じるアセトアルデヒドは、人体への悪影響を及ぼすと考えられています。動物実験では発がん性が認められており、ヒトでも食道がんとの関連が明らかにされています。また、DNAやタンパク質と結合しやすい性質があり、**飲酒から8～10時間後には肝臓に蓄えられて、一時的な脂肪肝**になります。この状態が長期間続くと、肝硬変になり重篤な疾患の原因にもなります。

第3章

脂質

一般的には体に悪いイメージありますが、
脂質はエネルギーの貯蔵庫として優秀です。
さらに生産効率も糖質より高く、
激しい運動などの際に消費されます。
脂質は主に脂肪酸で構成されており、
体内で合成できるものとできないものがあります。

INTRODUCTION

エネルギー生産の効率が高い脂質

ダイエットなどでよく敵視されますが、脂質はエネルギーを貯蔵しておくための重要な物質で、タンパク質、糖質と三大栄養素のひとつに数えられます。糖質もエネルギーとして利用されていますが、糖質が1g当たり4kcalなのに対し、脂質は1g当たり9kcalとエネルギーの生産効率が高いことが知られています。

脂質は本来水分に溶けにくく、体内を移動するのが苦手ですが、タンパク質と結合してリポタンパク質となることで血中を運ばれて、全身に届けられます。

エネルギーの貯蔵庫・中性脂肪

脂肪細胞などに蓄えられる中性脂肪は、エネルギーの貯蔵庫です。体内で使用されずに余った脂質を、**エネルギーが不足したときにいつでも変換できるように蓄えている**のです。代表的な中性脂肪にトリグリセリドが挙げられます。

体内で脂質を運搬するリポタンパク質

水と油が混ざらないことは常識ですが、脂質も体内では溶けにくい性質を持っています。体内で物質が運搬されるためには、水分に溶けて血中などを移動しなければなりません。そこで、多くの脂質はタンパク質と結合した**リポタンパク質**として存在しています。いわば脂質を運ぶトラックのようなものです。

脂質を構成する脂肪酸の分類

脂質を構成する脂肪酸は、大きく分けて**飽和脂肪酸と不飽和脂肪酸**の2種類があります。飽和脂肪酸は常温で個体の油脂を指し、バターやチーズなどの乳製品などが挙げられます。一方、不飽和脂肪酸は、常温で液体の油脂で植物性の油や魚などに多く含まれます。このうち、体内で合成できないものを**必須脂肪酸**ともいいます。脂肪酸は代謝によってアセチルCoAなどに変換されます。

POINT

- **中性脂肪はエネルギーが不足したときに利用される貯蔵庫**
- **血中を移動するために脂質はリポタンパク質になる**
- **脂肪酸には飽和脂肪酸と不飽和脂肪酸がある**

FILE.
067

オレイン酸

oleic acid

語　源	オリーブの油から単離されたことに由来
主なはたらき	LDLコレステロールの減少など
関連する物質	エルカ酸など
関連する部位	なし

炭素数が18で、シス型二重結合がひとつの脂肪酸。シス-9-オクタデセン酸とも呼ばれます。オリーブの油から発見されたことが名前の由来ですが、動物性の脂肪に多く含まれます。豚のラードなどには約50%も含まれていて**肉のおいしさを決める指標**ともされています。体内では、糖質やタンパク質の過剰摂取によって貯蔵脂肪となります。生理機能として、動脈硬化などの原因にもなる**LDLコレステロールを減少**させる効果が報告されています。

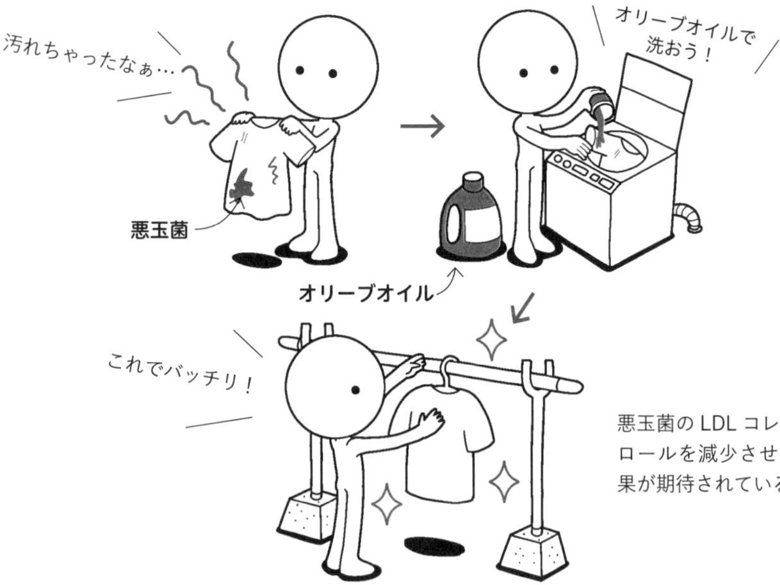

汚れちゃったなぁ…
悪玉菌
オリーブオイルで洗おう！
オリーブオイル
これでバッチリ！

悪玉菌のLDLコレステロールを減少させる効果が期待されている

カテゴリ　不飽和脂肪酸、n-9系脂肪酸

FILE. 068

リノール酸

linoleic acid

語源 ＝ギリシャ語で「亜麻」を意味する「linon」から

主なはたらき ＝血中コレステロールの低下など

関連する物質 ＝共役リノール酸、アラキドン酸など

関連する部位 ＝なし

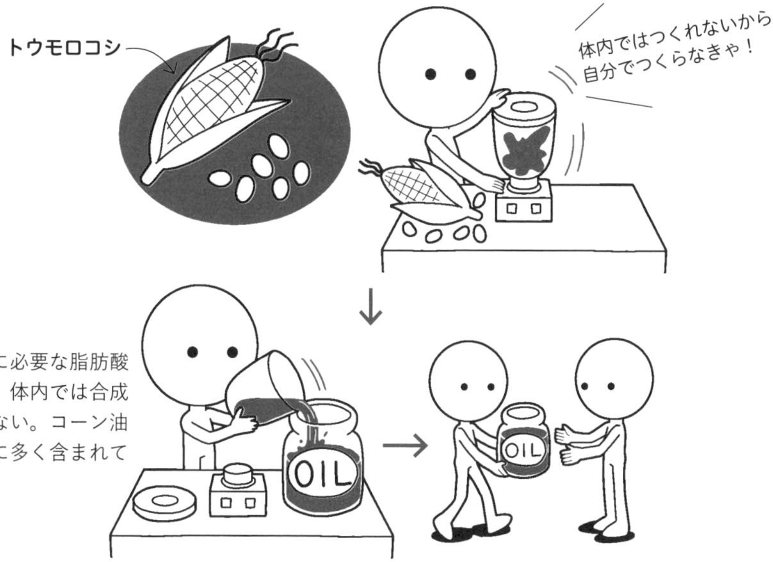
トウモロコシ
体内ではつくれないから
自分でつくらなきゃ！
OIL
OIL

ヒトに必要な脂肪酸だが、体内では合成できない。コーン油などに多く含まれている

炭素数18でシス型二重結合を２つ持つ脂肪酸。植物の葉や種子の油に多く含まれています。ヒトの体内では合成されず、**栄養素として重要な必須脂肪酸**です。適量の摂取で血中コレステロールを低下させることが報告されており、不足すると皮膚などに異常をきたします。また、位置異性体である「**共役リノール酸(CLA)**」は、発がん抑制や体脂肪低減などの作用などが注目されており、各分野で研究が進められています。

カテゴリ 不飽和脂肪酸、n-6 系脂肪酸、必須脂肪酸

FILE.
069

アラキドン酸

arachidonic acid

語　源 ＝ピーナッツ殻の表面の蜘蛛の巣模様を意味する「arachnoid」
主なはたらき ＝プロスタグランジンの生成など
関連する物質 ＝リン脂質、リノール酸など
関連する部位 ＝脳など

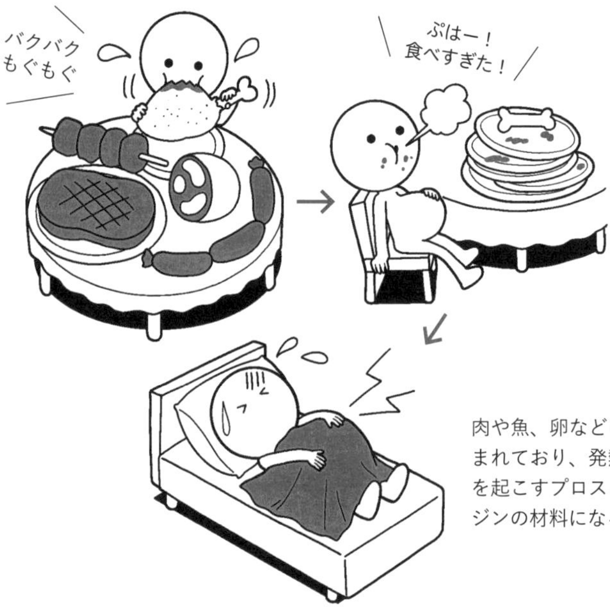

肉や魚、卵などに多く含まれており、発熱や痛みを起こすプロスタグランジンの材料になる

炭素数20で４つの二重結合を持つ脂肪酸。多くの動物にとっては食べ物から摂取しなくてはならない必須脂肪酸ですが、ヒトの体内では**リノール酸から生成される**ので、厳密には必須脂肪酸とはされていません。細胞膜中にリン脂質として存在し、特に脳に多く含まれています。このリン脂質になっているアラキドン酸は組織が損傷を受けたときに、**発熱や痛みを引き起こすプロスタグランジンに変換**されます。

カテゴリ 不飽和脂肪酸、n-6 系脂肪酸

FILE. 070

EPA／DHA

（EPA）eicosapentaenoic acid ／（DHA）docosahexaenoic acid

主なはたらき = 血中コレステロールの低下など

関連する物質 = α-リノレン酸、ドコサペンタエン酸など

関連する部位 = 目、脳など

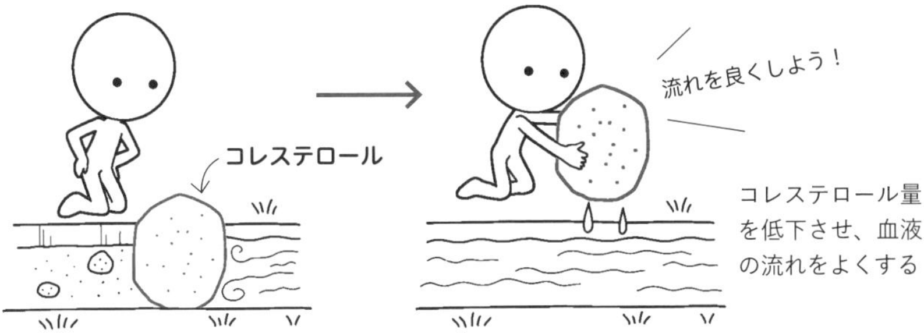

双方とも代表的なn-3系脂肪酸で、魚などの油に多く含まれています。EPAは炭素層20で二重結合5つ、DHAは炭素数22で二重結合を6つ持ちます。食品から摂取することもできますが、体内に入った**α-リノレン酸**が脂肪酸鎖長伸長酵素や不飽和化酵素の作用を受けてEPAになり、その後ドコサペンタエン酸を経てDHAが生成されます。EPAとDHAには**血中コレステロールの低下**のほか、**アレルギー反応の抑制**などの機能が報告されています。

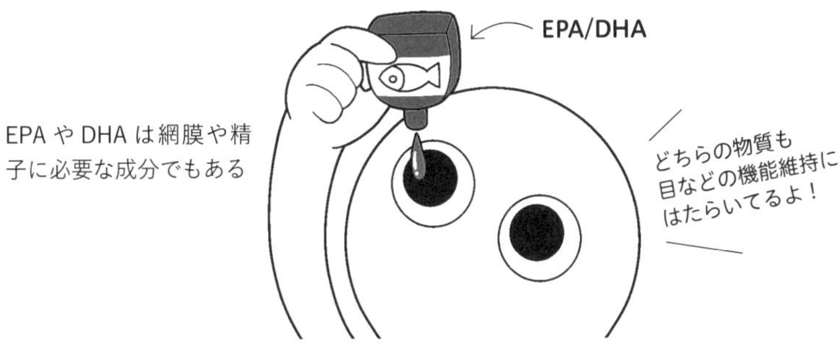

EPA/DHA
EPAやDHAは網膜や精子に必要な成分でもある
どちらの物質も目などの機能維持にはたらいてるよ！

カテゴリ 不飽和脂肪酸、n-3系脂肪酸

FILE. 071

α-リノレン酸

alpha-linolenic acid

語　源 ＝リノール酸の二重結合が一個増えたことによる

主なはたらき ＝脳機能や網膜機能の維持など

関連する物質 ＝EPA、DHAなど

関連する部位 ＝目、脳など

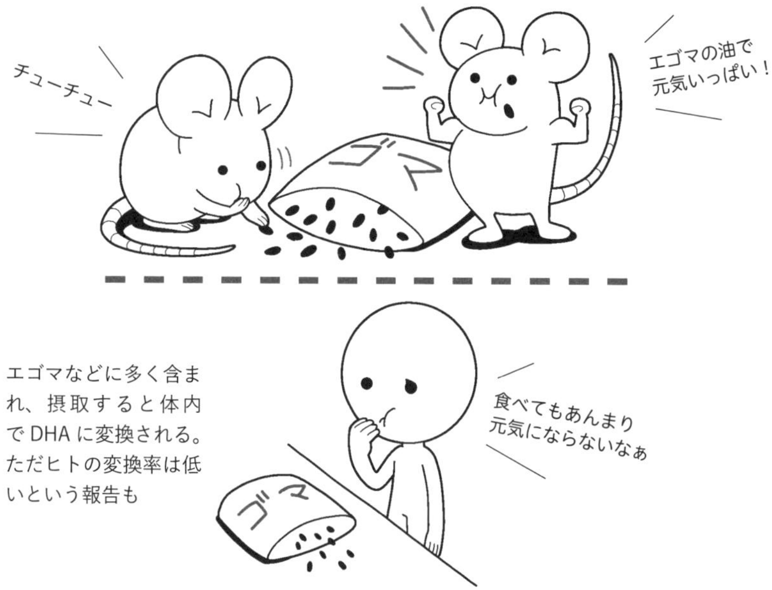

チューチュー
ゴマ
エゴマの油で
元気いっぱい！
エゴマなどに多く含まれ、摂取すると体内でDHAに変換される。ただヒトの変換率は低いという報告も
食べてもあんまり
元気にならないなぁ
ゴマ

炭素数18で二重結合を3つ持つ脂肪酸。シソやエゴマ、アブラナなど植物の葉に多く含まれています。融点が低く貯蔵されるには不向きであるため、多量に摂取しても貯蔵脂肪になりません。そのため、他の脂質に比べて**熱やエネルギーに変換されやすい**ともされています。α-リノレン酸は体内でEPAやDHAを生成します。**脳機能や網膜機能の維持**などのほか、近年はうつ病などの精神疾患との関連が研究されています。

カテゴリ　不飽和脂肪酸、n-3系脂肪酸、必須脂肪酸

FILE. 072

リン脂質

phospholipid

語　源	英語で「リン」を意味する「phospho」に由来
主なはたらき	細胞膜の構成、タンパク質の輸送など
関連する物質	レシチン、ケファリンなど
関連する部位	細胞、血液など

細胞膜を構成する物質で、二重の層になっています。その間に膜タンパク質やコレステロールが挟まって細胞膜が構成されています。体内で脂肪がエネルギーとして使われたり蓄えられたりするときに、**タンパク質と結びついて血液中を輸送する役割**も持っています。リン脂質にはいくつかの種類があり、代表的なものに**レシチン**、**ケファリン**、**ホスファチジルセリン**などが挙げられます。

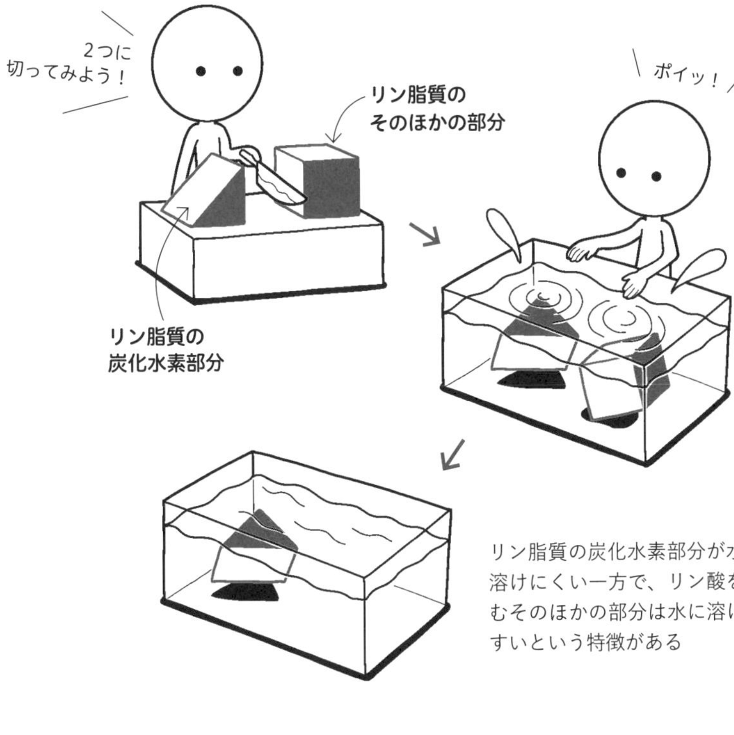

リン脂質の炭化水素部分が水に溶けにくい一方で、リン酸を含むそのほかの部分は水に溶けやすいという特徴がある

FILE.
073

ステロイド

steroid

語　源 ＝ギリシャ語で「立体」を意味する「stereos」に由来

主なはたらき ＝コレステロールやホルモンの原料、医薬品への利用など

関連する物質 ＝コレステロール、副腎皮質ホルモンなど

関連する部位 ＝細胞、脳、肝臓、関節など

ステロイド核をもつ化合物の総称で、代表的なものに**コレステロールや胆汁酸、副腎皮質ホルモン**などがあります。脂肪酸とアルコールを結合した単純脂質や、リン・窒素などを含んだ複合脂質から加水分解などによって誘導される脂質です。特にステロイドホルモンは医薬品にも広く使用されていますが、長期使用によって**脂質異常症などの疾患**を発症しやすいとされ、糖や脂質の代謝に深く関連しています。

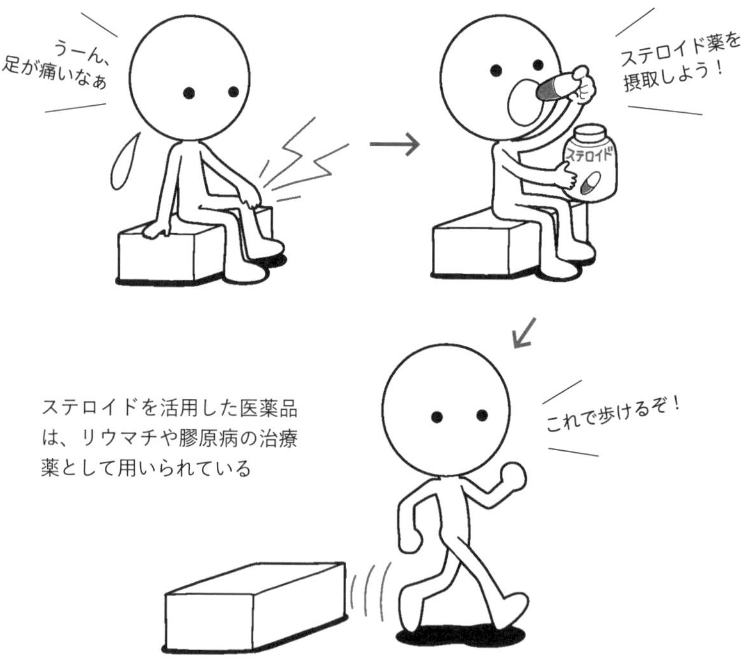

うーん、
足が痛いなぁ
ステロイド薬を
摂取しよう！
ステロイド
ステロイドを活用した医薬品は、リウマチや膠原病の治療薬として用いられている
これで歩けるぞ！

FILE. 074

コレステロール

cholesterol

語　源	元素が塩素であるクロロ(chloro)とステロール脂質(sterol)の合成語
主なはたらき	細胞膜の構成、胆汁酸の生成など
関連する物質	コレステロール、副腎皮質ホルモンなど
関連する部位	細胞、脳、肝臓など

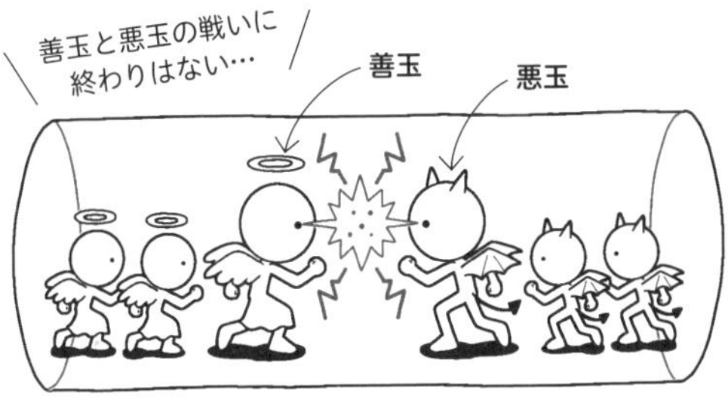
善玉と悪玉の戦いに
終わりはない…
善玉
悪玉

健康維持には、血液中のLDL（悪玉）とHDL（善玉）のバランスが大切

脳や胆汁に多く含まれ、脳の成分の約2％を占めています。細胞膜を構成するほか、皮膚が紫外線を受けた際に**コレステロールからビタミンDを生成**するなど、生体の維持には欠かせません。血中濃度が高いと動脈硬化などの原因に。

FILE. 075

胆汁酸

bile acid

語　源	英語で胆汁を意味する「bile」に由来
主なはたらき	脂肪の消化吸収など
関連する物質	脂肪酸、ミセルなど
関連する部位	肝臓、消化管など

胆汁の主要成分で、肝臓で1日500～1000㎖分泌されています。**胆汁酸は脂肪を乳化させ、酵素の作用を受けやすくする**ことで脂肪の消化を助けます。また、脂肪の分解で生じた脂肪酸とグリセリンと結合してミセルを構成します。

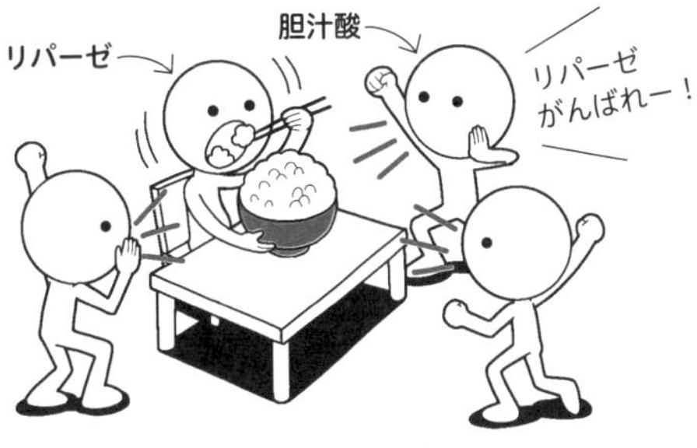
胆汁酸
リパーゼ
リパーゼ
がんばれー！

胆汁酸はリパーゼの働きを促進させ、脂質とミセルを形成し、その吸収を助けている

FILE.
076

ケトン体

ketone bodies

語　源 = 英語で「ケト基を持つ」を意味する「ketone」に由来
主なはたらき = エネルギーの産出など
関連する物質 = アセチルCoA、インスリンなど
関連する部位 = 筋肉、腎臓、脳、肝臓など

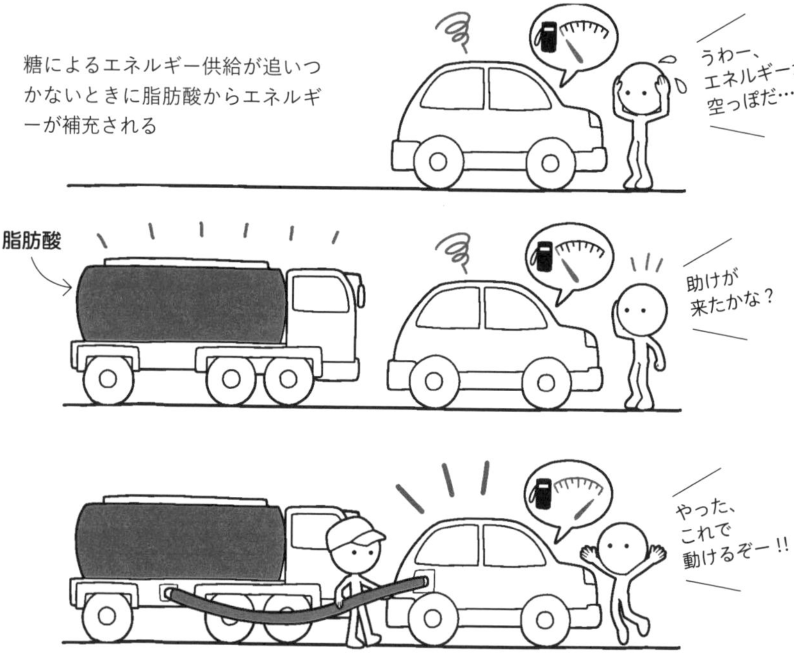
糖によるエネルギー供給が追いつかないときに脂肪酸からエネルギーが補充される
うわー、エネルギーが空っぽだ…
脂肪酸
助けが来たかな？
やった、これで動けるぞー!!

脂肪酸が酸化することでアセチル CoA から産生された**アセトン**、**アセト酢酸**、**3-ヒドロキシ酪酸**の総称です。ヒトが絶食したりインスリンの作用が不足した状態(飢餓状態)になると、脂肪酸が肝臓で酸化を受けてケトン体になり、骨格筋、心筋、脳、腎臓などでエネルギーへと再変換されます。近年ケトン体によるダイエット効果などが注目されていますが、ケトン体が蓄積されすぎると、ケトン体血症になって疾患の原因になります。

解説

そのほかの天然脂肪酸

一般的にはあまり知られていませんが、n-7脂肪酸はコレステロールを下げて高血圧を防ぐ効果があるとされています。また、パルミチン酸のように炭素数が13以上の脂肪酸は長鎖脂肪酸に分類され、動植物の細胞膜を構成しています。

エルカ酸

炭素数は22で、n-9脂肪酸に分類される不飽和脂肪酸です。カラシの種からつくられる植物油に多く含まれています。過剰摂取をすると、心臓に障害をきたすとされ、現在はほとんどがナタネ油に置き換えられています。

パルチミン酸

炭素数は16で、長鎖脂肪酸に分類されます。パーム油やヤシ油を構成する成分で、肌の保湿作用があるというマルラオイルに多く含まれています。アフリカ諸国などでよく使用されています。

パルミトレイン酸

炭素数は16で二重結合をひとつ持つn-7脂肪酸です。マカダミア油に高い濃度で含まれています。肝臓の脂質代謝にはたらき、糖尿病による高血糖を軽減するといわれます。

バクセン酸

炭素数は18で二重結合をひとつ持つn-7脂肪酸。牛乳、バター、ヨーグルトなどに多く含まれます。そのシス異性体はコレステロールの低下作用が報告されています。

タリル酸

脂肪酸ではめずらしく、その構造に三重結合を持っています。せき止めや食欲不振、胆汁障害などに効果があるとされており、インスリンの分泌を促進するという報告もされています。

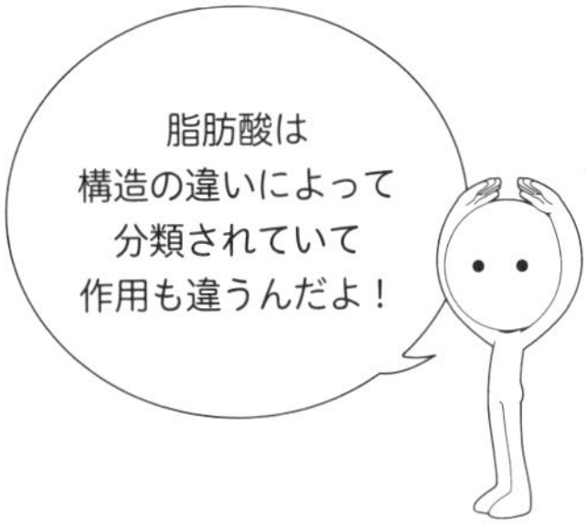
脂肪酸は
構造の違いによって
分類されていて
作用も違うんだよ！

脂質の代謝

脂質は不足しているエネルギーを充足する際に
重要なはたらきを担います。
そのカギを握っている物質がアセチルCoAです。

中性脂肪を分解するリパーゼ

脂質の代謝は、主にエネルギーが不足している際に起こります。脂肪組織にはリパーゼという中性脂肪を分解する酵素がありますが、中性脂肪の分解が必要なとき、酵素を活性化するためにはたらくのはホルモンです。たとえば、グルカゴン(P.222)やアドレナリン(P.207)はリパーゼのスイッチをオンにし、インスリンはスイッチをオフにするようなイメージです。こうして**活性化されたリパーゼは中性脂肪を分解して、脂肪酸を生成**。各組織に取り込まれます。

ミトコンドリアの中で起こるβ酸化

中性脂肪はリパーゼのはたらきによって、グリセリンと脂肪酸に分解されます。その後、脂肪酸は**β酸化**という反応を起こします。まず、脂肪酸は細胞質で**アシルCoA**に変換され、ミトコンドリアの中に入ります。ただ、アシルCoAのままではミトコンドリアの中に入ることができないので、一度カルニチンと結合してから取り込まれ、再びアシルCoAに変換されます。ミトコンドリアの中では、アシルCoAが右図のような反応を経て、アセチルCoAを放出。この反応を繰り返すことでアシルCoAはアセチルCoAとなり、クエン酸回路に入ります。

β酸化の簡略図

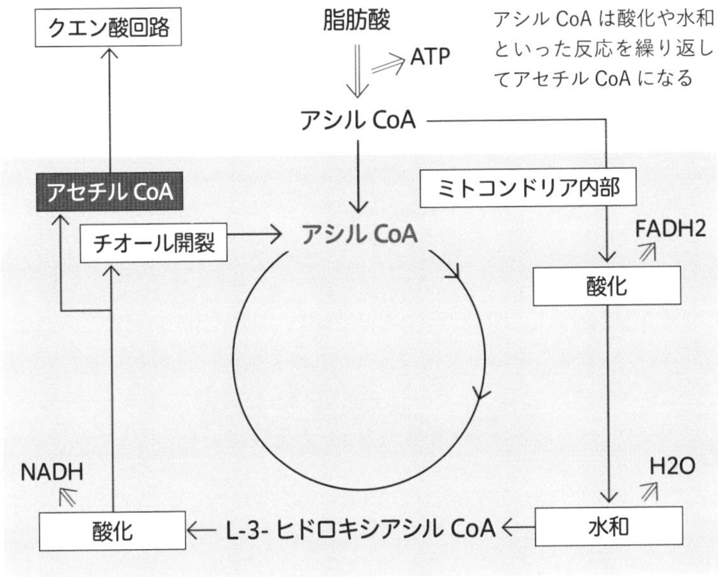

カギを握る物質アセチルCoA

β酸化によって生じるアセチル CoA は、**ATP 生産のためのエネルギー源**になります。グルコースからは2つのアセチル CoA が産出されますが、ほとんどの脂肪酸は10 〜 20個以上の炭素で構成されているため、糖質よりも多くのアセチル CoA がつくられます。脂質代謝のほうが糖代謝よりも効率がいいとされているのはそのためです。

また、脂肪酸は体内でも合成されています。脂肪酸の合成は酵素の反応によってアセチル CoA がマロニル CoA に変換され、**炭素が繰り返し結合する**ことで起こります。こうした合成はクエン酸回路で生成したクエン酸が細胞質に運ばれて行われています。

FILE. 077

トリグリセリド

triglyceride

語　源	3つの(tri)とグリセリン(glycerine)の合成語
主なはたらき	脂肪組織の構成など
関連する物質	リパーゼ、ミセルなど
関連する部位	十二指腸、肝臓など

体内に取り込まれた脂肪のうち大部分を占める**中性脂肪**のこと。その多くは十二指腸内で分泌される**リパーゼによって分解**されます。その際、胆汁酸が脂肪と結合して乳化脂肪となり、リパーゼの作用を助けます。

中性脂肪(トリグリセリド)の大部分は、すい臓から分泌されるリパーゼで分解されて、脂肪組織などに蓄えられる

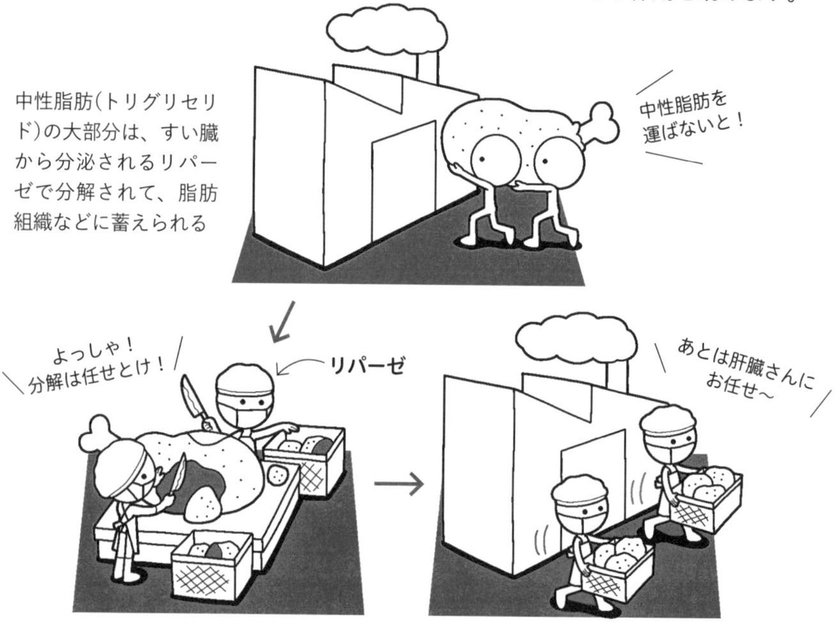

中性脂肪を
運ばないと！
よっしゃ！
分解は任せとけ！
リパーゼ
あとは肝臓さんに
お任せ〜

脂質の**エステル結合を分解する酵素**です。特にすい液リパーゼはトリグリセリドに作用し、**2分子の脂肪酸とモノグリセリドを生成**します。こうして分解された脂肪酸の一部は小腸で吸収されて、毛細血管から肝臓へと運ばれます。

FILE. 078

リパーゼ

lipase

語　源	ギリシャ語で「脂肪」を意味する「lipos」に由来
主なはたらき	脂肪の分解など
関連する物質	脂肪酸、トリグリセリドなど
関連する部位	すい臓など

FILE. 079

グリセリン

glycerin

語源 ＝ギリシャ語で「甘い」を意味する「glukus」に由来

主なはたらき ＝胆汁酸と結合、エネルギーの産出など

関連する物質 ＝トリグリセリド、胆汁酸、リパーゼなど

関連する部位 ＝肝臓など

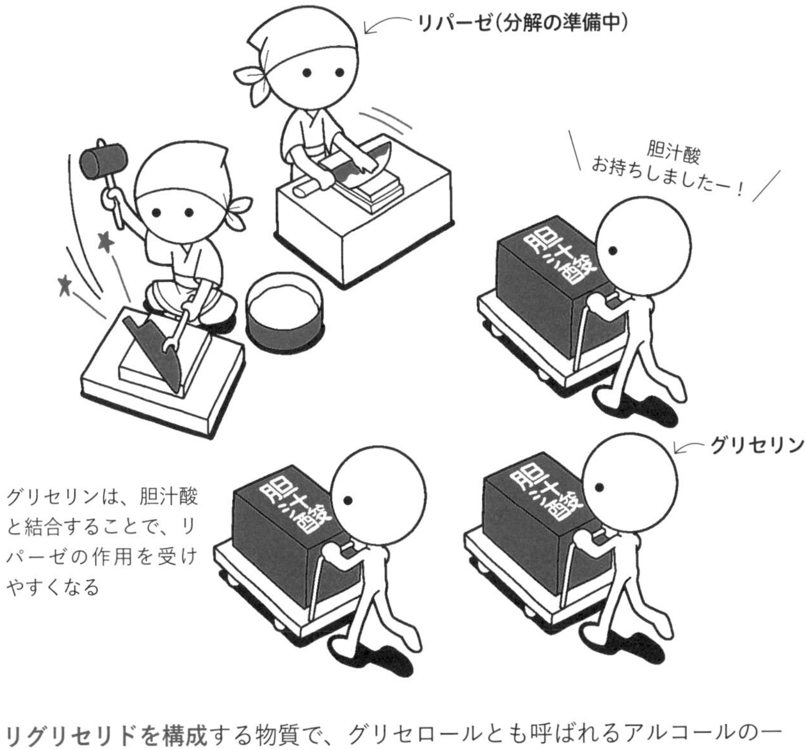
リパーゼ（分解の準備中）
胆汁酸お持ちしましたー！
胆汁酸
胆汁酸
胆汁酸
グリセリン
グリセリンは、胆汁酸と結合することで、リパーゼの作用を受けやすくなる

トリグリセリドを構成する物質で、グリセロールとも呼ばれるアルコールの一種です。リパーゼによってトリグリセリドから脂肪酸とグリセリンに分解された後、リン酸化と脱水素を受けてグリセルアルデヒド-3-リン酸となり、アセチル CoA を経て**肝臓のクエン酸回路に入って代謝**されます。水に非常に溶けやすく、強い保湿力を持つため、化粧品や医薬品などにも活用されています。

FILE. 080

ミセル

micelle

語源 ＝ラテン語で「粒子」を意味する「mica」に由来
主なはたらき ＝脂肪の消化吸収など
関連する物質 ＝トリグリセリド、胆汁酸など
関連する部位 ＝小腸など

ミセルは液体中に分散した集合体のこと。体内のいたるところで、界面活性現象を引き起こします。胆汁に含まれる胆汁酸塩によって、摂取した油脂をミセルの中に溶け込ませたり、乳化させることで**酵素の作用を助けています**。この界面活性によって、脂肪の吸収を促進しています。特に脂質は水に溶けにくいため、その消化吸収に欠かせない物質です。

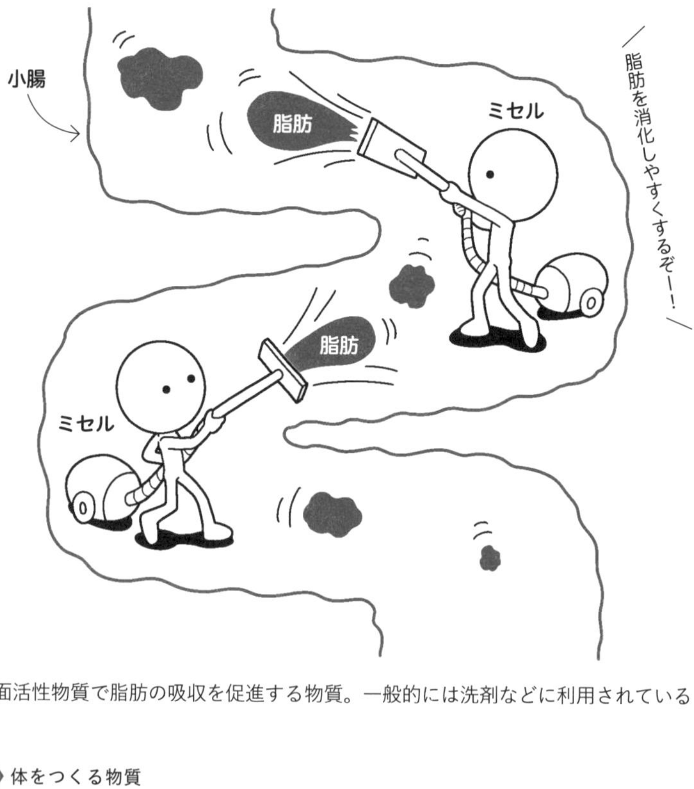

界面活性物質で脂肪の吸収を促進する物質。一般的には洗剤などに利用されている

コレステロールの合成

悪者扱いされることの多いコレステロールですが、
実は生体には欠かせない重要物質でもあるため
肝臓や小腸でも合成されています。

コレステロールは体中に存在する

コレステロールは一般的に健康に悪いものとして思われがちですが、生体機能を維持する**ホルモンの原料**になったり、さまざまな物質を運搬する体内には欠かせない脂質です。コレステロールは脂溶性なので水に溶けにくく、血しょう中には1dℓあたり150～200mgほど存在しています。血液ではほとんどが脂肪酸と結合しており、単独で存在する割合は30%ほどだといわれます。

コレステロールは、ほとんどの臓器で合成されますが、特に肝臓や小腸、副腎皮質などで盛んに合成されています。

細胞膜の穴を通過する

コレステロールは、多数の炭素原子を必要としますが、それらはすべて**酢酸から供給**されています。酢酸が活性化されるアセチルCoAに変化し、メバロン酸という有機酸に。そこから二酸化炭素を失ってスクアレンになり、コレステロールが合成されます。

また、コレステロールの合成量は、**食べ物から摂取したコレステロール量によって調節**されています。摂取量が減ると、肝臓や小腸で合成され、適切な量に保たれているのです。つまり、コレステロールの多い食事をしていると体内では合成量が減少します。

第４章 酵素

酵素は生体内で化学反応を起こし、
物質の合成や分解を促進しています。
酵素は決まった物質にしか反応せず、
基質と呼ばれるパートナーが存在しています。
その種類は約5900種にも及び、
一定の法則によって分類・命名されています。

INTRODUCTION

体内の化学反応を促進する酵素

酵素は分子の化学反応を促進する触媒というはたらきをする重要な物質です。酵素には主に**４つの特徴**があります。ひとつには体温ほどの温度、標準的な大気圧、ほぼ中性という環境下で活発に作用すること。２つ目には化学反応のスピードアップです。酵素がないときと比べると実に100万倍以上の速さになります。３つ目はそれぞれの酵素は決まった物質にしか反応しないこと。この相手となる物質を基質といいます。最後は、基質以外の物質が結合することで反応が止まったり速くなったりする点です。

酵素の可逆・不可逆反応

酵素による反応は一方的なものではなく、酵素が生成物とくっつき、再び基質に戻すこともあります。この反応は体内に生成物がたくさんあり、基質が少ないときに起こります。この反応を**可逆反応**といいます。一方、生成物がすぐに消費されたり、酵素とくっつきづらいなどの性質がある場合、可逆反応は起こりません。この反応は一方通行の反応になり、**不可逆反応**といいます。こうした酵素のはたらきによって、体内での合成や分解は行われています。

約5900種類もある酵素の分類

酵素は、2017年時点で実に5900もの種類があることがわかっています。そのため分類などによって名前には一定の法則が設けられており、どの酵素も似たような名前になっています。また、各酵素の分類にはEC番号という通し番号も付けられています。

EC番号	名前(英字)	日本語訳
1	オキシドレダクターゼ(oxidoreductase)	酸化還元酵素
2	トランスフェラーゼ(transferase)	転移酵素
3	ヒドロラーゼ (hydrolase)	加水分解酵素
4	リアーゼ(lyase)	除去付加酵素
5	イソメラーゼ(isomerase)	異性化酵素
6	リガーゼ(ligase)	合成酵素

POINT

- 酵素は特定の物質(基質)の化学反応を速くしたり止めたりする
- 酵素によって生成される物質と起こる可逆・不可逆反応
- 酵素にはその特徴によって分類がある

解説 酸化還元酵素

2つの分子間で電子の授受反応を触媒して、酸化と還元の反応を同時に起こす酵素です。電子移動に水素を伴う場合と、電子単独で移動する反応に分かれます。

また、酸化還元酵素の中でも、そのはたらきによっていくつかの種類に分かれます。最も代表的なのが**デヒドロゲナーゼ**と**オキシドレダクターゼ**です。たとえば、乳酸デヒドロゲナーゼは乳酸の水素を分離させてピルビン酸を生成して、エネルギーを生産する手助けをしています。

一方、オキシダーゼは活性酸素などの反応で重要な役割を担っています。NADPH オキシダーゼは、酸素を電子還元することによって、活性酸素の一種であるスーパーオキシドの生成にかかわっています。活性酸素は溜まりすぎると有害なので、**オキシダーゼなどは体内における解毒作用**を担っています。

反応の相手となる物質は限定されており、**NAD**、**NADPH**、**FAD**、**シトクロム**、**酸素**、**過酸化水素**などが挙げられます。グルコースや乳酸などの分解、ATP の合成などに重要な役割を果たしています。

□ 酸化還元酵素の主な種類

区分	主な反応
デヒドロゲナーゼ	脱水素反応を起こす
モノオキシゲナーゼ	基質に酸素原子を結合させる
ペルオキシダーゼ	過酸化物を電子の受容体とする
カタラーゼ	過酸化水素同士で酸化・還元する

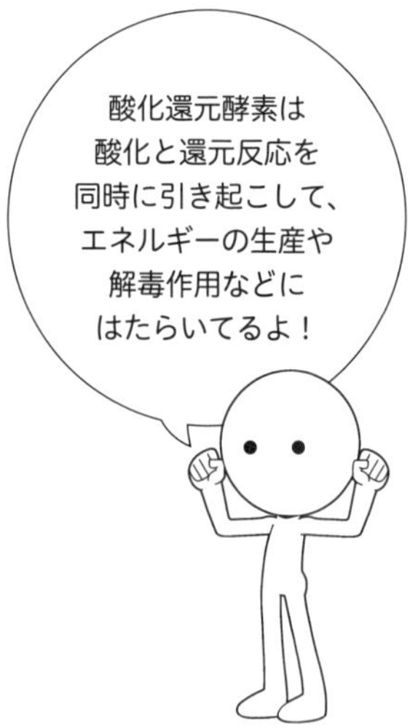

酸化還元酵素は
酸化と還元反応を
同時に引き起こして、
エネルギーの生産や
解毒作用などに
はたらいてるよ！

FILE. 081

乳酸デヒドロゲナーゼ

lactate dehydrogenase

語源＝乳酸「lactate」と水素を離脱させる酵素「dehydrogenase」の合成語
主なはたらき＝エネルギーの生産など
関連する物質＝ピルビン酸、NADなど
関連する部位＝筋肉など

動物や植物など、さまざまな生物の細胞質に存在する酵素で、一般的にLDHと呼ばれます。**ピルビン酸とNAD（ニコチンアミドアデニンジヌクレオチド）**を**結合**させて、乳酸とNAD+を生じさせます。このNAD+は解糖系でエネルギーへと変換されます。

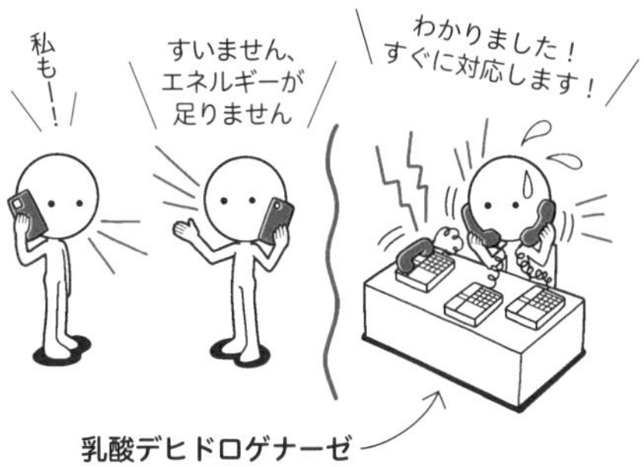

カテゴリ 酸化還元酵素

FILE. 082

シトクロムcオキシダーゼ

cytochrome c oxidase

語源＝ヘム鉄を含むシトクロムと酸化反応をする酵素「oxidase」の合成語
主なはたらき＝プロトンの輸送・供給など
関連する物質＝シトクロムc、プロトンなど
関連する部位＝神経系など

ミトコンドリアの内膜上に存在する膜タンパク質の一種で、食べ物を酸化させる役割を担っています。シトクロムcから電子を受け取って酸素を水にまで還元する反応に伴い、ATP合成に必要となる**プロトンをミトコンドリア膜間腔へ輸送・供給**する生体活動に重要な酵素です。

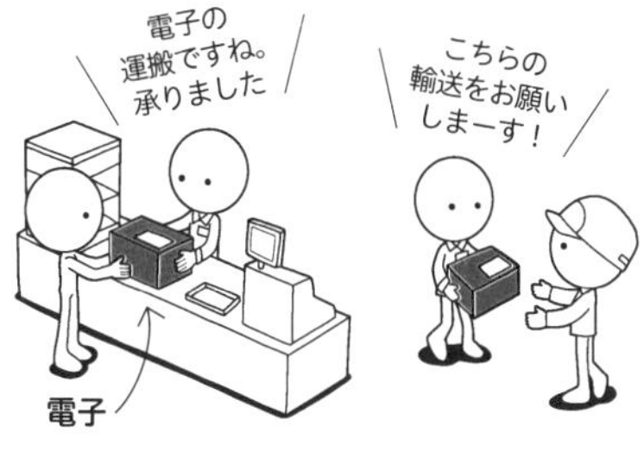

シトクロムcは、電子を受け渡しする形でタンパク質の電子輸送を担う

カテゴリ 酸化還元酵素

解説

転移酵素

転移酵素は、**化合物の一部(官能基)を他の化合物に転移させる反応**を起こす酵素です。官能基を渡す側を供与体、受け取る側を受容体といいます。

代表的な転移に**アミノ基転移反応**があります。α-アミノ酸がアミノトランスフェラーゼという転移酵素の反応を受けて、アミノ基がケト基に転移する反応です。グルタミン酸を生じて、アミノ酸を栄養として活用するはたらきで重要な役割を担います。アミノ基転移酵素は、アスパラギン酸アミノトランスフェラーゼやアラニンアミノトランスフェラーゼなど50種類以上が存在しています。

リン酸を転移する酵素はキナーゼと呼ばれ、糖代謝においてATP合成に関与しています。タンパク質キナーゼは細胞内情報伝達などにはたらきます。

このように転移酵素は、反応する物質によってさまざまな作用をもたらします。なかでも、**グリコーゲンや中性脂肪といった生体高分子の合成**に重要な役割があります。

特にDNAやRNAでは、ポリメラーゼという転移酵素がはたらき、遺伝子の代謝でも一役買っています。

□ 転移酵素がはたらく生体高分子の合成

生体高分子	酵素名	供与体
グリコーゲン	グリコーゲンシンターゼ	UDP- グルコース
タンパク質	ペプチジル転移酵素	アミノアシル tRNA
核酸	DNA ポリメラーゼ	ヌクレオチド三リン酸
	RNA ポリメラーゼ	
トリグリセリド	アシルトランスフェラーゼ	アシル CoA
リン脂質		

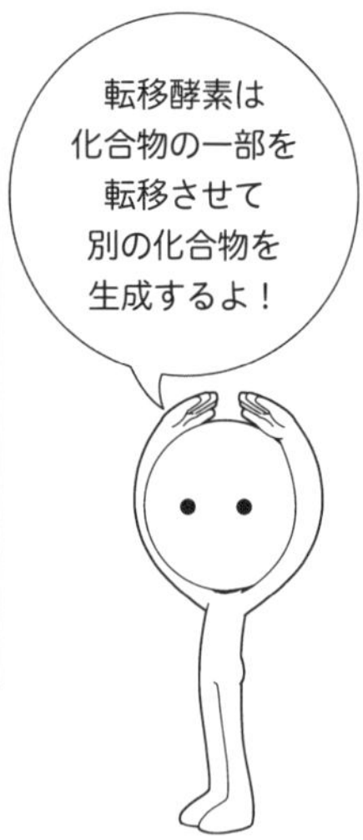
転移酵素は
化合物の一部を
転移させて
別の化合物を
生成するよ！

FILE. 083

アミノトランスフェラーゼ

aminotransferase

語源	アミノ酸と、基質から基質に原子団を移動させる酵素「transferase」の合成語
主なはたらき	アミノ酸の産出など
関連する物質	α-ケト酸、アスパラギン酸、アラニンなど
関連する部位	骨格筋、肝臓など

アミノ酸とα-ケト酸の間の反応を触媒する酵素の総称で、**アミノ基転移酵素**とも呼ばれます。物質間でアミノ基を移動させて、アミノ酸の産出を促進しています。反応を促進する物質で呼び名が変わり、なかでも代表的なのは、アスパラギン酸アミノトランスフェラーゼ(AST)とアラニンアミノトランスフェラーゼ(ALT)です。いずれも骨格筋や肝臓に多く含まれています。

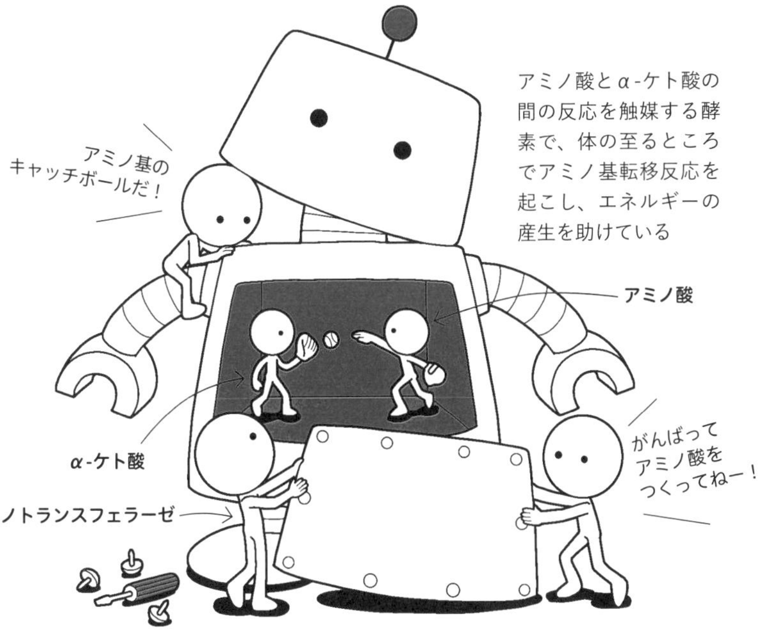

アミノ酸とα-ケト酸の間の反応を触媒する酵素で、体の至るところでアミノ基転移反応を起こし、エネルギーの産生を助けている
アミノ基のキャッチボールだ！
アミノ酸
α-ケト酸
アミノトランスフェラーゼ
がんばってアミノ酸をつくってねー！

カテゴリ 転移酵素

解説

加水分解酵素

加水分解反応を触媒する酵素で、ヒドロラーゼとも呼ばれます。加水分解反応とは、分子に水(H_2O)を付加して分解する反応を指します。その種類は反応する基質によって、エステラーゼ、グリコシダーゼ、ペプチダーゼ、ホスホリパーゼなどに分かれます。

加水分解酵素の主な役割は、**食べ物の消化と吸収**です。代表的な物質は、糖質を分解する**グリコシダーゼ**です。どの糖質に反応するかによって名称が異なり、たとえばデンプンに反応するアミラーゼ、マルトースに反応するマルターゼやイソマルターゼなどが挙げられます。このほか、胆汁酸とともにトリアシルグリセロール(脂質)を分解する**リパーゼ**、タンパク質のペプチド結合を分解する**ペプチダーゼ**なども含まれます。

また、神経伝達に関与する加水分解酵素が**ホスホリパーゼ**です。化合物のエステル結合を分解する酵素で、それぞれ神経伝達に必要な作用を助けています。神経伝達物質を分解する酵素には、アセチルコリンエステラーゼも含まれます。また、細胞内小器官である**リソソーム**に反応する加水分解酵素もあります。

加水分解酵素は古典的な酵素が多く、一般的に広く知られる酵素のはたらきをよく表しています。

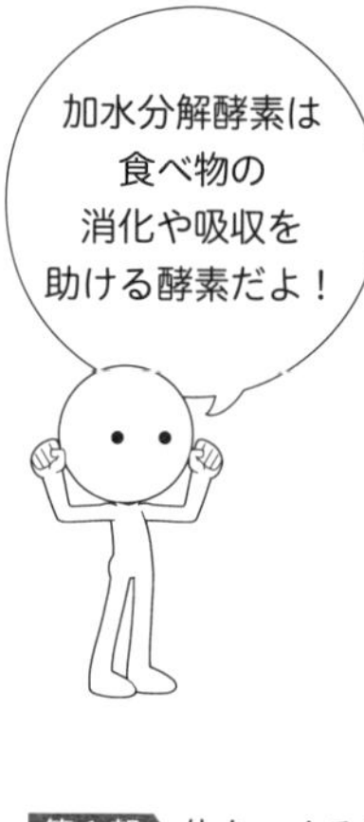
加水分解酵素は
食べ物の
消化や吸収を
助ける酵素だよ！

□ 加水分解酵素の主な種類

分類	反応する物質・結合	主な種類
グリコシダーゼ	糖質	アミラーゼ、スクラーゼ
ペプチダーゼ	ペプチド結合	アミノペプチダーゼ
エステラーゼ	エステル結合	コリンエステラーゼ
ホスホリパーゼ	アシル基	ホスホリパーゼ A
ホスファターゼ	リン酸基	プロテインホスファターゼ
ヌクレアーゼ	核酸	エキソデオキシリボヌクレアーゼⅠ
金属プロテアーゼ	金属イオン	メルトリン
システインプロテアーゼ	チオール基	カテプシン K
アスパラギン酸プロテアーゼ	アスパラギン酸基	キモシン

FILE. 084

アミラーゼ

amylase

語源	ラテン語で「デンプン」を意味する「amylum」に由来
主なはたらき	デンプンの分解など
関連する物質	デキストリン、マルトースなど
関連する部位	口腔、すい臓など

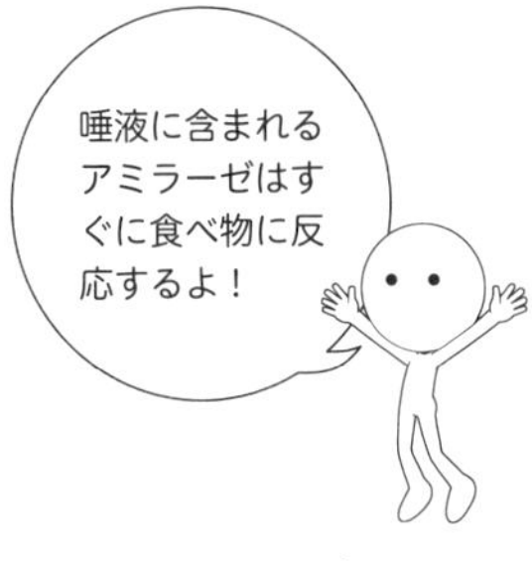
唾液に含まれるアミラーゼはすぐに食べ物に反応するよ！

すい液や唾液に含まれる加水分解酵素。アミラーゼにはα、β型のほかにグルコアミラーゼ、イソアミラーゼなどがあります。特に**α-アミラーゼ**は、口腔内でデンプンを分解し、デキストリンやマルトースを生成し、糖質の吸収を助けます。

カテゴリ 加水分解酵素

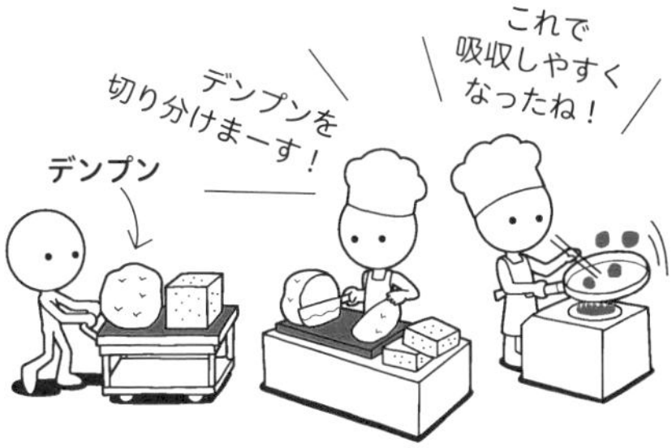

α-アミラーゼは唾液に多く含まれ、デンプンを分解して糖の吸収を助ける

MEMO

加水分解酵素はどの物質に反応するかによって分類が異なります。プラスミンはタンパク質を分解するペプチダーゼです。

FILE. 085

プラスミン

plasmin

語源	ギリシア語で「形作る」を意味する「plasma」に由来
主なはたらき	血栓の融解など
関連する物質	プラスミノーゲン、フィブリンなど
関連する部位	血液など

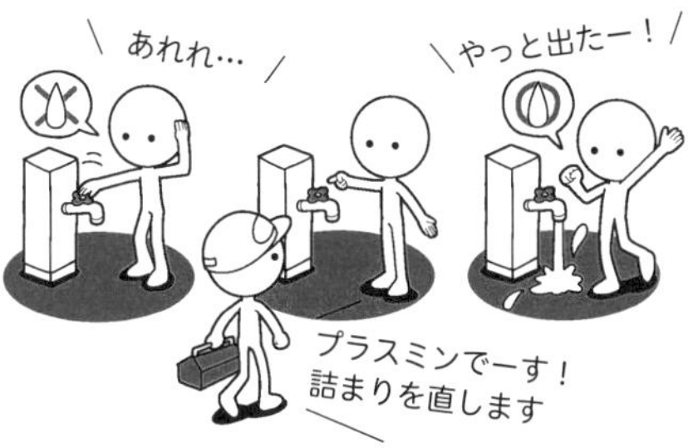

血栓の主成分であるフィブリンを分解する酵素。血液中ではプラスミノーゲンとして存在する

血液中に不活性型の**プラスミノーゲン**として存在しています。血管の中でフィブリンによって血栓ができ、流れが悪くなったとき、プラスミノーゲンアクチベーター（t-PA）によって活性化されてプラスミンになり、**血栓を融解する**作用があります。

カテゴリ 加水分解酵素

FILE. 086

エステラーゼ

esterase

主なはたらき = エステルの分解など

関連する物質 = アセチル、ホスファターゼなど

酸とアルコールの脱水縮合により得られる化合物「**エステル**」を分解する酵素の総称。どの物質に作用するかによってさまざまな種類があります。

カテゴリ 加水分解酵素

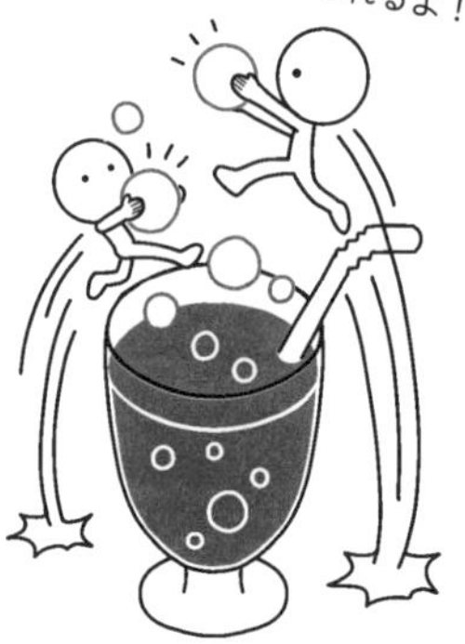

水分子から新たな化合物を得られるよ！

FILE. 087

グリコシダーゼ

glycosidase

主なはたらき = 多糖類の分解など

関連する物質 = マルトース、グルコースなど

体内では唾液や消化管に存在し、**多糖類などのグリコシド結合を分解**します。特にα-グリコシダーゼはマルトースなどからグルコースを生成します。

カテゴリ 加水分解酵素

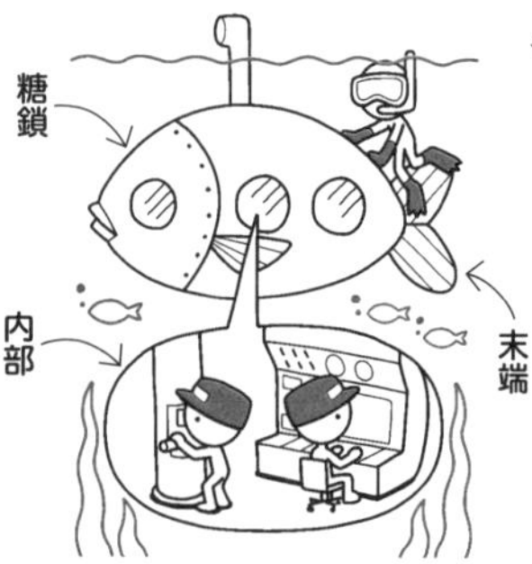

糖鎖内部で結合を分解するものと、末端の結合を分解するものがある

FILE. 088

ホスホリパーゼ

phospholipase

主なはたらき = リン脂質の分解など

関連する物質 = レシチン、アラキドン酸など

リン脂質を分解する酵素の総称。リン脂質の分子構造は多種多様で、ホスホリパーゼはどの部位に作用するかによって種類が分かれています。

カテゴリ 加水分解酵素

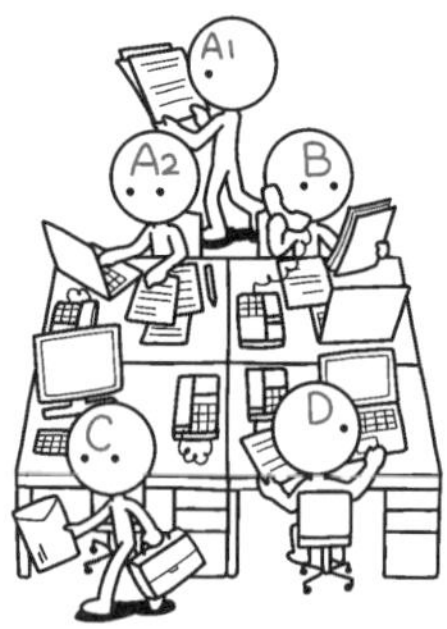

リン脂質の作用部位の違いでA1、A2、B、C、Dの5種類に分類される

解説

除去付加酵素

ある化合物の官能基を脱離して二重結合を生み出す反応や、逆に二重結合に官能基を加える反応を触媒しています。ほかにリアーゼとも呼ばれます。なお、**二重結合**とは２つの原子が２本の線で結ばれていることを指し、構造式では「＝」で表されます。

リアーゼはその反応によって、いくつかの種類に分かれます。糖新生などではたらくフルクトース1,6ビスリン酸に反応するのが**アルドラーゼ**で、ジヒドロキシアセトンリン酸とグリセルアルデヒド3- リンへと分離させます。この反応は**アルドール開裂**ともいいます。

官能基に水を付加するのはヒドラターゼ、逆に離脱させるのはデヒドラターゼです。たとえば、フマル酸に対してフマル酸ヒドラターゼが反応するとL- リンゴ酸を生じます。逆に離脱反応として代表的なのはエノラーゼ。2- ホスホグリセリン酸、ホスホエノールピルビン酸と**可逆的に反応**します。

脱炭酸反応を起こす酵素が、デカルボキシラーゼです。これはアミノ酸を分解する過程で起こる酸化的脱アミノ反応で、グルタミン酸を分解する際に反応します。ピリドキサルリン酸の助けを借りて、**神経伝達物質の生成**などにかかわっています。

除去付加酵素は、その名前の通り、何かを付け加えたり取り除いたりする酵素なのです。

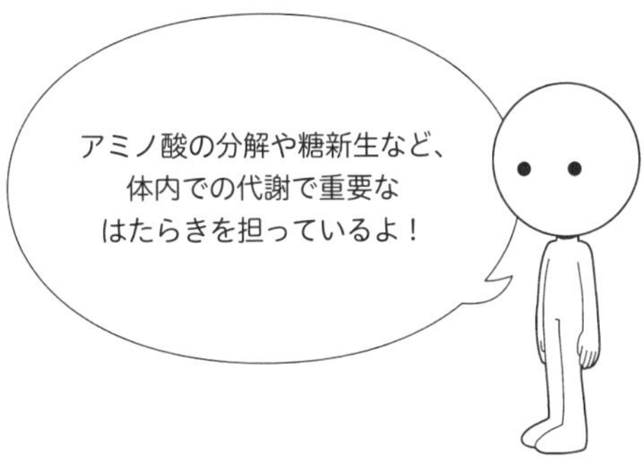

アミノ酸の分解や糖新生など、
体内での代謝で重要な
はたらきを担っているよ！

FILE. 089

アルドラーゼ

aldolase

語　源 ＝アルドール（aldol）縮合を起こす酵素に由来
主なはたらき ＝解糖系での分解など
関連する物質 ＝フルクトース1,6-2リン酸など
関連する部位 ＝心筋、骨格筋、肝臓など

解糖系で**糖の分解を担っている**酵素。フルクトース1,6-2リン酸（FDP）をD-グリセルアルデヒド3-リン酸（GAP）とジヒドロキシアセトンリン酸（DHAP）に分解します。また、可逆性があり、**アルドール縮合にとって糖を合成する**はたらきもあります。

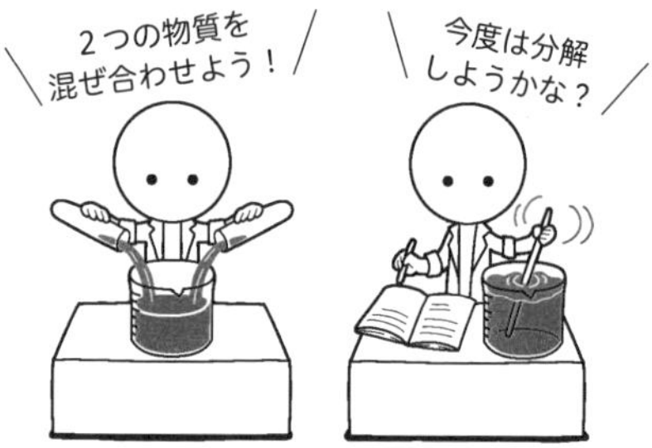

2つの物質を
混ぜ合わせよう！
今度は分解
しようかな？

アルドラーゼは糖を分解するだけでなく、合成するはたらきもある

カテゴリ 除去付加酵素

FILE. 090

デカルボキシラーゼ

decarboxylase

語　源 ＝英語で「取る」を意味する「de」とカルボキシ（carboxy）の結合語
主なはたらき ＝アミノ酸の脱炭酸など
関連する物質 ＝ピルビン酸、グルタミン酸など
関連する部位 ＝脳、神経系など

カルボン酸やアミノ酸のカルボキシ基を分解して二酸化炭素を生成する反応を起こします。この反応を**脱炭酸**といい、**脱炭酸酵素**とも呼ばれます。反応する物質によって名前が異なり、ピルビン酸デカルボキシラーゼ、グルタミン酸デカルボキシラーゼなどの種類が存在します。

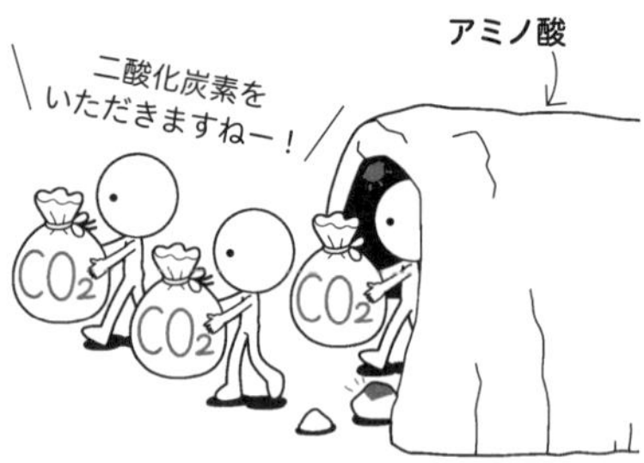

アミノ酸
二酸化炭素を
いただきますねー！
CO_2
CO_2
CO_2

二酸化炭素を脱離する脱炭酸を起こす酵素。カルボン酸やアミノ酸に作用する

カテゴリ 除去付加酵素

解説 異性化酵素

異性化酵素は、**化合物の異性化反応**を触媒して異性体を生じます。異性体とは原子の種類や数が同じでも、立体的に異なる構造をもつ物質のことを指します。基本的にイソメラーゼと呼ばれ、ラセミ化をするラセマーゼ、分子内の官能基を転移させるムターゼなどがあります。

異性化酵素の反応を知るためには、まず立体異性体について知る必要があります。代表的な異性体は**シス・トランス異性体**です。ある化合物に**二重結合**があると、2つの結合部分がねじれてしまうため、360度回転することができません。そのため、二重結合がある物質は2種類の構造をとることがあり、これをシス・トランス異性体と呼びます。たとえば、トランス脂肪酸は、トランス体の脂肪酸ですが、体内ではほとんどがシス体で存在しており、トランス体とは異なる性質を持っています。

また、ひとつの炭素に異なる**4つの原子団が結合**している場合、写し鏡のように2つの異性体が存在します。これを**鏡像異性体**と呼びます。アラニンを例に挙げてみましょう。下図で示したように、炭素原子(C)を中心にほかの原子団が時計回り、反時計周りに並んでいることがわかります。このように、2つの鏡像異性体はそれぞれL体、D体と呼ばれます。

□ 異性体の代表例

シス・トランス異性体

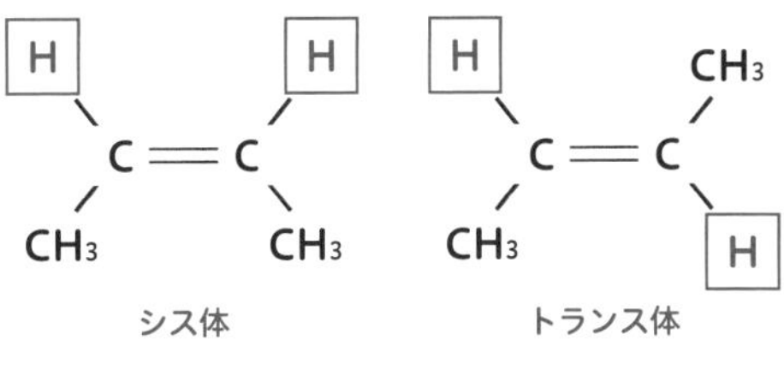

鏡像異性体

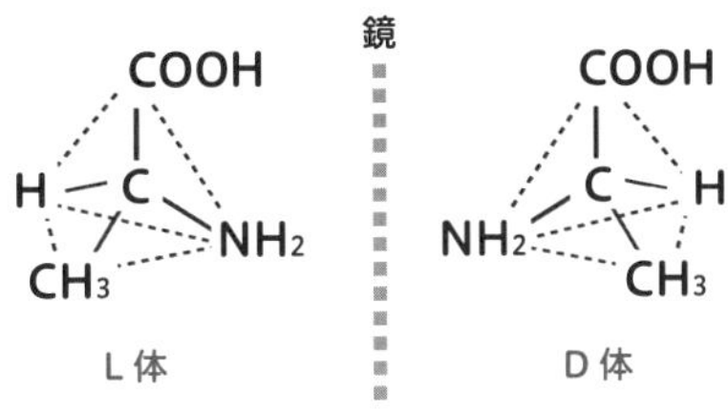

FILE. 091

ラセマーゼ

racemase

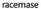

語　源 ＝ラセミ(racemate)化をするはたらきに由来
主なはたらき ＝アミノ酸のラセミ化など
関連する物質 ＝アラニン、セリンなど
関連する部位 ＝脳など

アミノ酸のＬ体立体配置とＤ体立体配置を可逆的に変換する酵素。Ｌ-アミノ酸からＤ-アミノ酸を新たに合成します。この反応はラセミ化と呼ばれ、光学異性体が変性して、その光学活性を失うことを意味しています。動物界には少ない酵素として知られており、研究が進められています。

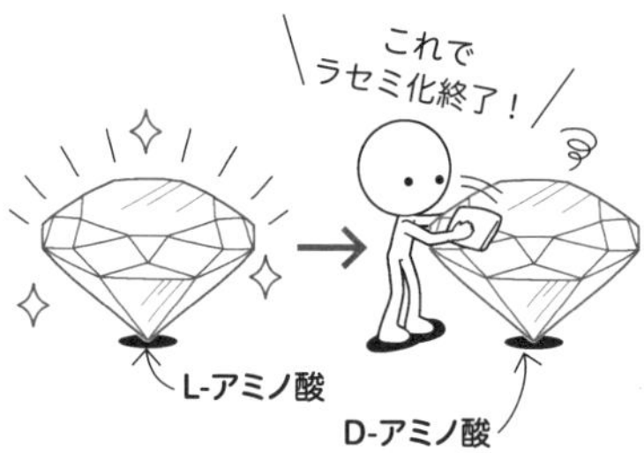

ラセマーゼは光学異性体がその光学活性を失うラセミ化を起こす酵素

カテゴリ 異性化酵素

FILE. 092

シス-トランスイソメラーゼ

cis-trans isomerase

語　源 ＝シス-トランス異性化を起こすはたらきに由来
主なはたらき ＝ペプチド結合のシス-トランス異性化など
関連する物質 ＝ピルビン酸、グルタミン酸、プロリルイソメラーゼなど
関連する部位 ＝脳、神経系など

イソメラーゼは、物質を異性体に変換する酵素の総称。そのなかで、シス - トランスイソメラーゼはペプチド結合のシス型、トランス型の**シス-トランス異性化反応を起こす酵素**として知られます。同様の反応を起こす酵素に**プロリルイソメラーゼ**などがあり、その反応にはがんなどとの関連が指摘されています。

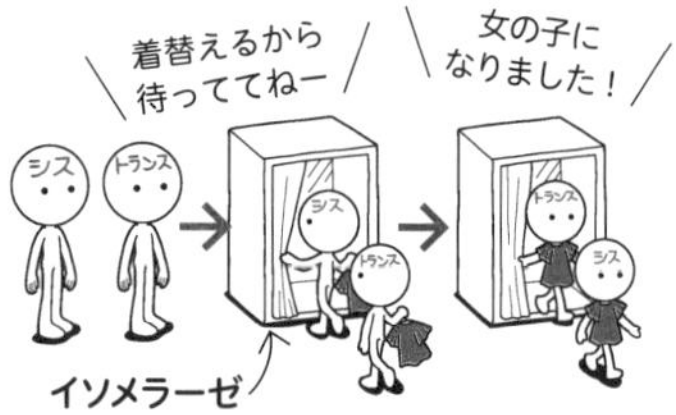

シス - トランスイソメラーゼは、ペプチド結合のシス型・トランス型の異性化反応を起こす

カテゴリ 異性化酵素

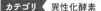

解説 合成酵素

ATP を利用して**2つの分子を結合する反応**を触媒する酵素を合成酵素（リガーゼ）と呼びます。ほとんどが反応する「基質名＋リガーゼ」「物質名＋シンテターゼ」と表記されます。

代表的なのが、脂質の分解で重要なはたらきをするアシル CoA にはたらくアシル CoA シンテターゼです。また、クエン酸回路でピルビン酸をオキサロ酢酸に変換するピルビン酸カルボキシラーゼや、アンモニアを無毒化するカルバモイルリン酸シンテターゼなど、体内の代謝において重要なはたらきをしています。

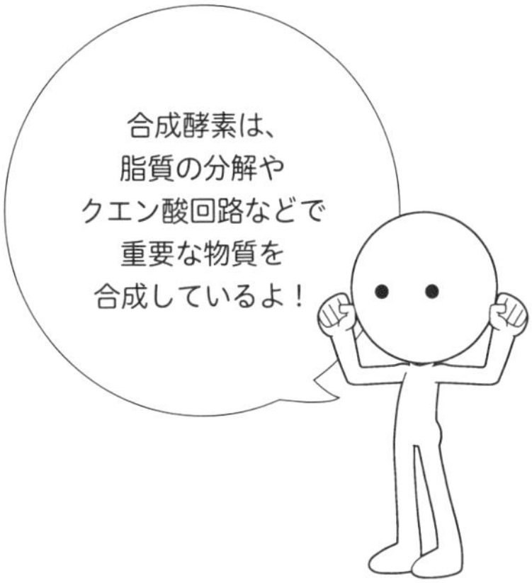
合成酵素は、
脂質の分解や
クエン酸回路などで
重要な物質を
合成しているよ！

LESSON

新設された7番目の酵素「輸送酵素」とは？

99ページでは6種類の酵素しか紹介しませんでしたが、実は2019年に7種類へと分類が変更されました。酵素の分類は、国際生化学分子生物学連合の命名法委員会によって管理されていますが、1958年から6分類とされていたものを大幅に見直し、輸送酵素（トランスロカーゼ）という7番目の分類が追加されました。

トランスロカーゼは、生体膜を介して水素イオン、アミノ酸、炭水化物などを輸送する反応を触媒しています。これまで酸化還元酵素や加水分解酵素に分類されていた酵素のなかで、生体膜を超えて輸送させる酵素などが含まれます。代表的なものに、水素イオンを運搬する NADH: ユビキノン還元酵素や、多様な化合物を輸送する ABC トランスポーターなどが挙げられます。

FILE. 093

アスパラギンシンテターゼ

asparagine synthetase

語　源 ＝アスパラギン酸にはたらく合成酵素の意味
主なはたらき ＝ピロリン酸の合成など
関連する物質 ＝アデノシン1リン酸、ピロリン酸など
関連する部位 ＝脳、腎臓など

シンテターゼは合成酵素の総称で、別名**リガーゼ**とも呼ばれています。ATPなどの**高エネルギーリン酸結合の加水分解**時にはたらき、物質を合成させて別の物質を生成する酵素です。たとえば、アスパラギンシンテターゼは、ATPを使って**アデノシン1リン酸とピロリン酸を生成**する反応を起こします。

カテゴリ 合成酵素

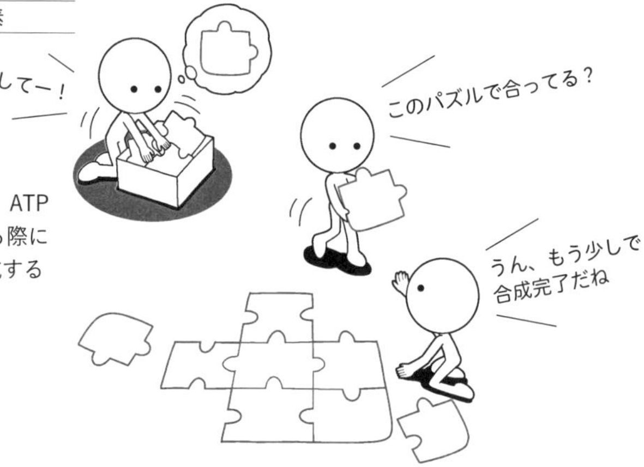
探してー！
このパズルで合ってる？
うん、もう少しで
合成完了だね

シンテターゼは、ATPなどが分解される際に共同で物質を合成する

グルタミンシンテターゼは、**グルタミン酸とアンモニアからグルタミンを合成**し、脳や腎臓でアンモニアの代謝を促すはたらきをしています。

FILE. 094

グルタミンシンテターゼ

glutamine synthetase

語　源 ＝グルタミン酸にはたらく合成酵素の意味
主なはたらき ＝グルタミンの合成など
関連する物質 ＝グルタミン酸、アンモニアなど
関連する部位 ＝脳、腎臓など

補酵素とは?

酵素は物質の分解や合成に必要ですが、
単独では作用がないものもあります。
そうした酵素に欠かせないのが補酵素です。

補酵素の多くはビタミン

酵素は、単純タンパク質の場合と複合タンパク質の場合とがあります。後者のときは、タンパク質部分をアポ酵素といい、**タンパク質以外の結合部分を補酵素**と呼びます。別名のコエンザイムのほうが聞き覚えがある人も多いかもしれません。

補酵素の役割は、酵素だけでは作用が起きないものに対して本来の力を発揮できるように活性化することです。補酵素の多くは生体内で合成されて**活性化したビタミン**です。そのため、ビタミンがヒトの体にとって大切な栄養素だとされる理由のひとつになっています。

炭素を運搬するコエンザイム A

代表的な補酵素とされているのがビタミン B 群です。たとえば、ビタミン B1(**チアミン**)やビタミン B2(**フラビン**)、**ナイアシン**などが挙げられます。なかでも、そのはたらきとして非常に重要視されているのがパントテン酸が補酵素になるコエンザイム A (CoA)です。パントテン酸とアデノシン二リン酸、およびシステアミンから構成されていて、主に炭素を運搬する役割を担っています。コエンザイム A には、アセチル CoA やマロニル CoA が含まれ、クエン酸回路や脂肪酸の代謝などに用いられています。

第5章

血液と尿

ヒトの栄養や生体物質を運搬している血液。
血液には免疫物質やホルモンなどが含まれ、
体の機能を正常に保つためにはたらいています。
そして、腎臓に入った血液はろ過されて尿へと変わり、
毒素が排泄されます。
血液と尿は切ってもきれない関係です。
その機能と役割をひも解いていきましょう。

INTRODUCTION

体を正常に保つ血液のはたらき

血液は動物の体内を循環している液体です。ヒトの場合、体重の1/12ほどを占めているとされ、成人では4.5～5.5ℓ存在しています。血液には血管などで循環しているものと、肝臓や脾臓などに蓄えられている貯蔵血液があります。

主なはたらきは、栄養素や酸素と二酸化炭素、老廃物、ホルモンなどの運搬作用が挙げられます。そのほか、体内のpHや体温などの調節、免疫物質や白血球による身体防衛機能もあります。血液は私たちの体を正常に保つためにはたらいているのです。

体内に張り巡らされた血管の構造

血液が流れる血管には動脈、静脈、毛細血管の3つがあります。動脈は心臓から出される血液、静脈は心臓に戻る血液を運んでいます。その動脈と静脈の間にあるのが毛細血管です。主に**栄養素や老廃物の輸送や交換**を担っています。

動脈と静脈の壁は内膜、中膜、外膜で構成されており、脳や臓器によって厚さが異なります。血液がうまく循環するために、心臓はポンプの役割を果たしており、ポンプの圧力の強さを示しているのが血圧です。心臓と血圧の調節を行うためには、**自律神経とホルモンのはたらき**が欠かせません。

血液から変換される尿で毒素を排出

尿の95%は水であり、残りの5%に尿素、尿酸、クレアチニンなどの窒素含有物を含んでいます。尿の淡黄色は赤血球のヘムの代謝物であるビリルビンが血中と肝臓で代謝され、腸管でできたウロビリノーゲンが酸化されたことによります。

尿がつくられるのは腎臓です。なかでも、腎小体と尿細管が連なる**ネフロン**はろ過や再吸収などを担い、尿の生成に深く関与しています。ネフロンでろ過された血液から尿がつくられ、**無毒化されたアンモニア(尿素)**などを**体外に排出**しています。

POINT

- 血液は栄養素や酸素、老廃物を運搬している
- 心臓がポンプとしてはたらき、血液は全身へと流れている
- 尿は血液をろ過してつくられ、毒素を体外に排泄する役割がある

FILE. 095

ヘモグロビン

hemoglobin

語源 ＝ 血液を表す「hemo」とタンパク質のグロビン（globin）の合成語

主なはたらき ＝ 酸素の運搬など

関連する物質 ＝ α-ケトグルタル酸、グリシンなど

関連する部位 ＝ 血液など

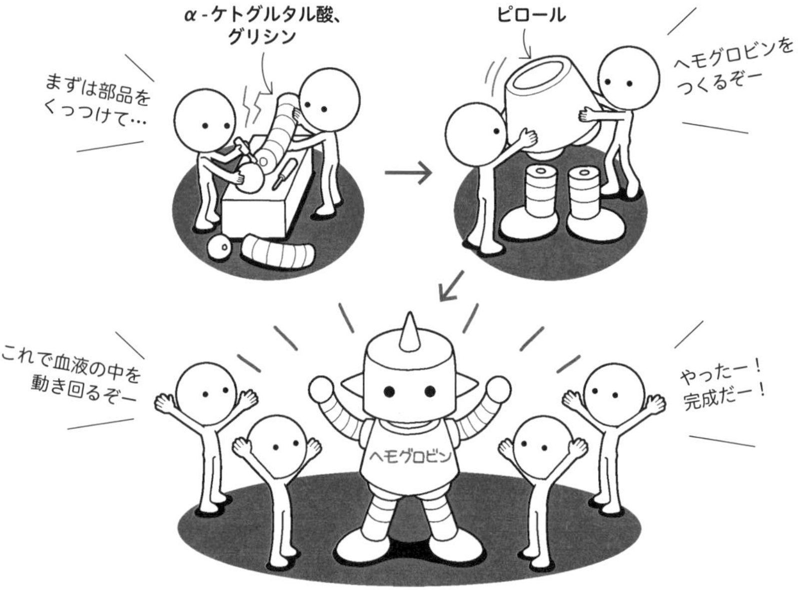

ヘモグロビンは赤血球の中で、α-ケトグルタル酸とグリシンなどが変換されて生成される

赤血球の主成分で、ヘムという鉄を含む色素とグロビンというタンパク質が結合した複合タンパク質。ヘモグロビンは**赤血球の中で生成**されます。まずα-ケトグルタル酸とグリシンが結合してピロールになり、ピロール4分子が結合してプロトポルフィリンに。その後、**鉄を取り込んでヘムとなり**、**最終的にグロビンと結合**します。肺で取り込まれた酸素と結合して体のあちこちに酸素を運搬する役割を担っています。

FILE. 096

ビリルビン

bilirubin

語源 ＝英語で「胆汁」を意味する「bili」に由来

主なはたらき ＝ヘモグロビンの代謝など

関連する物質 ＝ビリベルジン、グルクロン酸など

関連する部位 ＝血液、肝臓など

胆汁酸とともに胆汁を構成する物質で、**老化したヘモグロビンが肝臓に入ることで生成**されます。赤血球は約120日で寿命を迎え、脾臓などのマクロファージに食べられて、ヘムとグロビンに分解されます。また、ヘムは鉄とプロトポリフェリンに分けられ、ビリベルジンに変換。さらに還元されてビリルビンとなります。ビリルビンは**肝臓に入る前は間接型**と呼ばれ、**肝臓でグルクロン酸と結合すると直接型**になり、胆汁に代謝されます。

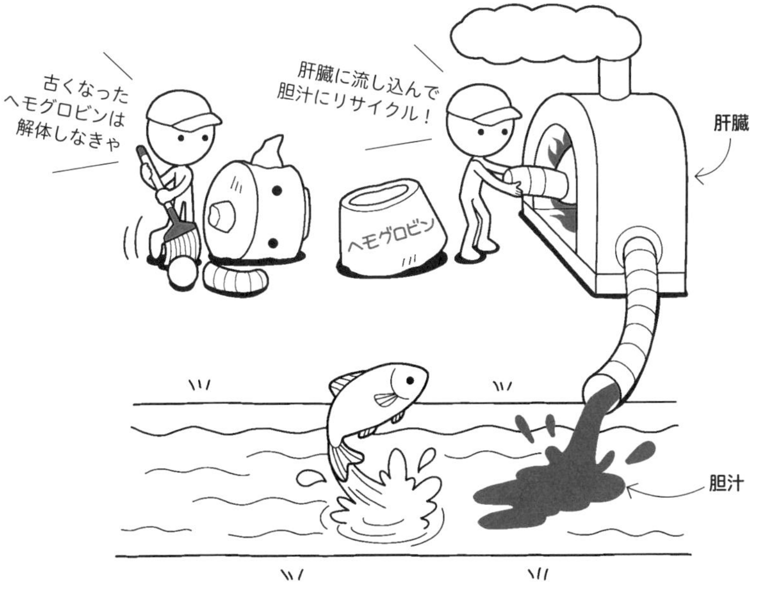

ビリルビンはヘモグロビンが分解されて生成される。間接型と直接型があり、間接型は肝臓で抱合されて直接型となり、胆汁中に排泄される

解説 白血球の特徴

白血球は赤血球よりも数は少なく、形は大きいという特徴があります。通常、血液の1mm^{3}中に4000～9000個あるとされ、白血球と赤血球の比率は1:500～800ほどです。その寿命は種類によって異なりますが3～21日程度です。

白血球は外界から侵入した細菌や異物を細胞内に取り込んで、無毒化する機能を持っています。**白血球の中でも特に活発なのが好中球**です。好中球は脂質とタンパク質が結合したリポタンパク質の一種である**リソソーム**を中に含んでおり、取り込んだ細菌のタンパク質を分解します。ひとつの好中球で、5～50個の細菌を処理した後、死滅します。

白血球は炎症や感染症、白血病などの場合に著しく増加します。反対に薬による中毒や長期間の栄養障害などによって低下します。当然ながら**白血球が低下すると免疫力が弱まります。**

□ 血液の分化

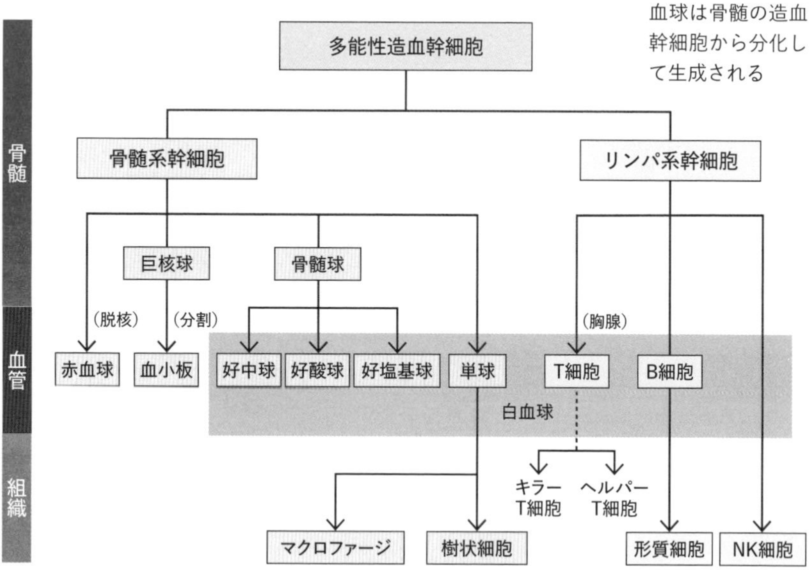

血球は骨髄の造血幹細胞から分化して生成される

FILE.
097

白血球

white blood cells

白血球は顆粒の有無によって、顆粒白血球と無顆粒白血球に分類されます。なかでも、顆粒白血球は好中球、好酸球、好塩基球、無顆粒白血球はリンパ球、単球に分けられます。**白血球は血管外に出て、細菌や異物を無毒化する**はたらきがあります。生体の組織が損傷すると、ロイコトリエンがつくられ拡散。最短距離にある毛細血管の透過性が高まり、**白血球が移動して細菌などを食べて分解**します。

好中球（こうちゅうきゅう）

白血球の約40～75%を占める。細菌を取り込み分解する能力が強く、細菌や真菌感染から体を守る主要なはたらきを担う

好酸球（こうさんきゅう）

白血球の約2～6%を占める。寄生虫感染症やアレルギー性疾患に対する免疫反応を起こすはたらきがある

好塩基球（こうえんききゅう）

白血球の約0.5～1%を占める。特定の細菌などが侵入するとヒスタミンなどを放出してアレルギー反応を起こす

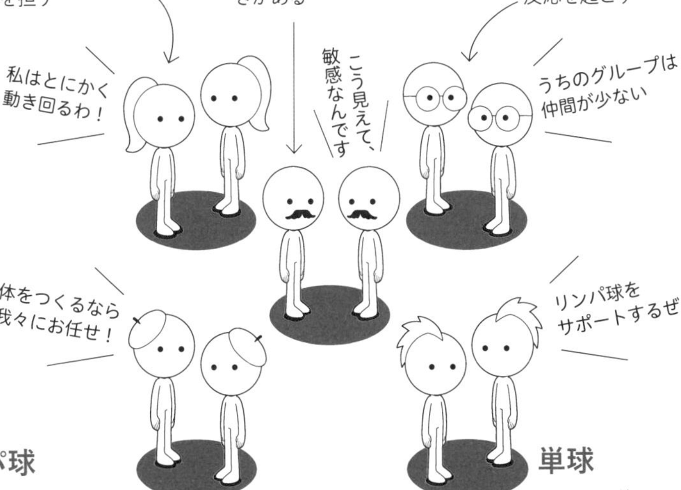

私はとにかく動き回るわ！
こう見えて、敏感なんです
うちのグループは仲間が少ない
抗体をつくるなら我々にお任せ！
リンパ球をサポートするぜ！

リンパ球

白血球の約20～25%を占める。Tリンパ球とBリンパ球があり、侵入した細菌などに対し抗体をつくって対抗する

単球

白血球の約2～10%を占める。好中球と同様に細菌を食べるはたらきのほか、抗体産出を促進する

白血球を構成する5種類はそれぞれ役割を分担して、細菌やウイルスと戦うための免疫機能を担っている

解説 血しょう

血しょうは、**血液の約55%を占めており**、**弱アルカリ性**に保たれています。主に肝臓でつくられ、タンパク質や糖質、脂質などが含まれています。

血しょうの約100mℓ中には、健常な成人で6～8gのタンパク質が含まれており、その主な成分は**アルブミン**、**グロブリン**、**フィブリノーゲン**です。そのほか、血しょう中に含まれる主な糖質はグルコースやグルコースの中間代謝物で、脂質は中性脂肪やレシチン、コレステロールなどが含まれます。

特にコレステロールはその密度によって、悪玉のLDLと善玉のHDLなどに分かれます。LDLコレステロールが増加すると動脈硬化の原因にもなるとされています。

□ 血しょう中の主なタンパク質の割合

血しょうタンパク質		g/100mℓ	血中の割合(%)	分子量
アルブミン		4.3	50～70	約7万
グロブリン	α	0.4	2～12	約20～30万
	β	0.9	5～18	約9万
	γ	1.3	13～20	約15～30万
フィブリノーゲン		0.5	4～10	約34万

出典：『教養のための図説生化学』(実教出版)

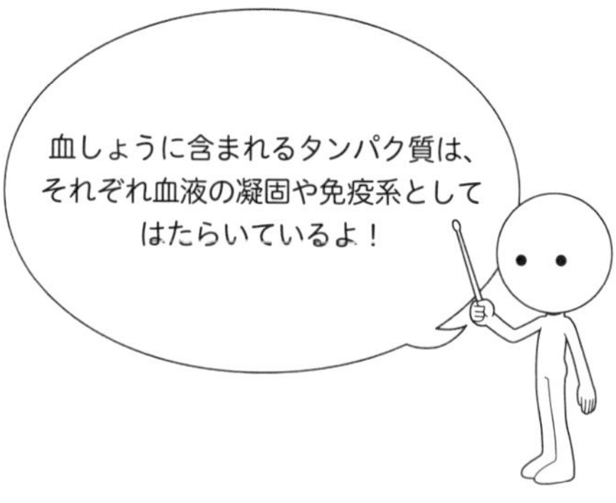

血しょうに含まれるタンパク質は、
それぞれ血液の凝固や免疫系として
はたらいているよ！

FILE. 098

アルブミン

albumin

語　源 ＝ 英語で「卵白」を意味する「albumen」に由来
主なはたらき ＝ 血しょう浸透圧の維持・調節など
関連する物質 ＝ グロブリン、脂肪酸など
関連する部位 ＝ 血液、肝臓など

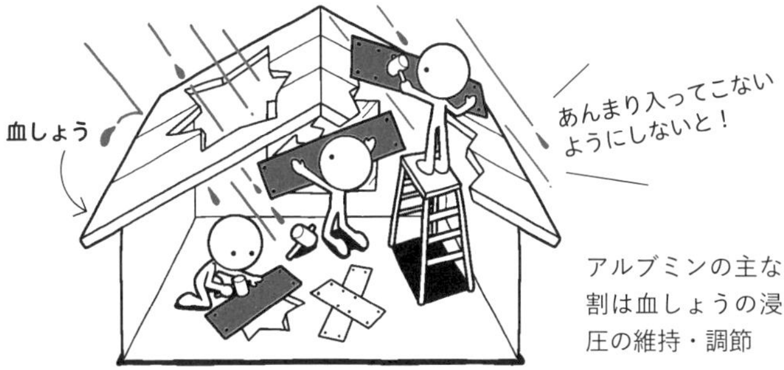
血しょう
あんまり入ってこない
ようにしないと！

アルブミンの主な役割は血しょうの浸透圧の維持・調節

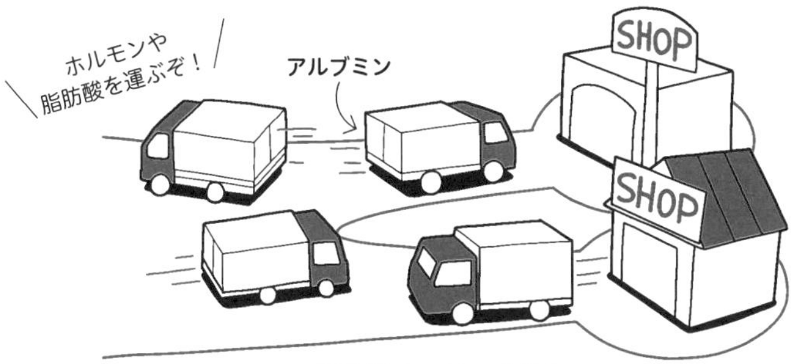

脂肪酸やステロイドホルモンなどの運搬という役割も担う

血しょう中の約50～70%を占めています。主に肝臓で生成され、血中アミノ酸量やホルモンなどで産出量が調節されています。生理機能としては、**血しょう浸透圧の維持や調節、アミノ酸やホルモンの輸送**にかかわっています。また、栄養が不足しているときはアミノ酸の供給源にもなります。アルブミンとグロブリンの比率で、肝硬変をはじめとした肝臓の異常を測る数値(A/G比)としても用いられています。

FILE. 099

グロブリン

globulin

語　源 ＝英語で「球体」を意味する「glob」に由来

主なはたらき ＝細菌やウイルスに対する免疫など

関連する物質 ＝アルブミン、リポプロテインなど

関連する部位 ＝血液、肝臓など

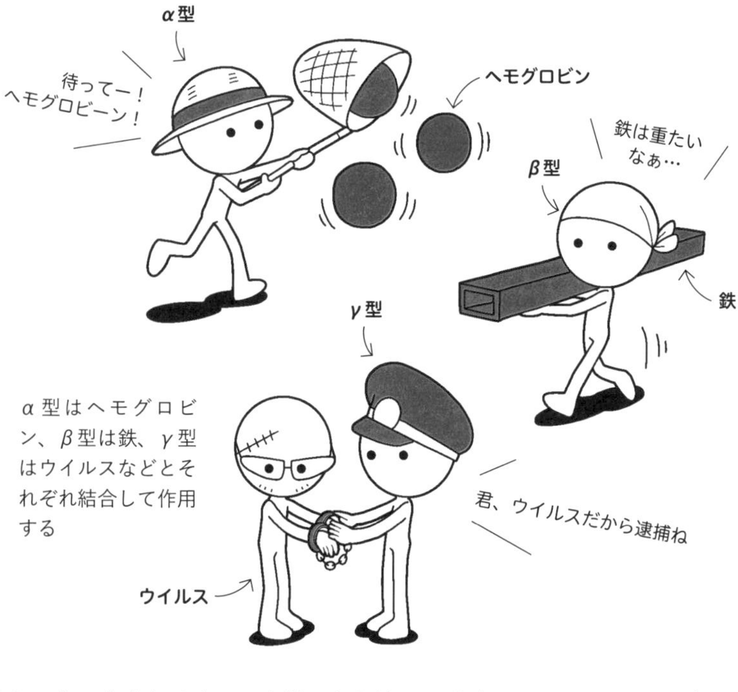

α型
待ってー！
ヘモグロビーン！
ヘモグロビン
鉄は重たい
なぁ…
β型
鉄
γ型
α型はヘモグロビン、β型は鉄、γ型はウイルスなどとそれぞれ結合して作用する
君、ウイルスだから逮捕ね
ウイルス

血しょうに含まれるタンパク質のうち約30%を占めています。グロブリンは大きくα1型、α2型、β型、γ型の4種類に分類されます。なかでもγ-グロブリンに含まれる**免疫グロブリン**は免疫機能を持ち、体内で重要な役割を果たしています。免疫グロブリンには**IgG、IgA、IgM、IgD、IgEの5種類**があり、役割が分かれています。たとえば、IgGに細菌やウイルスに対する抗体が含まれていたり、IgAが感染予防にはたらいたりします。

FILE. 100

リポタンパク質

lipoprotein

語　源 = 英語で「脂質」を意味する「lipo」とタンパク質(protein)の合成語

主なはたらき = 脂質の運搬など

関連する物質 = トリグリセリド、コレステロールなど

関連する部位 = 血液、小腸、肝臓など

脂質とタンパク質が結合した複合タンパク質の総称。血しょう中にはトリグリセリド、コレステロールなどが存在していますが、これは比較的水に溶けやすいリン脂質などと結合しているからです。リポタンパク質はその比重によって、**カイロミクロン**、**VLDL(超低密度)**、**LDL(低密度)**、**HDL(高密度)**、**VHDL(超高密度)**に分類されます。それぞれ小腸や肝臓などから脂質を運搬する役割を担っています。

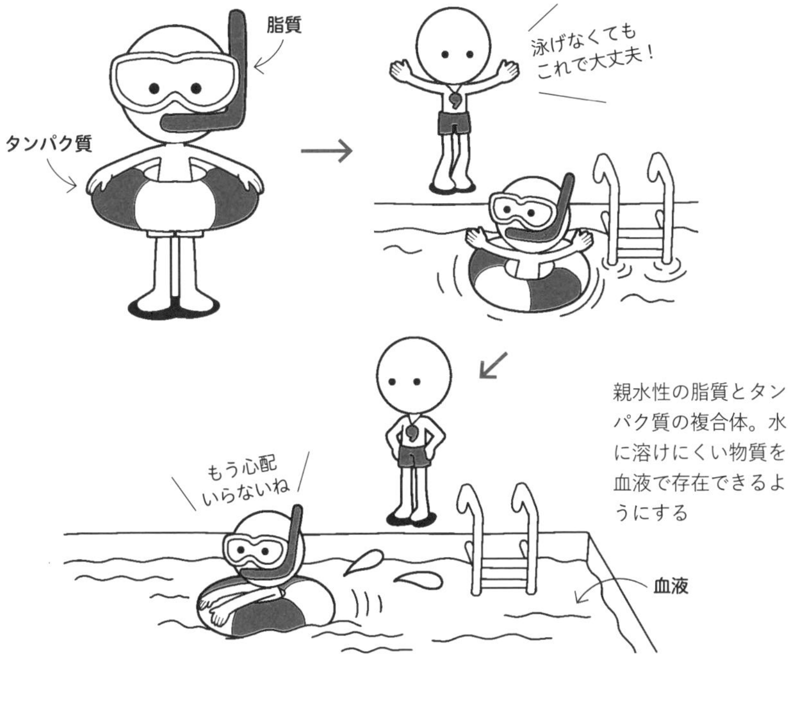

脂質
タンパク質
泳げなくても
これで大丈夫!
もう心配
いらないね
親水性の脂質とタンパク質の複合体。水に溶けにくい物質を血液で存在できるようにする
血液

FILE.
101

フィブリノーゲン

fibrinogen

語　源 = フィブリン(fibrin)と「生む」を意味する「gen」の結合語

主なはたらき = 血液の凝固など

関連する物質 = トロンビン、フィブリンなど

関連する部位 = 血液など

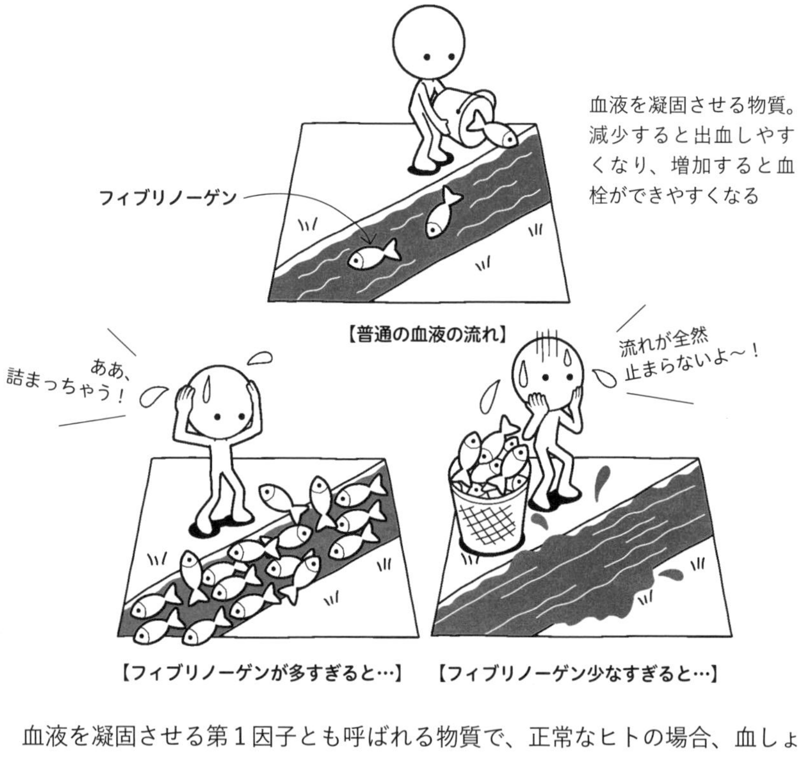

フィブリノーゲン
血液を凝固させる物質。減少すると出血しやすくなり、増加すると血栓ができやすくなる
【普通の血液の流れ】
ああ、詰まっちゃう！
流れが全然止まらないよ〜！
【フィブリノーゲンが多すぎると…】
【フィブリノーゲン少なすぎると…】

血液を凝固させる第1因子とも呼ばれる物質で、正常なヒトの場合、血しょう100mℓあたり200～400mg含まれています。血しょうタンパク質中に存在し、血栓をつくる際に重要な役割を果たしています。血液が血管の外に出るとトロンビンが生じ、フィブリノーゲンに作用して、フィブリンとなって**血液をゲル状に凝固**させます。その性質から止血のための薬などに活用されています。

解説

血液の凝固

血管が傷つくと、血液は空気や血管外組織に触れて流動性を失って凝固します。出血が止まる過程は止血といい、血管の収縮、血小板血栓の形成、血液の凝固という流れで行われます。止血が終わると血栓は不要になるので、酵素などによって分解されます。

まず、止血するまでの流れは**血小板の作用**に大きく依存します。血小板が血管外のコラーゲンに触れると活性化され、血小板内部のADPや**トロンボキサンチン**が放出。これらによって血小板の作用が活性化され、血管の平滑筋にはたらいて収縮させます。血管を収縮させるのは**血流の速度を低下**させるため。活性化された血小板は形態を変化させて集まり、血栓が形成されます(一次止血)。

このように血液が凝固するにあたって中心的な役割を果たすのが**フィブリノーゲン**で、フィブリン血栓をつくります(二次止血)。その際にはたらく因子は13にも及び、その因子のいくつかは**ビタミンK**に依存しています。そのほか、第12因子が活性化する際にはたらくプロカリクレインなどの物質もあります。

□ 血液凝固因子

因子	物質
第1因子	フィブリノーゲン
第2因子	プロトロンビン
第3因子	組織因子
第4因子	カルシウムイオン
第5因子	プロアクセレリン
第6因子	※現在は欠番
第7因子	プロコンベルチン
第8因子	抗血友病A因子

因子	物質
第9因子	クリスマス因子 抗血友病B因子
第10因子	スチュアート因子
第11因子	血しょうトロンボプラスチン前駆因子
第12因子	ハーゲマン因子
第13因子	フィブリン安定化因子
その他	プロカリクレイン 高分子キニノゲン フォン・ビルブランド因子

出典:『人体の構造と機能及び疾病の成り立ち　栄養解剖生理学』(講談社)

FILE. 102 トロンボプラスチン

thromboplastin

主なはたらき = 血液の凝固など

関連する物質 = プロトロンビン、トロンビンなど

血液が血管の外に出たとき、血小板が空気に触れて破壊されて、遊離して生じます。その後、**プロトロンビンに作用してトロンビンに変換**させます。

FILE. 103 プロトロンビン

prothrombin

主なはたらき = 血液の凝固など

関連する物質 = フィブリン、フィブリノーゲンなど

血液を凝固させる因子のひとつ。トロンビンに変換されたのち、**フィブリノーゲンに作用**して、血液を直接凝固する**フィブリンへと変換**させます。

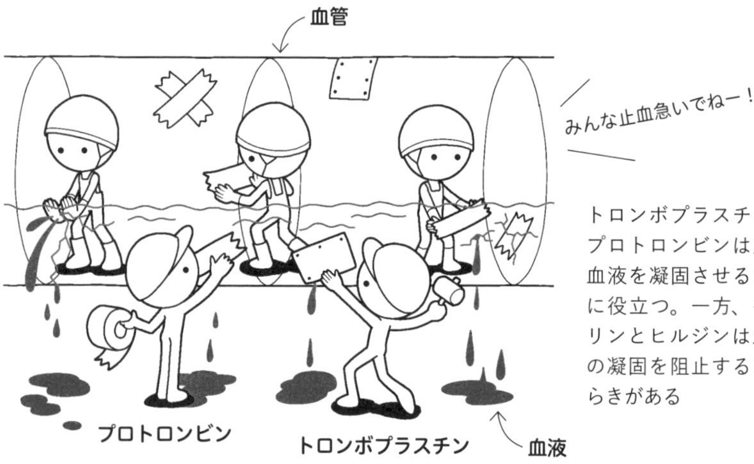

トロンボプラスチンとプロトロンビンは主に血液を凝固させるために役立つ。一方、ヘパリンとヒルジンは血液の凝固を阻止するはたらきがある

FILE. 104 ヘパリン

heparin

主なはたらき = 血液の凝固の阻止など

関連する物質 = トロンビン、プロトロンビンなど

血液を凝固させるのを阻止する物質。主に**プロトロンビンがトロンビンに変換されるのを阻害**し、血栓症などの治療薬にも用いられています。

FILE. 105 ヒルジン

hirudin

主なはたらき = 血液の凝固の阻害など

関連する物質 = フィブリン、トロンビンなど

ヒルの唾液から採取される物質で血液の凝固を阻害します。**主にトロンビンがフィブリノーゲンに作用するのを防ぎ**、医療用として活用されます。

FILE. 106

プラスミノーゲン

plasminogen

主なはたらき＝血液の凝固の阻止など
関連する物質＝プラスミンなど

FILE. 107

ウロキナーゼ

Urokinase

主なはたらき＝血液の凝固の阻止など
関連する物質＝プラスミノーゲン、アルギニンなど

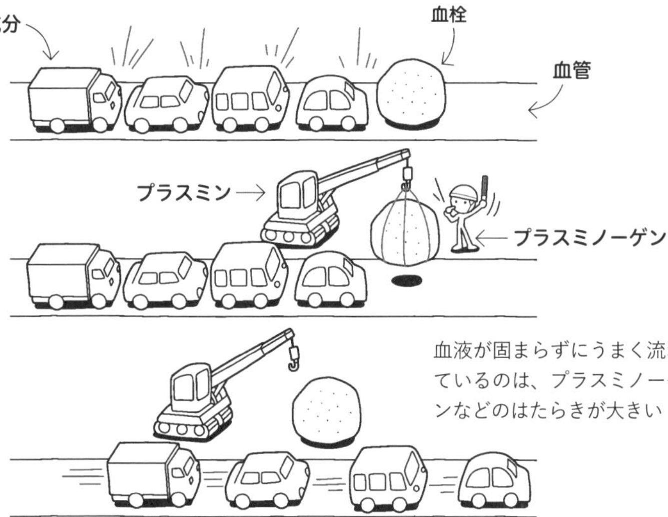

血液成分
血栓
血管
プラスミン
プラスミノーゲン
血液が固まらずにうまく流れているのは、プラスミノーゲンなどのはたらきが大きい

通常、血液は凝固せずに流れていますが、これにはプラスミノーゲンやウロキナーゼといった成分の作用が重要な役割を果たしています。血液の凝固を阻止する主要な酵素にプラスミンがありますが、プラスミノーゲンはその原料になります。また、組織プラスミノーゲン活性化因子は、**血液中のプラスミノーゲンをプラスミンに変化させる作用**を持ち、ウロキナーゼはプラスミノーゲンの**アルギニン-バリン結合を加水分解**します。

FILE. 108

組織プラスミノーゲン活性化因子（t-PA）

tissue plasminogen activator

主なはたらき＝血液の凝固の阻止など
関連する物質＝プラスミノーゲン、フィブリン、リポタンパク質など

尿の排泄と成分

尿中には体内で不要になった老廃物が含まれます。
ヒトが通常の生活を歩むためにも尿の排泄は大切です。

血液が腎臓でろ過されて生じる原尿

血液をろ過して尿を産出するのは腎臓にあるネフロンで、腎臓ひとつあたり約100万個のネフロンで構成されています。

腎臓には心臓から出される血液の約20％が流れ込み、**糸球体（しきゅうたい）という場所でろ過**され、ろ過された液体は原尿といいます。原尿には、まだ水やグルコース、アミノ酸などの有用な物質も含まれているので、これらの物質は腎臓で再吸収されたのちに血液中に戻され、再び栄養素として再吸収されます。

正常な尿に含まれる成分

尿の主な目的は、体内で生じた有害なアンモニアなど不要となった代謝物を体外に排出することです。

尿に含まれる**有機成分**のうち80～90％は尿素です。尿素はアミノ酸代謝で生じたアンモニアが肝臓で変換されて生成されます。

そのほか、核酸が代謝されて生じる**尿酸**、筋肉にあるクレアチンの一部が代謝されて生じた**クレアチニン**などが尿中に含まれます。

こうした有機成分のほか、尿中には無機成分も含まれます。特に多いのが塩化ナトリウムで1日に10～15gほど排出されます。含硫アミノ酸のメチオニンやシスチンに由来する硫黄分も尿として排出されますが、これはタンパク質の摂取量によって変動します。

正常な尿に含まれる成分量

物質	尿(%)
水分	96.0
食塩	1.538
尿素	1.742
乳酸	–
硫化物	0.355
アンモニア	0.041
尿酸	0.129
クレアチニン	0.156
アミノ酸	0.073

出典：『図説 からだの仕組みと働き』(医歯薬出版)

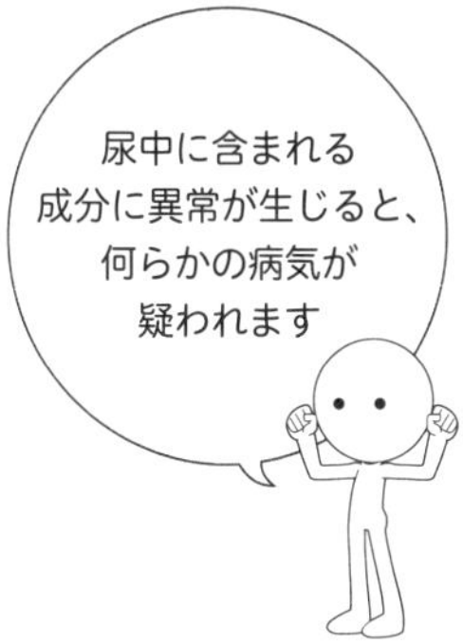
尿中に含まれる
成分に異常が生じると、
何らかの病気が
疑われます

病気などの原因になる尿成分の異常

尿成分の異常は、**腎臓の機能不全か体内の代謝異常**が原因です。そのため、病状の診断や治療上の指針として用いられています。主に異常が測られるのはタンパク質と糖質です。

タンパク質は腎臓の機能では、基本的にほとんどがろ過されません。また、先述したように原尿に含まれるアミノ酸などは本来、再吸収されるので、尿中に多量のタンパク質が含まれていると、何らかの問題が生じていることになります。

糖質が尿中に含まれている場合は、糖尿病か妊娠期後半などに見られる妊娠糖尿病のほか、先天的にガラクトースをグルコースに変換する酵素が欠如している疾患の可能性があります。

POINT

- **尿は血液が腎臓でろ過されて生じる**
- **尿の目的はアンモニアなどの有害物質を体外に排泄すること**
- **尿の成分量に異常が生じると疾患の原因になることも**

FILE. 109

尿素

urea

- **語 源** ＝尿中に含まれていることに由来
- **主なはたらき** ＝アンモニアの解毒など
- **関連する物質** ＝アンモニア、アスパラギン酸など
- **関連する部位** ＝肝臓など

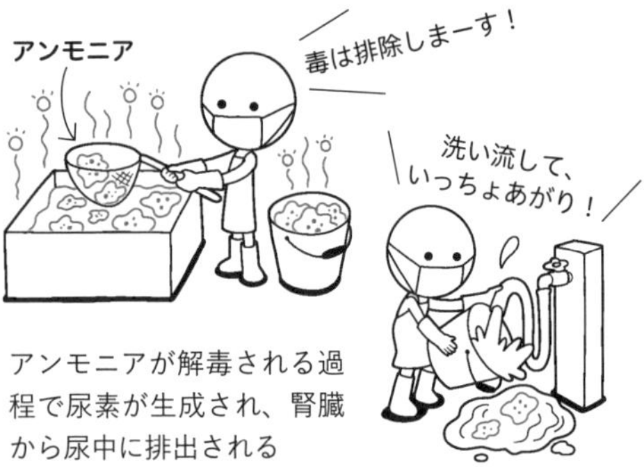

毒は排除しまーす！
洗い流して、いっちょあがり！

アンモニアが解毒される過程で尿素が生成され、腎臓から尿中に排出される

尿中窒素の80～90％を占める成分。肝臓の尿素回路でアミノ酸やタンパク質の**窒素を代謝して、最終的に産出される物質**です。尿素回路は、さまざまな酵素のはたらきでアミノ酸から生じるアンモニアとアスパラギン酸のアミノ基を変換します。

FILE. 110

尿酸

uric acid

- **語 源** ＝尿中に含まれていることに由来
- **主なはたらき** ＝核酸の代謝・排出など
- **関連する物質** ＝ヌクレオチド、キサンチンなど
- **関連する部位** ＝肝臓など

遺伝子となる**核酸**(DNA・RNA)**が分解されて代謝された最終産出物**。核酸はヌクレアーゼやホスホジエステラーゼなどの酵素で分解され、ヌクレオチドとなったのち、リボース基が切り離されキサンチンとなり、**オキシダーゼの作用で尿酸へと変換**されます。

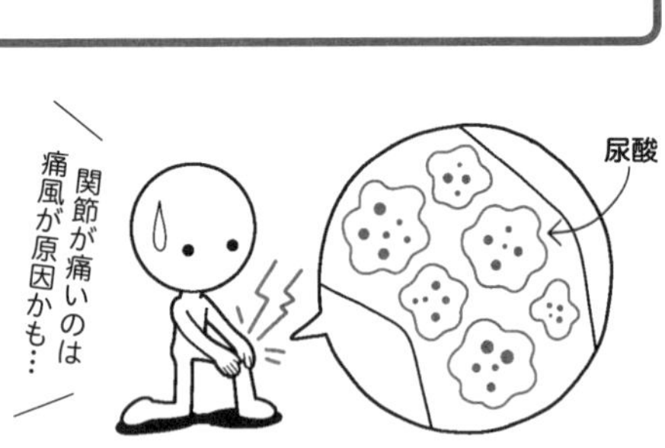

関節が痛いのは痛風が原因かも…
尿酸

核酸の代謝によって生じる最終産出物。尿酸の産生が多くなったり排泄量が低下すると痛風の原因にもなる

FILE. 111

クレアチン

creatine

語源＝ギリシャ語で「肉」を意味する「creas」に由来
主なはたらき＝エネルギーの貯蔵など
関連する物質＝アルギニン、グリシンなど
関連する部位＝骨格筋、肝臓など

アルギニンとグリシンが肝臓で酵素などの作用を受けて生成されます。クレアチンはクレアチンキナーゼによってATPを1分子受け取って、クレアチンリン酸になります。クレアチンリン酸は**筋肉中でエネルギー貯蔵物質**としての役割があり、筋肉にATPが不足した際に**クレアチニンに再変換**されます。

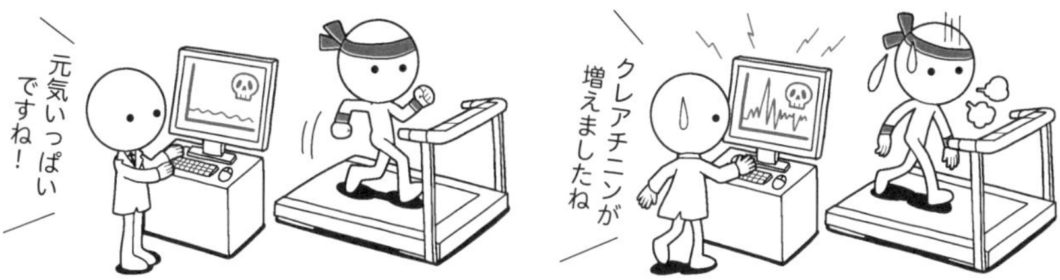
クレアチンリン酸がはたらいていると…
元気いっぱいですね！
クレアチンリン酸が不足すると…
クレアチニンが増えましたね

クレアチンは筋肉ではクレアチリン酸としてエネルギー貯蔵物質としてはたらく。クレアチンが代謝されたものがクレアチニン

クレアチンが代謝されて生じる物質がクレアチニン。体内ではほとんど吸収されることなく尿中で排出されます。食べ物の摂取には関係なく、**尿中の濃度は筋肉量に比例**しています。腎臓の異常を測るため、尿中のクレアチニン数値(Cre)が参考にされています。数値が高いと腎臓に問題があることも。

FILE. 112

クレアチニン

creatinine

語源＝クレアチン(creatine)とハロゲン元素を表す「ine」の結合語
主なはたらき＝クレアチンの代謝・排出など
関連する物質＝クレアチン、クレアチンリン酸など
関連する部位＝骨格筋、腎臓など

FILE. 113

プリン体

purine bodies

語　源 ＝ラテン語で「純粋な」を意味する「purum」と尿酸(uricum)を組み合わせたもの

主なはたらき ＝細胞の代謝・増殖など

関連する物質 ＝DNA、RNA、ATPなど

関連する部位 ＝肝臓、腎臓など

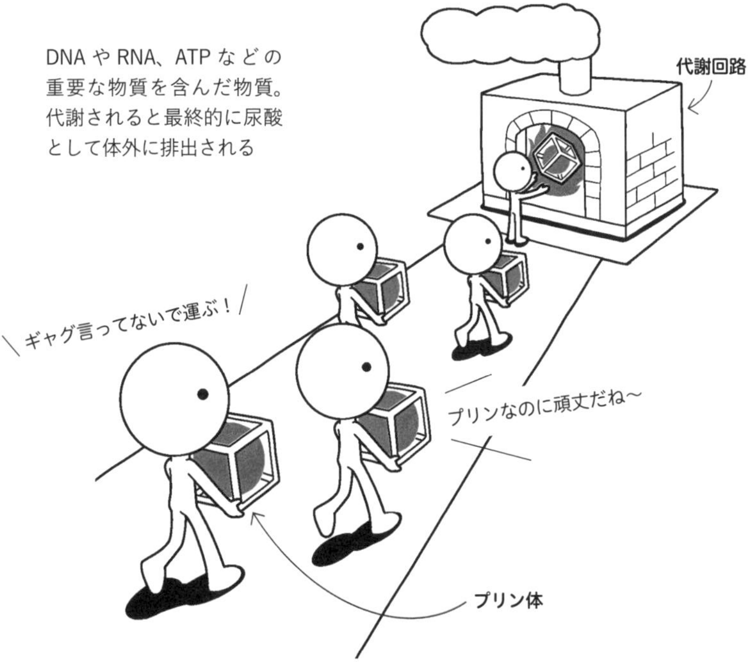

DNA や RNA、ATP などの
重要な物質を含んだ物質。
代謝されると最終的に尿酸
として体外に排出される
代謝回路
ギャグ言ってないで運ぶ！
プリンなのに頑丈だね～
プリン体

プリン骨格を持つ物質の総称。体内では**DNA や RNA、ATP などの重要な物質を含んで存在**しています。食べ物から摂取するほか、古い核酸が分解したもの、グルタミンやグリシンなどから合成されたものがあります。ほとんどすべての食べ物に含まれており、一般的に痛風などの原因としても知られていますが、本来はプリン体が分解されて生じる尿酸が原因。実際には体内に欠かせない物質です。

FILE. 114

ウロビリン

urobilin

語　源 尿素(urea)から派生した語
主なはたらき 赤血球の代謝など
関連する物質 ビリルビン、ウロビリノーゲンなど
関連する部位 肝臓、小腸など

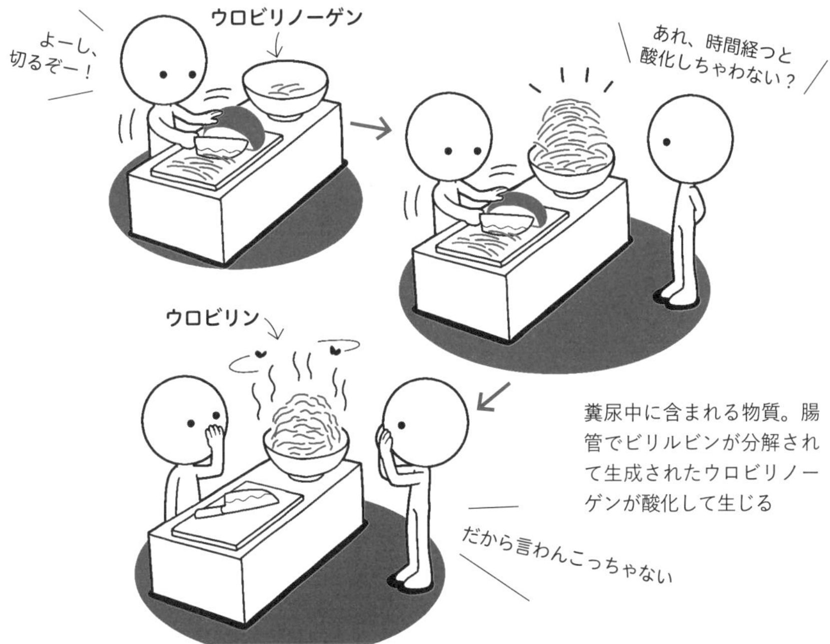
よーし、
切るぞー！
ウロビリノーゲン
あれ、時間経つと
酸化しちゃわない？
ウロビリン
糞尿中に含まれる物質。腸管でビリルビンが分解されて生成されたウロビリノーゲンが酸化して生じる
だから言わんこっちゃない

尿の淡黄色のもとになる物質で、メゾビンやウロクロムとも呼ばれます。赤血球が分解されたヘムの代謝物であるビリルビンが血中を経て肝臓で分解。**腸管でできたウロビリノーゲンがさらに酸化**されて生じます。また、尿が体外に排出されて酸化することによっても生じます。通常の尿には微量しか含まれていませんが、**肝機能障害などになると排出量が増加**します。そのため、尿検査の指標に活用されています。

FILE. 115

インジカン

indican

主なはたらき = トリプトファンの代謝など

関連する物質 = トリプトファン、インドールなど

染料などに用いられる藍色の成分。**トリプトファンから産生されたインドール**が肝臓でインジカンとなり、尿から排泄されます。

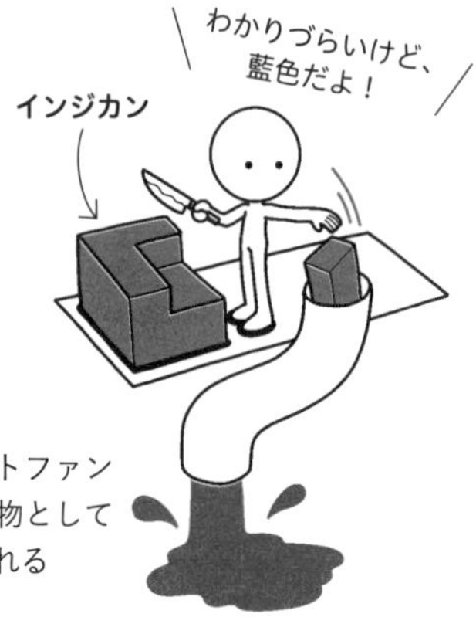

わかりづらいけど、藍色だよ！
インジカン

トリプトファンの代謝物として排出される

FILE. 116

馬尿酸

hippuric acid

主なはたらき = トルエンの代謝など

関連する物質 = トルエン、安息香酸など

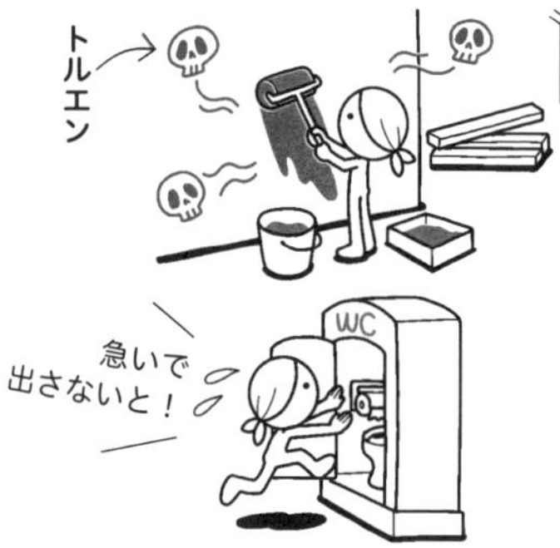

トルエンなどを吸引したときに代謝にはたらき尿中に排出する

接着剤や塗料のうすめ液などに使用されるトルエンが体内に入ったとき、まず80% が**安息香酸**に代謝されます。次にグリシンと結合して、尿中へ排泄される物質が馬尿酸です。

FILE. 117

シュウ酸

oxalic acid

主なはたらき = アスコルビン酸の代謝など

関連する物質 = アスコルビン酸など

アスコルビン酸などが代謝されたときに生じる物質で**カルシウムイオンと強く結合**します。尿中の濃度が高くなると尿路結石の原因にもなります。

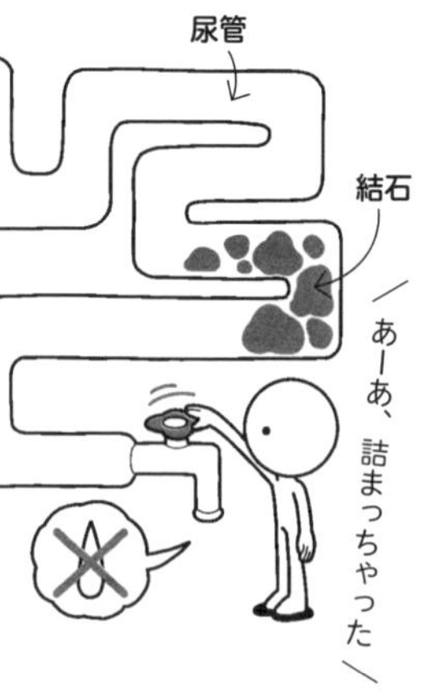

尿管
結石
あーあ、詰まっちゃった

ほうれん草に多く含まれ、摂りすぎで結石になることも

排便の仕組みと成分

排便は体外に不要なものを排出するシステム。
その特徴的な色を形成しているのは
ステルコビリンという物質です。

便意を催す仕組み

体内で生じた毒素を体外に排出するのが尿であれば、便は食べカスとして残った固形の不要物を体外に排出する機構です。その仕組みはすでに食べ物を飲み込んだときから始まっています。

まず食べ物が胃に入ると**ガストリン**が分泌され、その刺激によって食べカスは小腸から大腸へと移行。その際、結腸という部分でぜん動が起こると、直腸に入った便が神経を介して脳に信号を送り、便意を催します。その便意に対して、ヒトの意思に応じて肛門の筋肉が開いたり閉まったりして排便に至ります。

便に含まれる成分

便に含まれているのは約70～80％が水分です。残りの固形成分は胃や小腸で消化・吸収されずに残ったカスや腸内細菌、体内で不要になった鉄などのミネラルです。また、便の中には消化に用いられた胆汁の中に含まれていた**ビリルビン**の一部が混じっています。ビリルビンは大腸内でウロビリノーゲンになり、そこから反応によって**ステルコビリンに変換**されます。ステルコビリンは茶褐色を帯びており、これが便の色の由来になっています。変わった色の場合は腸管や肝臓、すい臓に何らかの異変が生じていると考えられます。

第6章 ビタミンとミネラル

ビタミンやミネラルは体内で生成できず、
食べ物などから摂取する必要があります。
ビタミンは体内でさまざまな反応を起こし
重要な物質の合成に関与しています。
ミネラルも同様に血液や骨をつくるなど、
生命活動のうえで非常に重要な物質です。

INTRODUCTION

生命活動を支えるビタミン

ビタミンは、ラテン語で生命を意味する「vita」という言葉に由来するようにヒトの生命には欠かせない栄養素です。ただし、ビタミンそのものが体を構成する要素になるわけではありません。ビタミンは体内で**補酵素としてはたらく**ほか、細胞などをつくる原料になったりします。

ビタミンは、大きく分けて油に溶ける「脂溶性」と、水に溶ける「水溶性」に区分されます。それぞれの性質によってはたらきが異なり、さまざまな物質と反応します。

ビタミンは食べ物から摂取するしかない

ビタミンにＡやＢといった種類があるのは一般的によく知られています。しかし、化学的には別名が設けられていることはあまり知られていません。

たとえば、脂溶性ビタミンであるビタミンＡにはレチノールやカロテン、水溶性ビタミンのビタミンＢにはチアミンやリボフラビン、ピリドキシンなどの種類があります。

こうした物質は基本的に**体内では生成されません**。そのため、食べ物から摂取する必要があります。

体に必要なミネラルは17種類

ヒトの体を構成する元素のうち、酸素、炭素、水素、窒素をのぞいたものをミネラルといい、**無機成分**とも呼ばれます。ヒトの体に必要なミネラルは全部で17種類。いずれも体内では合成できないため、食べ物から摂取するしかありません。

代表的なミネラルがナトリウムです。ナトリウムは体内の水分量を調節したり、筋肉を動かすためにはたらいています。食塩に含まれているので、通常では欠乏することはほとんどありません。一方、カルシウムや鉄は骨や血液をつくるのに不可欠ですが、不足しがちになるので日頃から気をつけて摂取する必要があります。

POINT

- **ビタミンには脂溶性と水溶性がある**
- **ビタミンには生体物質を示す別名がある**
- **必要なミネラルは全部で17種類**

ビタミン

体内で酵素を活性化させたり、細胞をつくるビタミン。
主に13種類あり、それぞれが特徴的な役割を担っています。

脂溶性ビタミンと水溶性ビタミン

ビタミンは脂溶性ビタミンと水溶性ビタミンに分けられます。脂溶性ビタミンは、水に溶けにくいため主に脂肪組織や肝臓に貯蔵され、各器官を構成したり機能を維持したりしています。

一方、水溶性ビタミンは血液などに多く含まれ、酵素のはたらきを助ける「補酵素」としてのはたらきが特徴です。

主なビタミンの種類

脂溶性ビタミン		
名称	主な物質	多く含まれる食品
ビタミンA	レチノール β-カロテン	ウナギ、レバー
ビタミンD	エルゴカルシフェロール コレカルシフェロール	レバー、イワシ、シラス
ビタミンE	トコフェロール トコトリエノール	穀物、 緑黄色野菜
ビタミンK	フィロキノン メナキノン	納豆、 ホウレンソウ

水溶性ビタミン		
名称	主な物質	多く含まれる食品
ビタミンB1	チアミン アリアチミン	レバー、豆類、牛乳
ビタミンB2	リボフラビン	レバー、ウナギ、卵黄
ニコチン酸	ナイアシン	レバー、肉類、魚類
ビタミンB6	ピリドキシン ピリドキサール	レバー、肉類、魚類
ビタミンB12	シアノコバラミン	肉、魚類、チーズ
葉酸	プテロイルグルタミン酸	レバー、肉類、卵黄
ビタミンB5	パントテン酸	肉類、魚類、牛乳
ビタミンC	アスコルビン酸	ミカン、イチゴ、トマト
ビオチン	ビオチン	落花生、 アーモンド

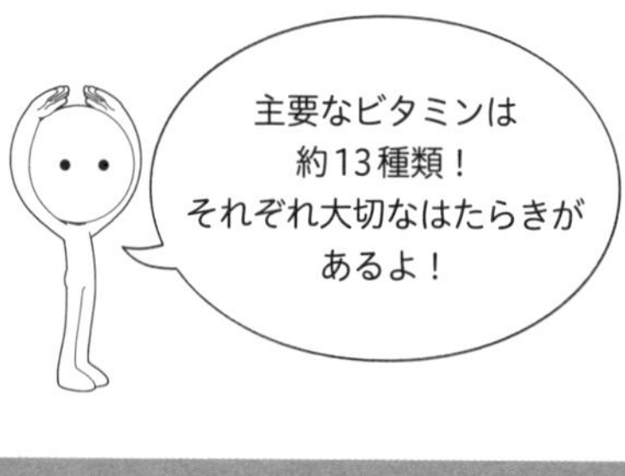
主要なビタミンは
約13種類！
それぞれ大切なはたらきが
あるよ！

FILE. 118

レチノール

retinol

語　源	ラテン語で「網」を意味する「retina」に由来
主なはたらき	網膜で明暗を判別する物質をつくる
関連する物質	ロドプシン、オプシンなど
関連する部位	網膜など

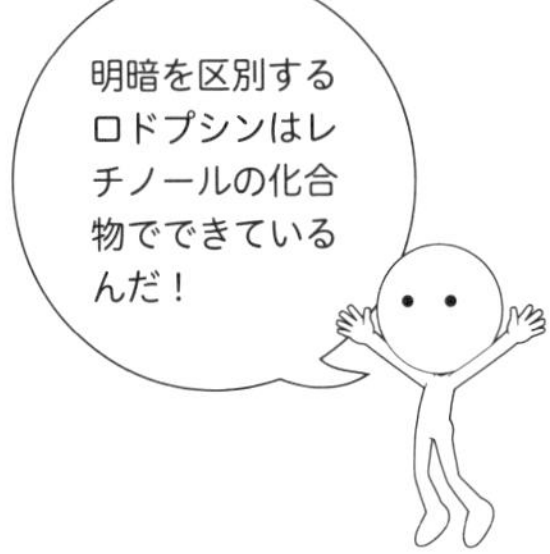

ビタミンAの主要な物質として知られます。重要なはたらきは網膜にある桿体細胞の構成。明暗を区別するロドプシン(P.175)という物質があり、それはレチノールとタンパク質が結合したオプシンで構成されています。ウナギやレバーに含まれます。

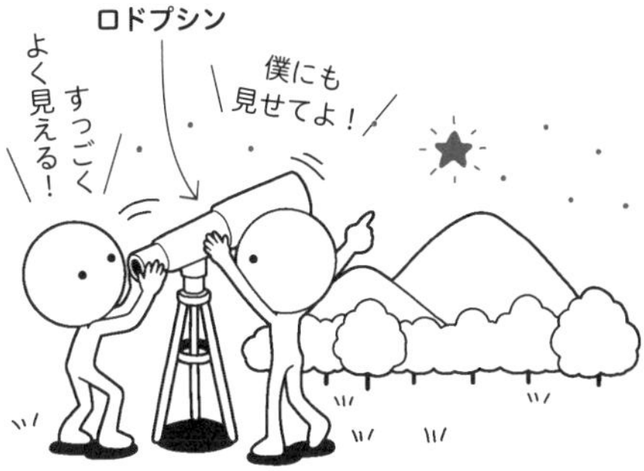

ロドプシン
すっごくよく見える！
僕にも見せてよ！

カテゴリ 脂溶性ビタミン、ビタミンA

MEMO

β-カロテンはビタミンAとして網膜の機能維持だけでなく、抗酸化作用や免疫系を助ける機能があるとされています。

FILE. 119

β-カロテン

β-carotene

語　源	ラテン語で「ニンジン」を意味する「carota」に由来
主なはたらき	ビタミンAへの変換など
関連する物質	レチナール、NADHなど
関連する部位	網膜、小腸など

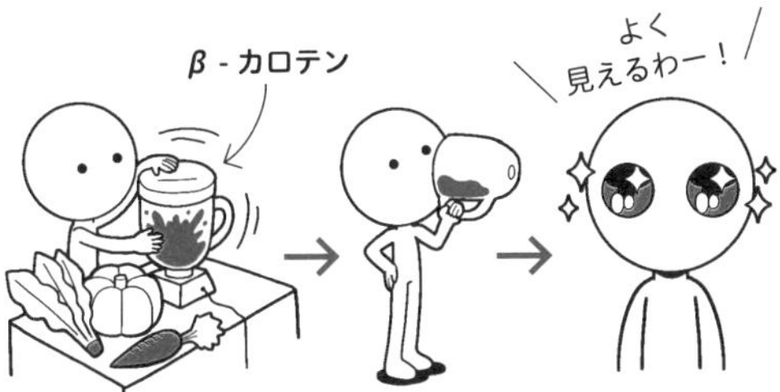

β-カロテンは網膜をつくるレチノールになり、目の機能を維持する

体内でビタミンAに変換されるプロビタミンAのひとつ。β-カロテンは、補酵素のNADHによって還元されて2分子のレチノールになります。コマツナやパプリカなどに多く含まれています。

カテゴリ 脂溶性ビタミン、ビタミンA

FILE. 120

エルゴカルシフェロール／コレカルシフェロール

ergocalciferol ／ cholecalciferol

語　源＝英語の「calciferol」はビタミンDを表す
主なはたらき＝カルシウムの吸収・骨組織の維持など
関連する物質＝カルシウム、リン酸など
関連する部位＝骨、小腸など

いずれもビタミンDの一種。厳密にいうと、ビタミンDは全部で6種類ありますが、活性が高いエルゴカルシフェロール(ビタミンD2)、コレカルシフェロール(ビタミンD3)を総称してビタミンDと呼んでいます。ビタミンDは**小腸**では**カルシウムやリン酸の吸収を促し**、**骨組織の発育や維持**にはたらきます。キノコ類などから摂取できるほか、紫外線を浴びることで体内で生成されます。

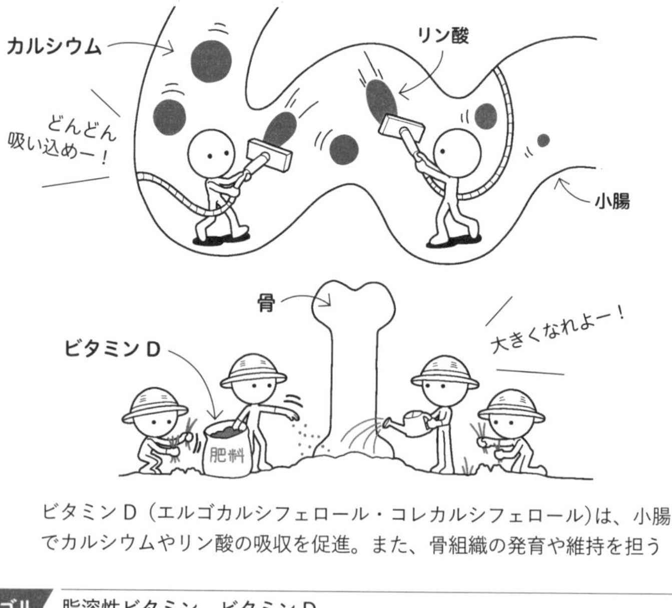

ビタミンD（エルゴカルシフェロール・コレカルシフェロール)は、小腸でカルシウムやリン酸の吸収を促進。また、骨組織の発育や維持を担う

カテゴリ　脂溶性ビタミン、ビタミンD

FILE. 121

トコフェロール／トコトリエノール

tocopherol ／ tocotrienol

語　源 ギリシャ語で「子どもを生む」を意味する「tocos」に由来

主なはたらき 抗酸化作用など

関連する物質 LDLコレステロールなど

関連する部位 細胞、血液など

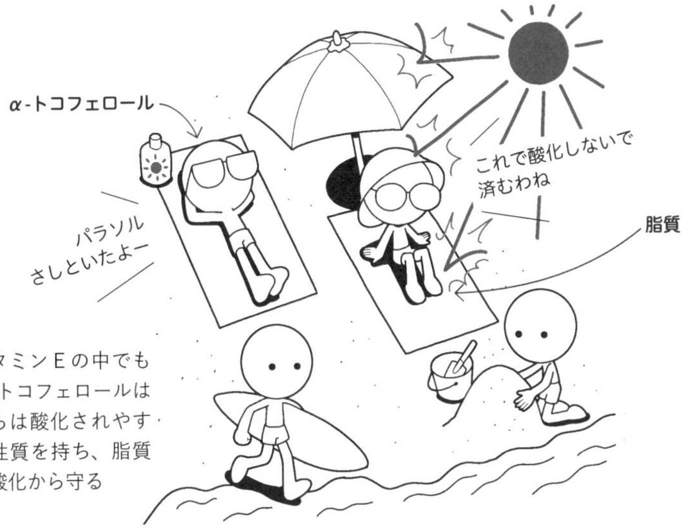

α-トコフェロール
これで酸化しないで
済むわね
脂質
パラソル
さしといたよー

ビタミンEの中でもα-トコフェロールは自らは酸化されやすい性質を持ち、脂質を酸化から守る

ビタミンEはトコフェロールとトコトリエノールのそれぞれにα、β、γ、δがあり、合計8種が知られています。なかでも、ヒトに対する生理機能が確認されているのが**α-トコフェロール**です。α-トコフェロールは、LDLコレステロール中の脂質を酸化から保護するはたらきがあります。細胞内小器官の膜に多く存在し、**生体膜の安定化と自己消化を防いでいる**ともされています。アーモンドなどのナッツ類に多く含まれます。

カテゴリ 脂溶性ビタミン、ビタミンE

FILE. 122

フィロキノン／メナキノン

phylloquinone ／ menaquinone

語源 ＝ ベンゼン環の水素2原子を酸素2原子で置換した化合物「quinone」から派生

主なはたらき ＝ 血液凝固の調整など

関連する物質 ＝ プロトロンビン、カルシウムイオンなど

関連する部位 ＝ 小腸、肝臓など

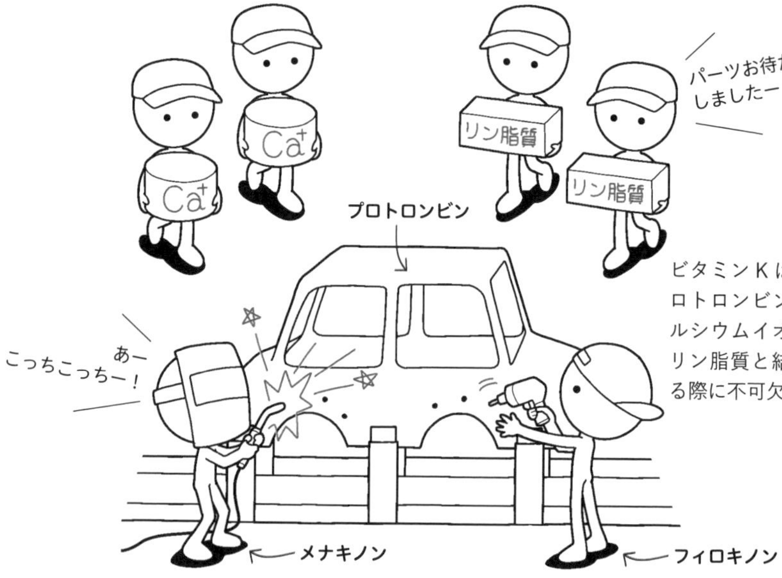

ビタミンKは、プロトロンビンがカルシウムイオンやリン脂質と結合する際に不可欠

ビタミンKには、フィロキノンとメナキノンなどの種類があります。フィロキノンは植物によって合成されます。一方、メナキノンは**ヒトの腸内で合成**され、発酵食品や動物性食品に含まれています。生理機能としては、血液が凝固する際に必要なプロトロンビンの生成に必要です。不足すると、プロトロンビンが**カルシウムイオンやリン脂質と結合できなくなります。**納豆やホウレンソウなどに多く含まれます。

カテゴリ 脂溶性ビタミン、ビタミンK

FILE. 123

チアミン

thiamin

語　源＝アンモニアの水素原子を炭化水素基または芳香族原子団で置換した化合物「アミン(amine)」に由来
主なはたらき＝エネルギー産出、粘膜の維持など
関連する物質＝チアミンピロリン酸など
関連する部位＝皮膚、粘膜など

チアミンは別名アノイリンとも呼ばれ、ビタミンB1に分類されます。体内ではチアミンピロリン酸に変換され、補酵素になります。**糖質からエネルギーを産出する**際に重要なはたらきを担い、皮膚や粘膜を維持する役割も。結合するリン酸の長さによっても種類が異なります。インスタントラーメンなどに含まれます。

カテゴリ　水溶性ビタミン、ビタミンB1

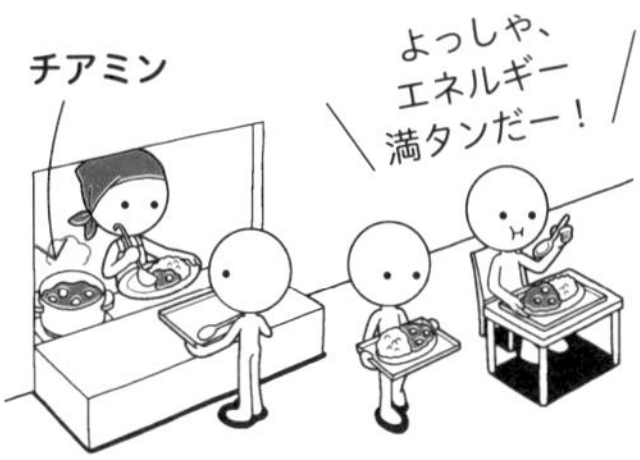
チアミン
よっしゃ、
エネルギー
満タンだー！

体内で補酵素になり、エネルギーを産出する際に必要

FILE. 124

アリチアミン

Allithiamine

語　源＝アリシン(allicin)とチアミン(thiamin)の結合語
主なはたらき＝エネルギー産出、粘膜の維持など
関連する物質＝アリイン、アリナーゼ、アリシンなど
関連する部位＝小腸、肝臓など

ニンニクをすり潰して組織を壊した際に、アリインとアリナーゼが作用してアリシンになります。そこにビタミンB1のチアミンを加えてできるのがアリチアミンです。性質が油に溶けやすくなり、肝臓などで貯蔵されるので、栄養補給食品などにも使用されています。

カテゴリ　水溶性ビタミン、ビタミンB1

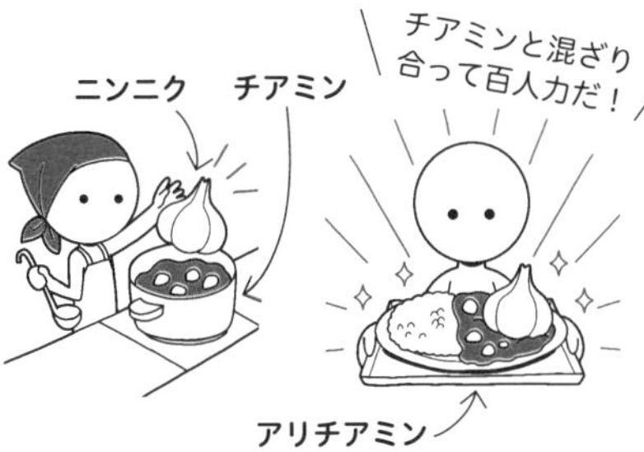
ニンニク
チアミン
チアミンと混ざり
合って百人力だ！
アリチアミン

チアミンよりも腸管からの吸収が良くなる

FILE. 125

リボフラビン

riboflavin

語源 = リボソームを表す「ribo」と色素の「flavin」の結合語
主なはたらき = エネルギー産出、皮膚や毛髪の再生など
関連する物質 = FMN1、FADなど
関連する部位 = 小腸、皮膚、毛髪、網膜など

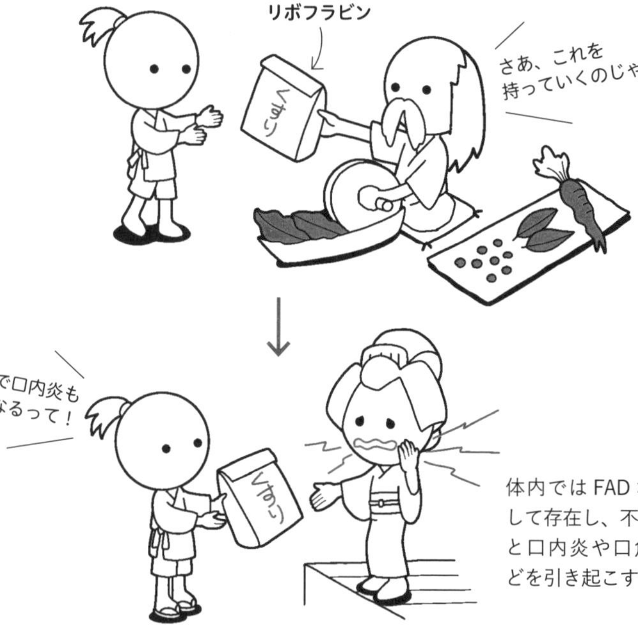
リボフラビン
くすり
さあ、これを持っていくのじゃ
これで口内炎も良くなるって！
くすり

体内ではFADなどとして存在し、不足すると口内炎や口角炎などを引き起こす

ビタミンB2に分類され、ラクトフラビンとも呼ばれます。網膜、乳汁、皮膚に存在し、尿中には遊離したかたちで含まれます。**フラビン酵素の補酵素**であるフラビンモノヌクレオチド（FMN1）やフラビンアデニンジヌクレオチド（FAD）としてエネルギーの産出に関与しています。**食品中のFADは、小腸で酵素によって脱リン化**され、リボフラビンとしてすみやかに吸収されます。

カテゴリ 水溶性ビタミン、ビタミンB2

FILE. 126

ピリドキシン

pyridoxine

- **語　源** ＝ ギリシャ語で「火」を意味する「pyro」が由来
- **主なはたらき** ＝ ヘムの合成、トリプトファンの代謝など
- **関連する物質** ＝ ピリドキサール、ピリドキサミンなど
- **関連する部位** ＝ 血液、肝臓など

ビタミンB6には、ピリドキシンをはじめピリドキサール、ピリドキサミンなど6種類があります。いずれもヒトの体内では合成できず、食べ物から摂取するしかありません。**ヘモグロビンを構成するヘムの合成にかかわる**ほか、タンパク質の分解を助けています。

カテゴリ 水溶性ビタミン、ビタミンB6

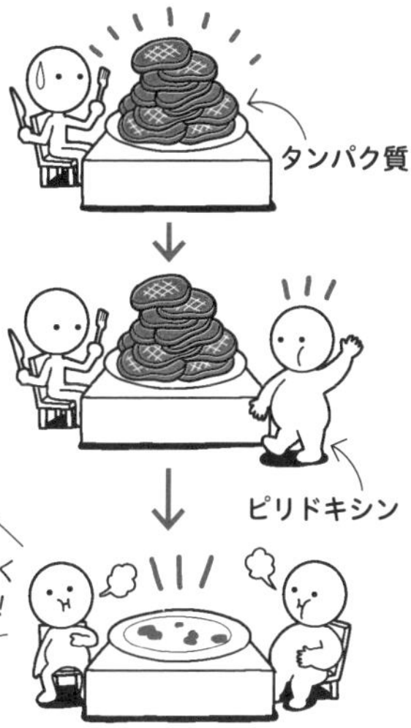

タンパク質の分解を助ける。タンパク質摂取量が増加するとビタミンB6の必要量も増加する

FILE. 127

シアノコバラミン

cyanocobalamin

- **語　源** ＝ 英語で「藍色」を意味する「cyano」と金属である「cobalt」の結合語
- **主なはたらき** ＝ メチオニンやヘモグロビンの合成など
- **関連する物質** ＝ 5-デオキシアデノシルコバラミン、メチルコバラミンなど
- **関連する部位** ＝ 胃、血液など

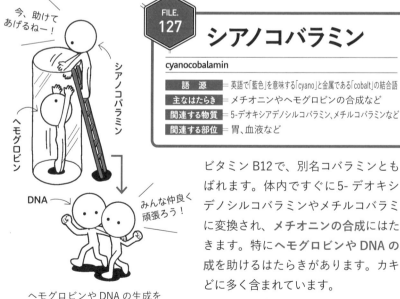

ビタミンB12で、別名コバラミンとも呼ばれます。体内ですぐに5-デオキシアデノシルコバラミンやメチルコバラミンに変換され、**メチオニンの合成**にはたらきます。特に**ヘモグロビンやDNAの生成**を助けるはたらきがあります。カキなどに多く含まれています。

カテゴリ 水溶性ビタミン、ビタミンB12

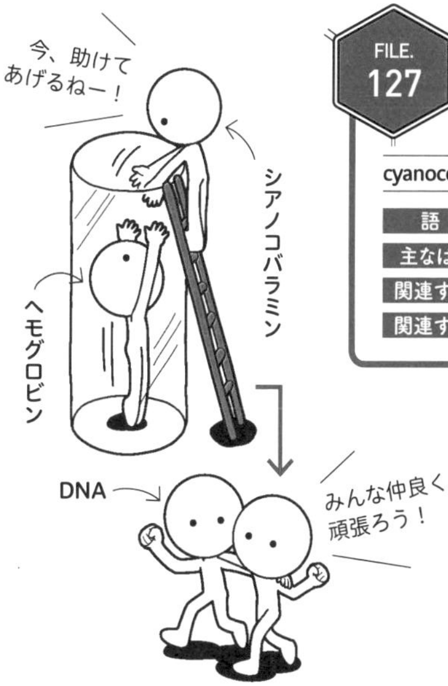

ヘモグロビンやDNAの生成を助ける役割を持つ

FILE. 128

ナイアシン

niacin

語源 ＝ニコチン酸ビタミン（NIcotinic ACid vitamIN）の略称

主なはたらき ＝タンパク質やアルコールの分解など

関連する物質 ＝ニコチン酸アミド、アルコールなど

関連する部位 ＝胃、小腸など

ビタミンB複合体に属し、ニコチン酸とも呼ばれます。広く動植物中に存在し、ヒトの体内では胃や小腸で吸収されたのち、**ニコチン酸アミドに変換され、NADを合成**。NADはATPと反応して、細胞内での物質の還元にはたらくNADPになります。また、**タンパク質や糖質をはじめ、アルコールの分解**にもかかわります。レバーや魚に多く含まれており、不足するとペラグラという欠乏症になって消化不良や食欲不振などの症状を起こします。

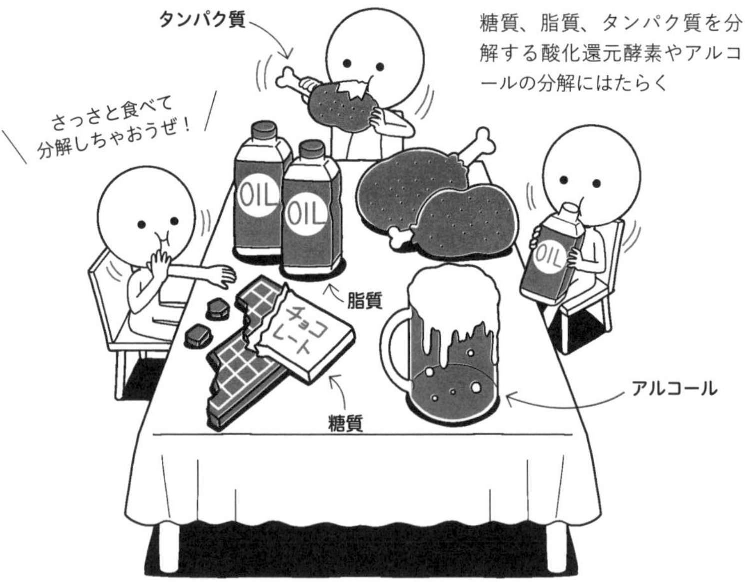
タンパク質
糖質、脂質、タンパク質を分解する酸化還元酵素やアルコールの分解にはたらく
さっさと食べて分解しちゃおうぜ！
OIL
OIL
OIL
脂質
チョコレート
糖質
アルコール

カテゴリ 水溶性ビタミン、ビタミンB

FILE. 129

葉酸

folic acid

語源 ＝ ラテン語の「葉」を意味する「folium」に由来

主なはたらき ＝ 胎児の成長、核酸やアミノ酸の代謝など

関連する物質 ＝ チミジン、プリン、ヘモグロビンなど

関連する部位 ＝ 脳、血液、心臓など

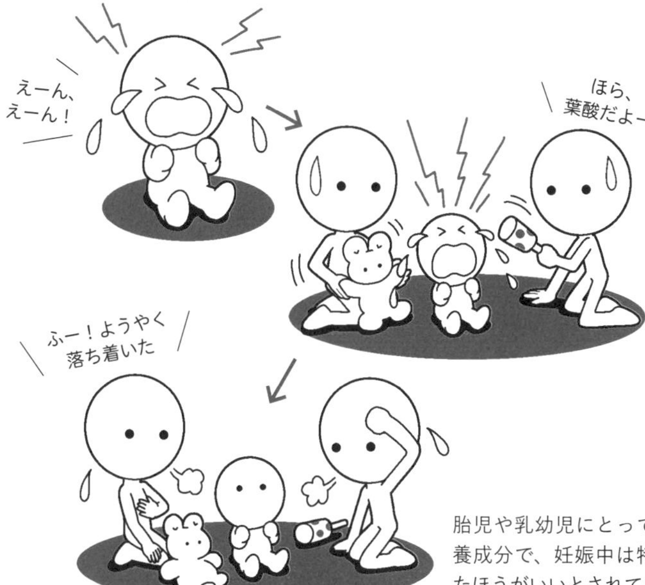
えーん、
えーん！
ほら、
葉酸だよー
ふー！ようやく
落ち着いた

胎児や乳幼児にとって重要な栄養成分で、妊娠中は特に補給したほうがいいとされている

プテロイルグルタミン酸とも呼ばれるビタミンB群の一種です。緑黄色野菜などに多く含まれ、体内では**葉酸塩補酵素として核酸やアミノ酸の代謝**にかかわっています。たとえば、核酸の前身であるチミジンやプリンの合成には葉酸塩補酵素のはたらきが欠かせません。また、ビタミンB12と協力してヘモグロビンの生成なども担っています。**胎児にとって重要な栄養素**ともされており、サプリメントや医薬品などにも活用されています。

カテゴリ 水溶性ビタミン、ビタミンB

FILE. 130

パントテン酸

pantothenic acid

語 源 ＝ギリシャ語の「どこにでもある」を意味する「pantethine」に由来
主なはたらき ＝タンパク質や糖質、脂質の分解など
関連する物質 ＝アセチルCoA、メラトニンなど
関連する部位 ＝副腎皮質、消化管など

ビタミンB5に分類され、すべての動植物に必須のビタミンです。パントテン酸は**体内でコエンザイムAという補酵素**になり、アシル基と反応してアセチルCoA、スクシニルCoA、マロニルCoAなどの物質を生じさせます。これらの物質は糖質やタンパク質、脂質などを分解するのに不可欠です。また、メラトニンの生成やヘモグロビンの成分であるヘムの合成にもはたらきます。食品では納豆やシャケ、イワシなどに多く含まれています。

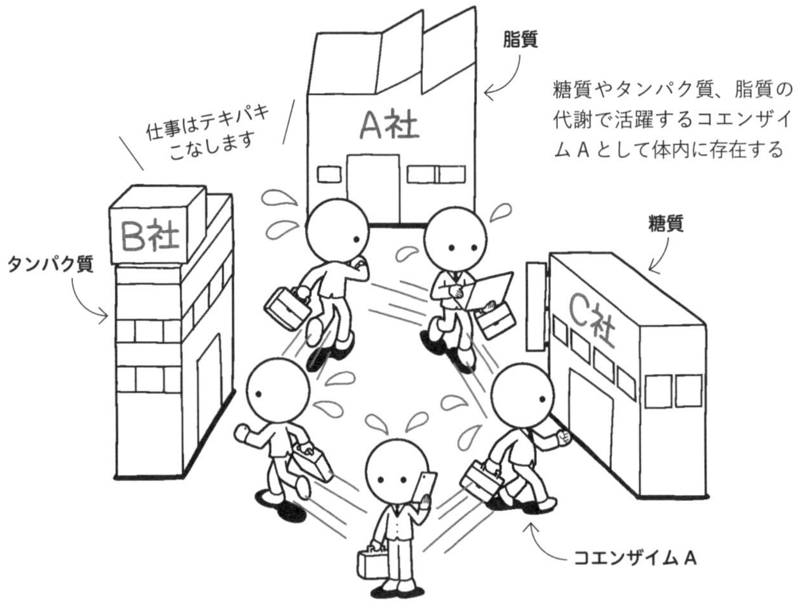
脂質
糖質やタンパク質、脂質の代謝で活躍するコエンザイムAとして体内に存在する
仕事はテキパキこなします
A社
B社
タンパク質
糖質
C社
コエンザイムA

カテゴリ 水溶性ビタミン、ビタミンB5

FILE.
131

アスコルビン酸

ascorbic acid

語　源	「抗壊血症」を意味する「anti-scorbic」に由来
主なはたらき	コラーゲンの生成、アミノ酸の代謝など
関連する物質	コラーゲン、フェニルアラニン、チロシンなど
関連する部位	血液、心臓、筋肉など

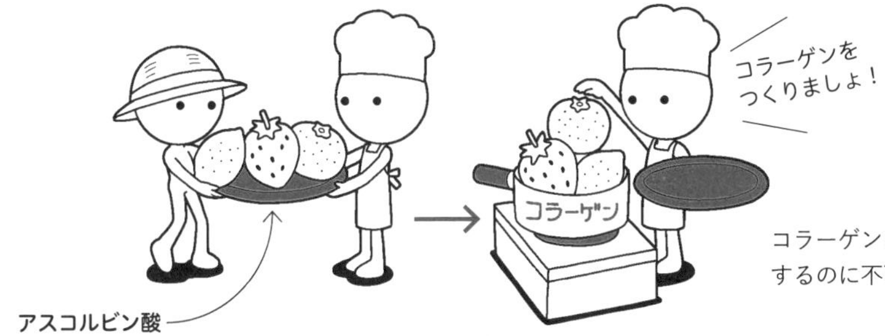
コラーゲンを
つくりましょ！
コラーゲン
アスコルビン酸

コラーゲンを生成するのに不可欠

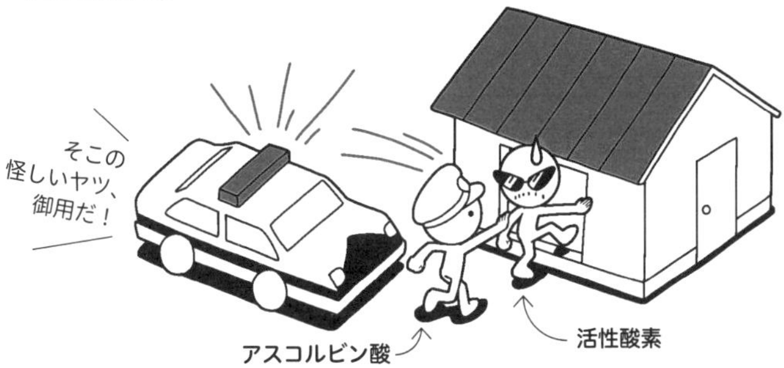
そこの
怪しいヤツ、
御用だ！
アスコルビン酸
活性酸素

抗酸化作用があり、活性酸素から体を守るはたらきがあるともされる

いわゆるビタミンＣのことを指す物質です。もともとはオレンジやレモン、野菜などが**壊血病の治療**に用いられていたことから発見されました。アスコルビン酸の水溶液は**酸性で強い還元力**を示します。骨や筋肉などを構成する**コラーゲンの生成に不可欠**で、欠乏すると組織が弱くなって出血しやすくなります。また、フェニルアラニンやチロシンなどのアミノ酸代謝にも必要とされます。食品では柑橘類やイチゴなどに多く含まれます。

カテゴリ　水溶性ビタミン、ビタミンＣ

ミネラル

ミネラルは血液や神経伝達に欠かせない物質です。
前述の通り、体内では合成できないため、
食品との関係性を知ることが大切です。

主要ミネラルと微量元素

ミネラルは、現在100種類以上が存在することがわかっています。生体金属元素とも呼ばれていますが、フッ素やヨウ素といった非金属元素も含まれているので、定義は定かではありません。ヒトに必須であるとされるミネラルは、**主要ミネラル7種類と、微量元素と呼ばれる10種類**の合計17種類です。下図を見るとわかるように、ミネラルはヒトの体を構成する重要な役割を担っています。

ミネラルの主なはたらき

主要ミネラル	
硫黄	皮膚・髪の毛・爪などをつくる
塩素	胃液中の成分、殺菌作用
ナトリウム	血液や体液の浸透圧を調整 筋肉や神経の興奮を抑える
カリウム	血圧の上昇を抑制
マグネシウム	骨や歯を強くする 神経の興奮を抑制
カルシウム	骨や歯をつくる
リン	骨や歯をつくり、 糖質の代謝を助ける

微量元素	
鉄	赤血球内のヘモグロビンの成分
亜鉛	生殖機能を高め、 ホルモン合成を活性化
銅	ヘモグロビンの生成を助ける
マンガン	骨や関節をつくり、 糖質や脂質の代謝を助ける
ヨウ素	発育促進、基礎代謝を高める
セレン	抗酸化作用
モリブデン	肝臓や腎臓で老廃物を分解
クロム	糖や脂質の代謝を高める
コバルト	ビタミンB12の成分
フッ素	骨の安定化、 歯のエナメル質の強化

ミネラルが持つ4つのはたらき

ミネラルの主なはたらきは大きく4つに分けられます。

ひとつ目は、**体の構成成分**になること。たとえば、鉄は赤血球の主要物質であるヘモグロビンをつくるヘムの原料になります。鉄が生成にかかわるタンパク質や酵素の種類は数百を超えるともされています。次は**神経伝達や筋肉を正常に動かす**役割です。特に重要な役割を果たしているのがリンやカリウムで、細胞内でのシグナル伝達にも深くかかわっています。

３つ目は**消化や代謝機能の促進**で、代表的なのは塩素です。塩素は食べ物を消化する胃酸の原料にもなり、タンパク質を分解するペプシンを間接的に活性化させます。亜鉛も細胞における代謝で多くのはたらきを担っており、DNA の転写を調整したりもします。

最後は、**体の恒常性を保つ**はたらきです。恒常性とは周囲の環境や摂取した食べ物にかかわらず、体内が一定の水分量だったり、体温を保つはたらきのことです。ミネラルの多くは食べ物から直接摂取できますが、硫黄などは他の物質から体内で生成されます

食品に含まれる主なミネラル

ミネラル	多く含まれる食品
カルシウム	牛乳、ヨーグルト、小魚、大豆、緑黄色野菜
マグネシウム	大豆、緑黄色野菜、海藻類、ナッツ類
ナトリウム	食塩、みそ、しょう油、ハム
カリウム	野菜、果物、イモ類、海藻類
鉄	レバー、ひじき、緑黄色野菜
ヨウ素	海藻類、のり
亜鉛	カキ、貝類、レバー、柑橘類
銅	穀類、豆類、カキ
セレン	魚介類、ゴマ、穀類、豆類
マンガン	バナナ、ほうれん草、香辛料
クロム	ハマグリ、鶏肉、バター
モリブデン	穀類、豆類、レバー

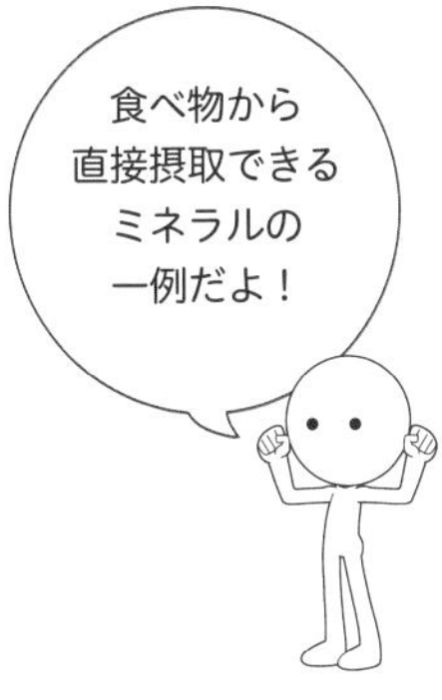
食べ物から
直接摂取できる
ミネラルの
一例だよ！

FILE. 132

カルシウム

calcium

語　源 ＝ラテン語で「石灰」を意味する「calcsis」に由来
主なはたらき ＝骨や歯などの構成、ホルモン分泌など
関連する物質 ＝ヒドロキシアパタイト、インスリンなど
関連する部位 ＝骨、歯、筋肉、血液など

体内にあるカルシウム1000gほどのうち99%が骨に存在する。また、筋細胞はカルシウムを必要とするため、筋肉にも貯蔵されている

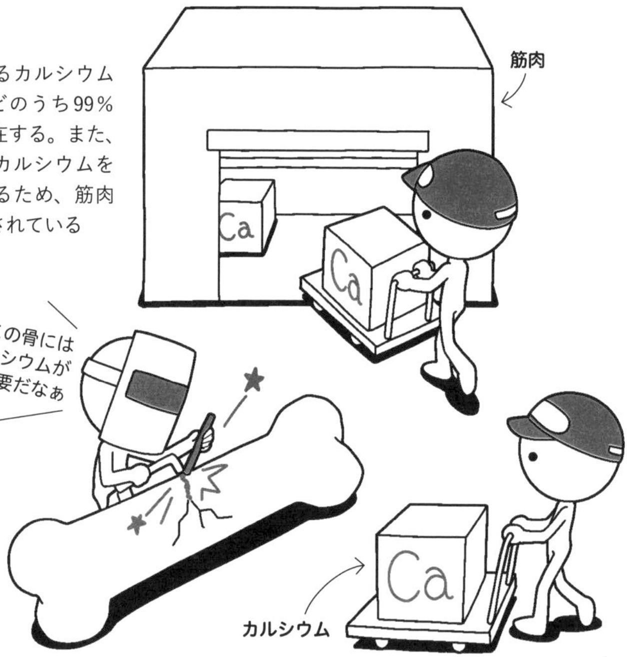
筋肉
Ca
Ca
この骨には
もう少しカルシウムが
必要だなぁ
Ca
カルシウム

人体内でもっとも一般的なミネラル。体内のカルシウムの約99%が骨と歯に存在し、残りの1%が血液や筋肉などにあります。**骨のミネラル成分は、主にカルシウムとリンを大量に含むヒドロキシアパタイトで構成**されているため、骨には必須の成分です。カルシウムは生体機能を維持するために非常に重要な役割を果たしていて、血管の収縮と弛緩、筋肉の収縮、**インスリンなどのホルモン分泌**といったはたらきをしています。牛乳や小魚などに多く含まれます。

FILE. 133

ナトリウム

natrium

語源 = ラテン語で「頭痛を癒すもの天然ソーダ」を意味する「natron」に由来

主なはたらき = アミノ酸やグルコースの吸収、体内の水分量の維持など

関連する物質 = グルコース、カルシウムなど

関連する部位 = 小腸、筋肉、血液など

食塩を構成するミネラルで、そのイオン化合物(ナトリウムイオン)は血しょうを含む細胞外液を構成しています。小腸では**アミノ酸やグルコースなどといった主要成分の吸収**にはたらきます。また、水分の吸収においても重要な役割を担っていて、**体内の水分量を適切に維持**しています。筋肉ではカルシウムと同様に収縮や弛緩をコントロール。その生理機能は多岐にわたり、ほとんどの食べ物に含まれています。

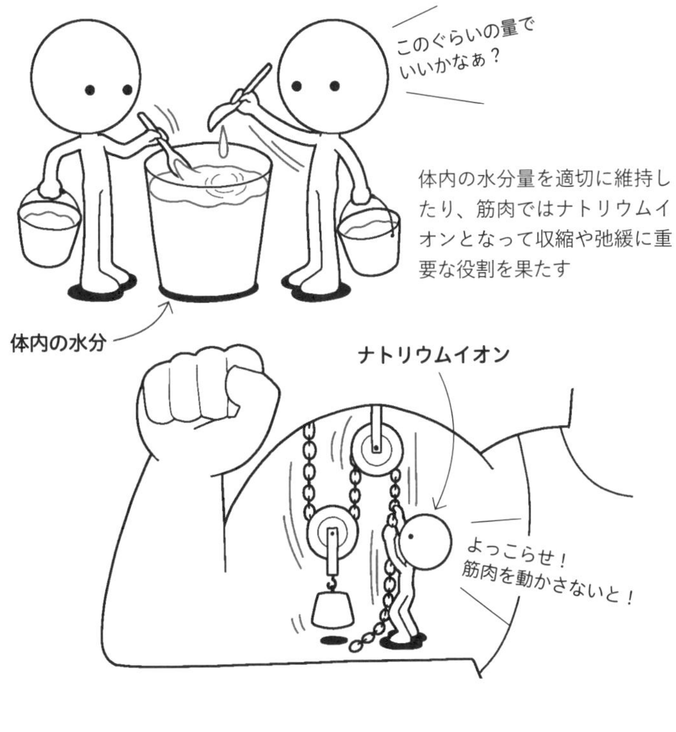
このぐらいの量で
いいかなぁ？
体内の水分量を適切に維持したり、筋肉ではナトリウムイオンとなって収縮や弛緩に重要な役割を果たす
体内の水分
ナトリウムイオン
よっこらせ！
筋肉を動かさないと！

FILE. 134

鉄

iron

語源 ＝（元素記号のFeは）ラテン語で「鉄」を意味する「ferrum」に由来
主なはたらき ＝ 酸素の輸送、エネルギー生産、DNAの合成など
関連する物質 ＝ ヘモグロビン、シトクロムなど
関連する部位 ＝ 血液、甲状腺、肝臓、脾臓など

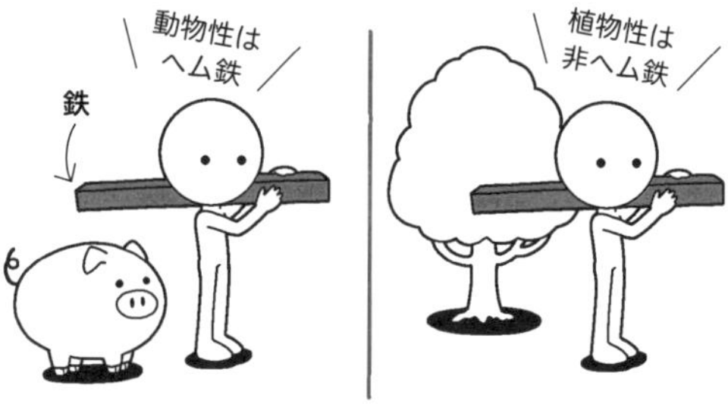

ヘモグロビンなどを生成するのに必要な栄養素。動物性はヘム鉄、植物性は非ヘム鉄に分けられる

酸素の輸送やエネルギー生産、DNA 合成など多様なはたらきにかかわるミネラル。ヘモグロビンやシトクロムなど、**生成にかかわるタンパク質や酵素の種類は実に数百を超えます**。レバーや魚、大豆などに多く含まれています。

FILE. 135

マグネシウム

magnesium

語源 ＝ ギリシャ語で「マグネシアの石」を意味する「magnes」に由来
主なはたらき ＝ 酵素の活性、カルシウムの機能維持など
関連する物質 ＝ カルシウム、リンなど
関連する部位 ＝ 血液、神経系、筋肉など

数百種の酵素活性にかかわり、体内のエネルギー代謝に関与しているミネラルです。特にカルシウムとは深いつながりがあり、**カルシウムの細胞内への流入や、組織への沈着を防いでいます**。ナッツ類や緑黄色野菜などに含まれます。

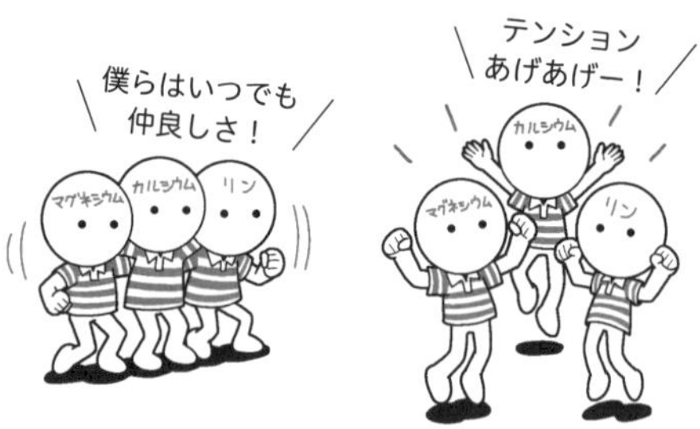

マグネシウムはカルシウムやリンとともに骨をつくり、神経や筋肉の興奮にかかわる

FILE. 136

リン

phosphorus

語源 ＝ギリシア語で「光を運ぶもの」を意味する「phosphoros」に由来
主なはたらき ＝体内のpH維持、細胞内の神経伝達など
関連する物質 ＝ヌクレオチド、リン脂質など
関連する部位 ＝神経系、肝臓など

カルシウムの次に体内に多いミネラルで、多様な物質を形成しています。例えば**核酸を構成するヌクレオチド**、**生体膜を構成するリン脂質**などが挙げられます。また、体内のpHを維持したり、細胞内の神経伝達にかかわっています。魚類や乳製品に多く含まれ、清涼飲料水などにも用いられます。

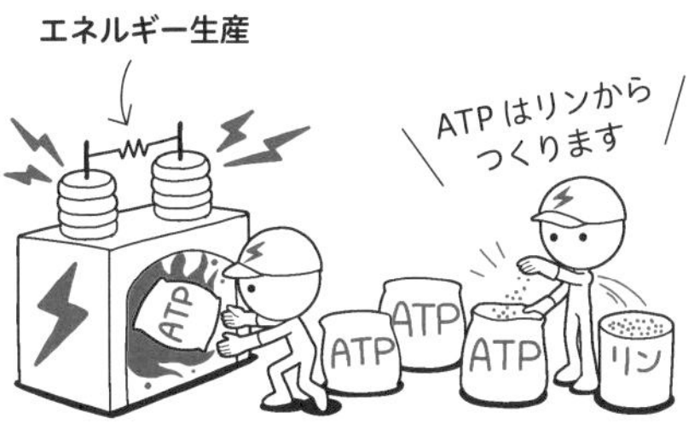
エネルギー生産
ATPはリンからつくります
ATP
ATP
ATP
ATP
リン

エネルギーを発生させるATPの構成成分でもある

FILE. 137

カリウム

kalium

語源 ＝アラビア語で「灰」を意味する「kaljan」に由来
主なはたらき ＝浸透圧の調整、ナトリウムの排泄など
関連する物質 ＝ナトリウム、レニンなど
関連する部位 ＝骨格筋、血液、心臓、神経系など

主に**タンパク質と結合して細胞内に存在**しています。細胞内液の浸透圧を調節して一定に保ったり、神経の興奮や筋肉の収縮などの生理機能を担っています。ナトリウムと深いつながりがあり、**摂取しすぎたナトリウムを排泄**する作用があります。ホウレンソウなどの緑色野菜に多く含まれます。

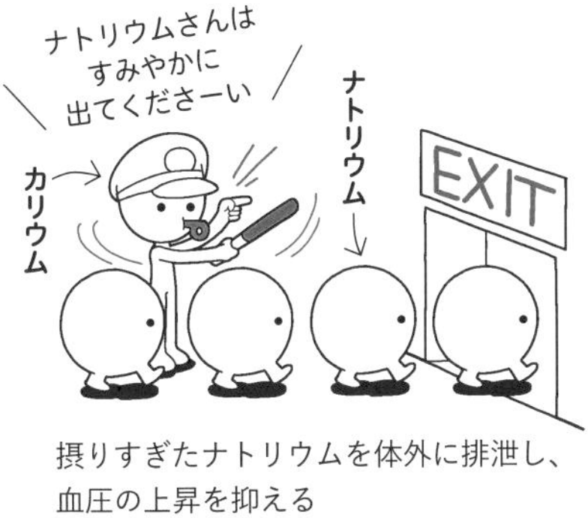
ナトリウムさんはすみやかに出てくださーい
カリウム
ナトリウム
EXIT

摂りすぎたナトリウムを体外に排泄し、血圧の上昇を抑える

FILE. 138

硫黄

sulfur

語　源	サンスクリット語で「火の元」を意味する「sulvere」に由来
主なはたらき	毛髪や皮膚の形成、有害ミネラルの解毒など
関連する物質	メチオニン、システインなど
関連する部位	皮膚、肝臓、毛髪、皮膚など

含硫アミノ酸のメチオニンやシステインを構成しています。メチオニンは抗酸化作用を持つセレンの運搬、システインは毛髪や皮膚などをつくっています。**有害ミネラルの解毒作用**もあり、ステロイドホルモンの生合成などにも活躍しています。肉類や魚類などに多く含まれています。

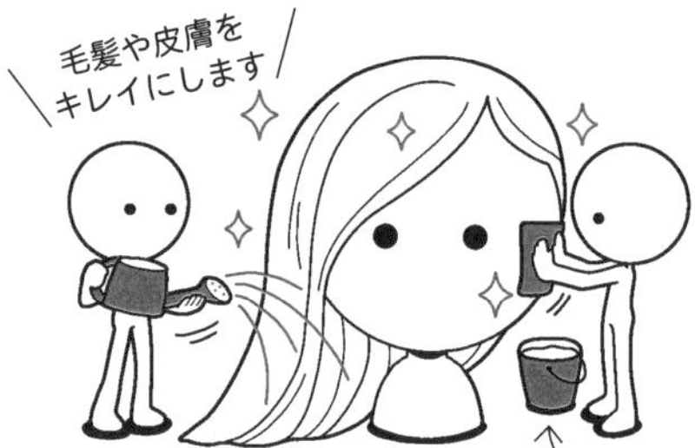

毛髪や皮膚をキレイにします
硫黄

髪の毛や皮膚などをつくるはたらきがある

FILE. 139

塩素

chlorine

語　源	ギリシャ語で「黄緑色」を意味する「chloros」に由来
主なはたらき	胃酸の構成、浸透圧の維持など
関連する物質	ペプシンなど
関連する部位	胃、すい臓など

胃酸の構成成分である塩酸の原料になるミネラルです。消化に深くかかわっており、タンパク質を分解する**ペプシンを間接的に活性**させたり、すい液の分泌にもかかわっています。そのほか体内の**浸透圧を維持する**はたらきも。消毒作用が強く、次亜塩素酸水などにも用いられています。

胃酸の構成成分となる。消化酵素であるペプシンを活性化する

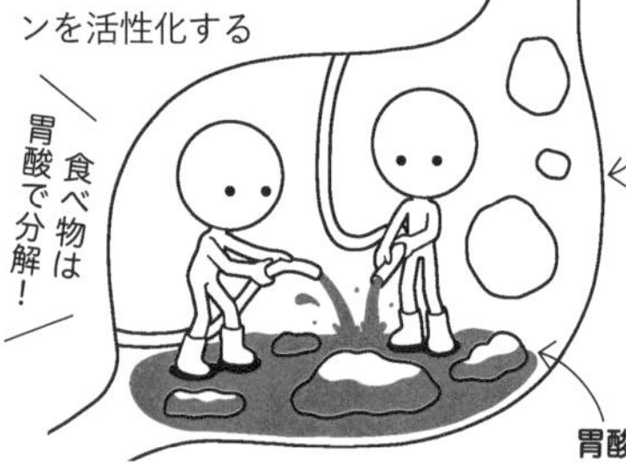

食べ物は胃酸で分解！
胃
胃酸

FILE. 140

銅

copper

語　源	ラテン語で「キュプロス島」を意味する「cyprus」に由来
主なはたらき	酸素や鉄の運搬、神経伝達など
関連する物質	ヘモグロビン、コレステロールなど
関連する部位	骨、骨格筋、血液、肝臓など

主に骨、骨格筋、血液に存在するミネラルです。**タンパク質と結合してさまざまな生体反応を起こす**役割を担っています。特に、**酸素や鉄の運搬や神経伝達**などにはたらきます。体内に入ると小腸などで吸収され肝臓に運ばれます。カキ、スルメなどの食品に多く含まれます。

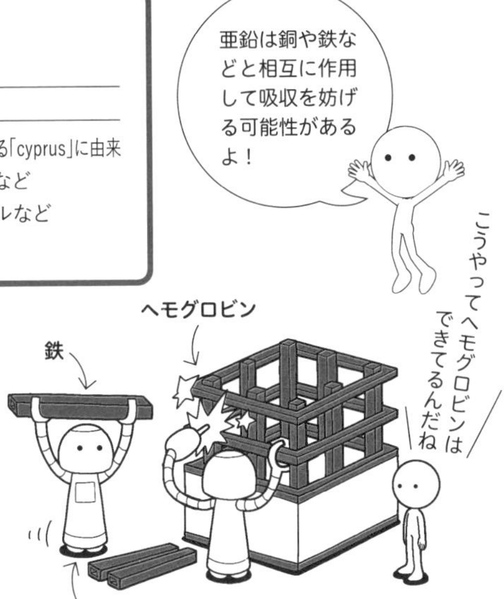

亜鉛は銅や鉄などと相互に作用して吸収を妨げる可能性があるよ！
こうやってヘモグロビンはできてるんだね

ヘモグロビンをつくるための鉄を運ぶ役割をしている

MEMO

亜鉛がひどく欠乏すると、味覚障害だけでなく慢性的な下痢や食欲減衰などを引き起こすとされています。

FILE. 141

亜鉛

zinc

語　源	ドイツ語で「フォークの先」を意味する「zinken」に由来
主なはたらき	細胞膜の安定化、遺伝子の転写など
関連する物質	転写因子、テストステロンなど
関連する部位	肝臓、腎臓、骨格筋、血液など

数多くの酵素やホルモンの成分になり、味覚を正常に保つ役割などがある

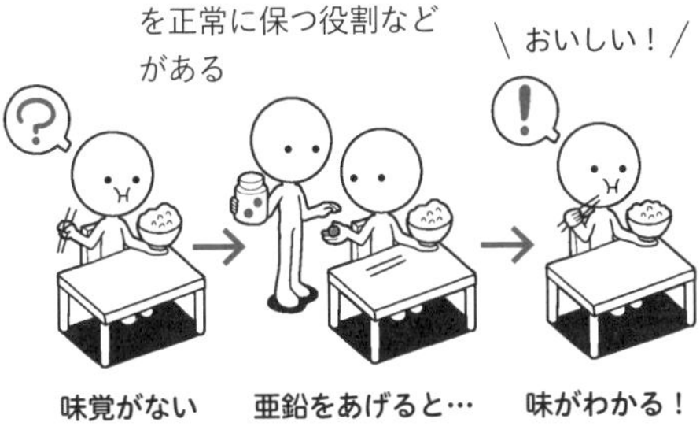

おいしい！
味覚がない
亜鉛をあげると…
味がわかる！

肝臓や腎臓、骨、筋肉に存在するミネラルです。細胞における代謝で非常に多くのはたらきを担っています。たとえば、**タンパク質や細胞膜の構造を安定化**させたり、**遺伝子の転写を調整**する作用もあります。カキやウナギに多く含まれ、欠乏すると味覚障害をきたすとされます。

FILE. 142

セレン

selenium

語　源	ギリシャ語で「月の神セレーネー」を意味する「selene」が由来
主なはたらき	抗酸化作用など
関連する物質	グルタチオンペルオキシダーゼ、ビタミンEなど
関連する部位	血液、骨格筋など

体内ではセレノタンパク質として血液や筋肉などに存在。多くの酵素がセレンをもとに生成され、主なものにグルタチオンペルオキシダーゼやヨードチロニン脱ヨウ素酵素が挙げられます。ビタミンEやビタミンCと共同で**活性酸素から組織を守る**抗酸化作用にはたらきます。

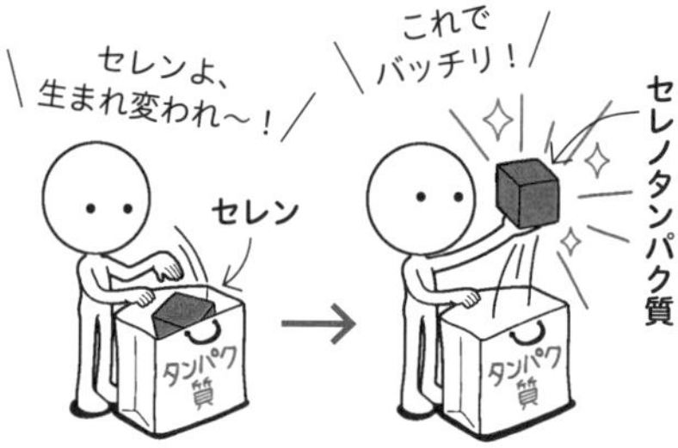

セレンは体内に取り込まれた後、セレノタンパク質になって体内ではたらく

FILE. 143

マンガン

manganese

語　源	ギリシャ語で「マグネシアの石」を意味する「magnes」に由来
主なはたらき	骨の形成、糖質や脂質の代謝など
関連する物質	マンガンスーパーオキシドジスムターゼなど
関連する部位	すい臓、肝臓、血液、毛髪など

体内の臓器に広く存在し、多くの酵素を構成するミネラルです。代表的なものにアルギニン分解酵素、乳酸脱炭酸酵素、マンガンスーパーオキシドジスムターゼなどが挙げられます。**マンガン由来の酵素は骨の形成**に関与するほか、**糖質や脂質の代謝**にもはたらきます。穀類やナッツに多く含まれます。

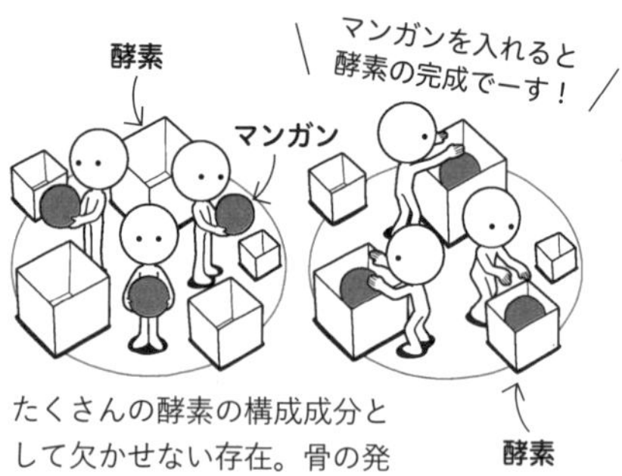

たくさんの酵素の構成成分として欠かせない存在。骨の発育に重要な役割を果たす

FILE. 144

ヨウ素

iodine

語　源 ＝ ギリシャ語で「スミレ色の」を意味する「iodes」に由来

主なはたらき ＝ 甲状腺ホルモンの生合成など

関連する物質 ＝ トリヨードチロニン、チロキシンなど

関連する部位 ＝ 甲状腺、脳など

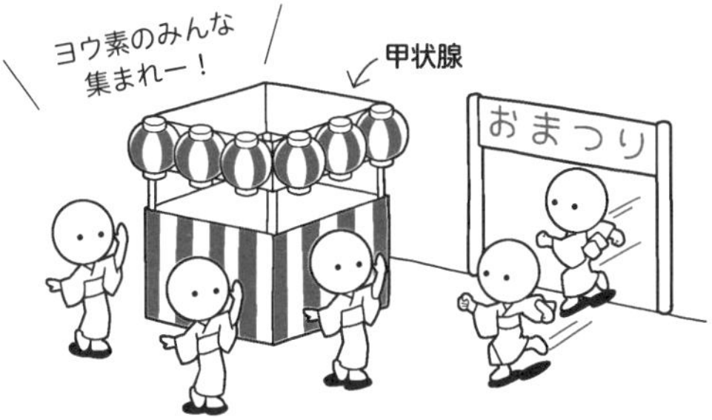
ヨウ素のみんな集まれー！
甲状腺
おまつり

甲状腺ホルモンを生成するのに必須の元素。体内に摂取されると甲状腺に集まって蓄積される

甲状腺ホルモンのトリヨードチロニンとチロキシンに不可欠な成分です。脳機能に深くかかわる甲状腺は**血液中のヨウ素**を取り込んで、甲状腺ホルモンになって貯蔵します。コンブやワカメなどに大量に含まれています。

FILE. 145

フッ素

fluorine

語　源 ＝ ラテン語で「流れる」を意味する「fluo」に由来

主なはたらき ＝ 歯のエナメル質の強化など

関連する物質 ＝ エナメル質など

関連する部位 ＝ 歯など

フッ素には歯の**エナメル質を強化**したり、むし歯の細菌が**菌を出すのを抑制**する効果が認められています。抹茶やイワシなどに含まれます。工業用にも用いられる物質で、フッ素化合物のフッ化水素は人体には猛毒とされています。

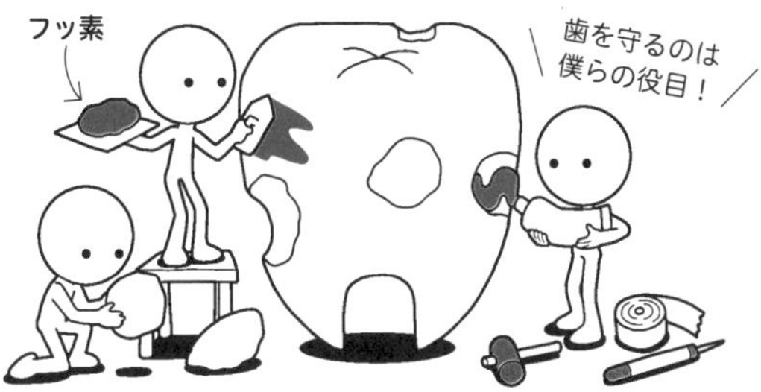
フッ素
歯を守るのは僕らの役目！

むし歯予防などに良いとされる。食事などで溶けだしたミネラルを元に戻す作用も

FILE. 146

コバルト

cobalt

語源＝ドイツ語で「地中の妖精」を意味する「kobold」に由来
主なはたらき＝ヘモグロビンの生成など
関連する物質＝シアノコバラミン、ヘモグロビンなど
関連する部位＝血液など

ビタミンB12（シアノコバラミン）を構成するミネラルです。シアノコバラミンはコバルトを含むために、すべてのビタミンの中でも特殊な構造をしています。**血液をつくるのに不可欠なビタミン**ですが、体内では合成できません。カキやハマグリなどの貝類から摂取できます。

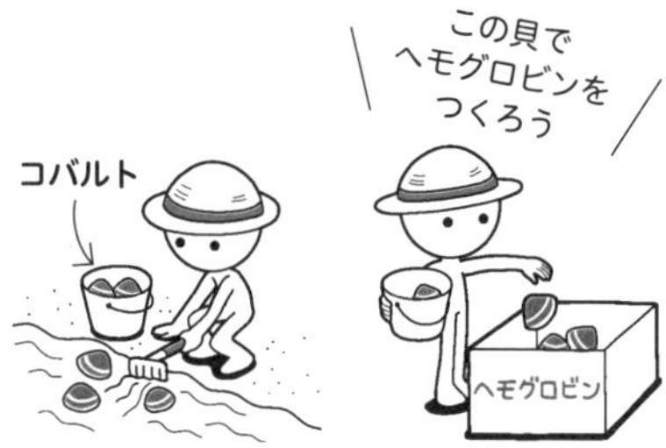

シアノコバラミンの構成成分で
ヘモグロビンの生成にかかわる

FILE. 147

クロム

chromium

語源＝ギリシャ語で「色」を意味する「chroma」に由来
主なはたらき＝グルコースの代謝など
関連する物質＝インスリン、グルコースなど
関連する部位＝血液など

クロムには、**三価クロム**と**六価クロム**の２つの形態があります。生理機能としては、**インスリン（P.221）の効果を増進**してグルコースの分解を助けることがわかっています。ただ、その構造はまだ完全に解明されておらず、研究が進められています。ブロッコリーやビール酵母などに含まれています。

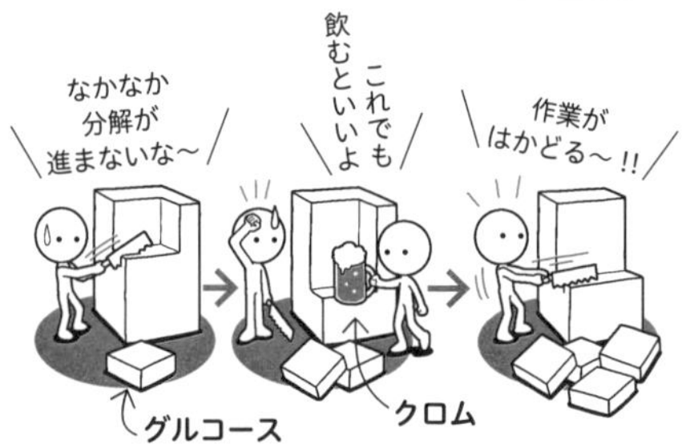

グルコースの代謝にはクロムが必要。
不足すると糖尿病のリスクが高まる

FILE. 148

モリブデン

molybdenum

語源 ＝ギリシャ語で「鉛」を意味する「molybdos」に由来

主なはたらき ＝尿酸の代謝、鉄や銅の運搬・排出など

関連する物質 ＝キサンチンオキシダーゼ、アルデヒドオキシダーゼなど

関連する部位 ＝肝臓、腎臓など

体内で肝臓と腎臓に多く存在し、キサンチンオキシダーゼ、アルデヒドオキシダーゼ、亜硫酸オキシダーゼなどの**補酵素としてはたらく**ミネラルです。いずれの酵素も尿酸や銅、鉄を排出する**解毒作用**に深くかかわっています。そのため、遺伝的にモリブデン由来の酵素を合成できないと、新生児などでは重篤な症状を引き起こします。ヒトの必須ミネラルと考えられていますが、コメなどの穀物に多く含まれ、欠乏することはほとんどありません。

【モリブデンのはたらき1】

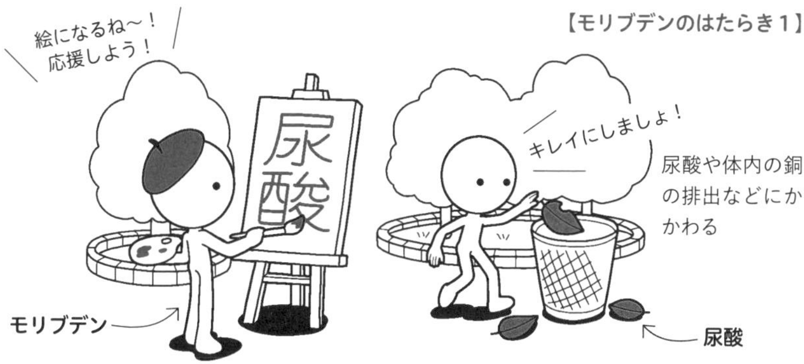

絵になるね～！
応援しよう！
尿酸
キレイにしましょ！
尿酸や体内の銅の排出などにかかわる
モリブデン
尿酸

【モリブデンのはたらき2】

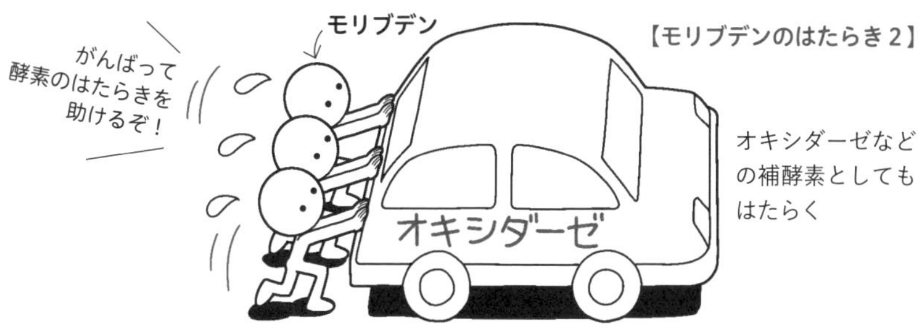

第7章

そのほかの器官をつくる物質

人間の体を構成するのは細胞です。
細胞は似たような目的をもって
組織という集団を形成し、
体内の各器官を構成しています。
ここではリンパや呼吸器系、口腔組織ではたらく
代表的な物質を紹介します。

INTRODUCTION

細胞や組織を支える物質

ヒトの体はどの部位もさまざまな物質によって構成されていますが、体を構成する基本単位は細胞です。ヒトの体には約37兆個の細胞があり、その種類は200にも及んでいます。

細胞の種類は多岐にわたりますが、基本的に同じような形、同じような目的を持って集まります。こうした集合体のことを「組織」といいます。体の基本的な組織は上皮組織、支持組織、筋組織、神経組織に分けられます。これらの組織を支えている物質にも多様な種類があり、それぞれ重要な役割を果たしています。

免疫系を担うリンパ系

ウイルスなどに対抗するため、体内では抗体という武器を用いています。その抗体を主につくっているのがリンパ球です。リンパ球はリンパ管を流れており、この組織をリンパ系と呼びます。

リンパ管は静脈や動脈に沿って存在し、途中でろ過装置であるリンパ節をいくつも構成しています。リンパ系で産出されるインターロイキンは免疫細胞の生成に欠かせない物質です。

さまざまな器官の構造を支える物質

肺や歯、胃などの重要な器官は、さまざまな物質による助けを借りて、その役割を担っています。たとえば、ヒトの呼吸を担う肺胞ではサーファクタントという物質がエネルギー消費を抑えていたり、歯ではシャーピー線維という物質が歯と歯肉を結びつけていたりします。胃での消化は物質による相互作用が欠かせません。

明るさや色を識別する眼球の仕組み

私たちが光や色を感知できるのは、網膜にあるロドプシンやイオドプシンという物質のはたらきのおかげです。この2つの物質はビタミンのレチノールで構成されています。

POINT

- **リンパ系には免疫を支える細胞をつくる物質がある**
- **肺や歯、胃では各器官の役割を支える物質が存在している**
- **光や色を識別するのはロドプシンとイオドプシン**

FILE.
149

インターロイキン

interleukin

語　源	英語で「白血球相互間のシグナル物質」を意味する
主なはたらき	免疫細胞の活性化など
関連する物質	サイトカイン、IL6、リンパ球など
関連する部位	感染・炎症部位など

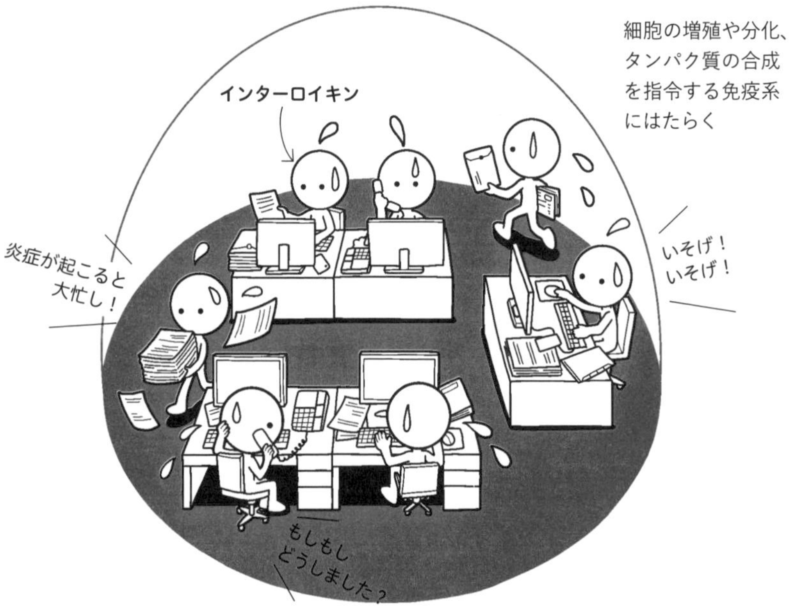

細胞の増殖や分化、
タンパク質の合成
を指令する免疫系
にはたらく
インターロイキン
炎症が起こると
大忙し！
いそげ！
いそげ！
もしもし
どうしました？

免疫細胞間の情報伝達をするサイトカインの一種。サイトカインは、感染や炎症などの刺激に応じて細胞から産生されます。インターロイキンは、主にリンパ球によって産生。**免疫系の細胞に分化・増殖を促し、細胞死を引き起こしたりします**。実に30種類以上が確認されていて、ILという略称に数字が割り当てられています。たとえば、IL1はマクロファージによって産生され、**Tリンパ球を活性化**します。また、IL6の過剰な産生は慢性関節リウマチの原因にもなるとされています。

解説

呼吸器系

ヒトが無意識的に行っているエネルギー活動のひとつが呼吸です。そして、呼吸で大きなはたらきをするのが呼吸器系です。

呼吸器系は**空気の出し入れにかかわる気道**と、**ガス交換を行う呼吸部**から成り立っています。気道は鼻、のど、気管、気管支からなり、肺までの通り道です。

肺は、呼吸を取り仕切る呼吸部と呼ばれ、ガス交換を行う**肺胞**で構成されています。肺胞には膨らませる作用がある**サーファクタント**があり、これを分泌するⅡ型細胞も点在します。

肺は、体内に酸素を取り込み、二酸化炭素を排出しています。

肺で取り込まれた酸素は血液中に拡散してヘモグロビンと結合して全身へ運ばれます。この結合した物質のことを**オキシヘモグロビン**といいます。オキシヘモグロビンの血中濃度のことを**酸素飽和度**といい、酸素飽和度が低くなると、さまざまな症状を引き起こす原因となります。

また、血液中で二酸化炭素と結合するのは**カルバミノヘモグロビン**です。この物質によって、二酸化炭素は血液中を移動することができるようになります。

これらの機能によって呼吸は支えられており、酸素はエネルギー産生に必須の分子として活用されているのです。

LESSON

優秀な運送屋・重炭酸イオン

重炭酸イオンは血中の二酸化炭素の約80％を運搬しています。これはカルバミノヘモグロビンの約8倍にもなる数値です。重炭酸イオンは赤血球内に侵入した二酸化炭素が炭酸脱水酵素によって分解、生成されます。その後すぐに血しょう中に拡散されます。

FILE.
150

サーファクタント

surfactant

語　源＝英語で「界面活性剤」を意味する
主なはたらき＝肺胞の拡張、感染防御など
関連する物質＝リン脂質、ホスファチジルコリンなど
関連する部位＝肺など

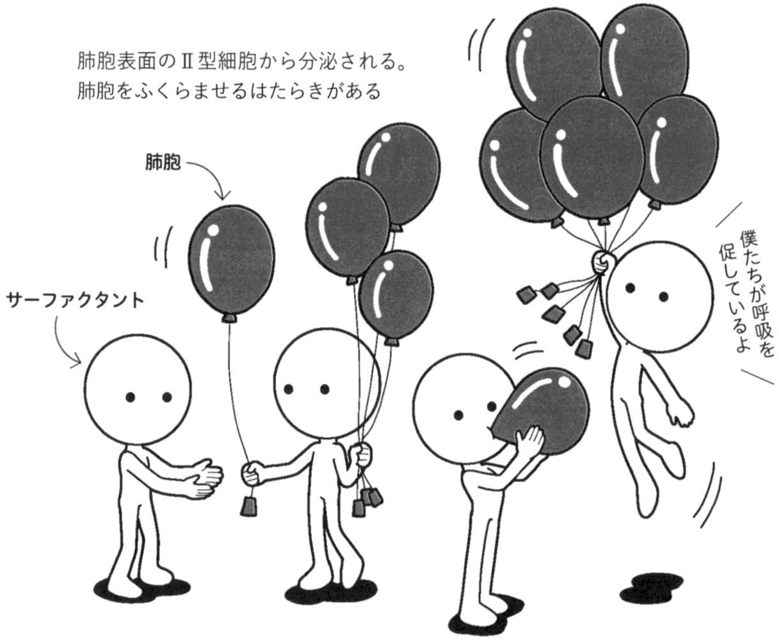

肺胞表面のⅡ型細胞から分泌される。
肺胞をふくらませるはたらきがある
肺胞
サーファクタント
僕たちが呼吸を促しているよ

肺呼吸をするに当たって、**肺胞を広げる**のに必要なエネルギーを少なくする物質です。界面活性剤としての機能があり、**肺胞が拡張する作用を助け、呼吸を行うのに非常に重要な役割**を果たしています。また、マクロファージを刺激して肺を感染から防ぐ機能も持っており、呼吸器の疾患に対する薬剤にも用いられています。リン脂質とタンパク質が結合してできており、リン脂質の多くはホスファチジルコリンで構成されています。

FILE. 151

オキシヘモグロビン

oxyhemoglobin

語　源 ＝英語で酸素を意味する「oxy」とヘモグロビン(hemoglobin)の結合語
主なはたらき ＝酸素の運搬など
関連する物質 ＝赤血球、ヘモグロビン、デオキシヘモグロビンなど
関連する部位 ＝血液など

肺胞から血しょうに溶け込んだ**酸素**が血液中で**ヘモグロビン**と結合した物質。オキシヘモグロビンは、指先などの末端組織まで酸素を運ぶと、そこで酸素を分離させて**デオキシヘモグロビン**になります。酸素を効率よく届けています。

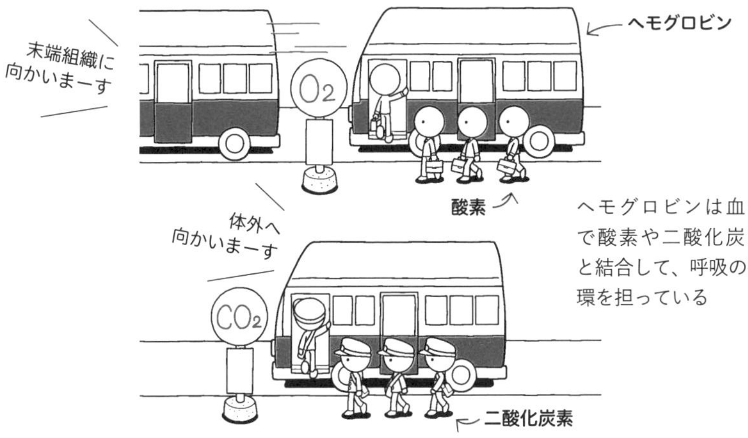
末端組織に
向かいまーす
O_2
ヘモグロビン
酸素
体外へ
向かいまーす
CO_2
二酸化炭素

ヘモグロビンは血中で酸素や二酸化炭素と結合して、呼吸の循環を担っている

体内で発生した二酸化炭素は赤血球まで浸透して、炭酸脱水酵素の作用によって、重炭酸イオンに変わるか、ヘモグロビンと結合してカルバミノヘモグロビンになります。その後、肺胞まで到達して**呼吸器から体外に排出**されます。

FILE. 152

カルバミノヘモグロビン

carbaminohemoglobin

語　源 ＝英語でカルバミン酸誘導体を意味する「carbamino」とヘモグロビン(hemoglobin)の結合語
主なはたらき ＝二酸化炭素の運搬など
関連する物質 ＝赤血球、ヘモグロビン、重炭酸イオンなど
関連する部位 ＝血液など

解説

歯の構造と成分

歯は食べ物をかみ切る、かみ砕く、すり潰すなどの役割を担っており、最初に食べ物を消化する器官ともいえます。一生の間に生える本数は、永久歯では32本で、左右対称になっています。それぞれ形状が異なっており、生えている場所によって切歯(せっし)（前歯）や臼歯(きゅうし)（奥歯）などの呼び名があります。前歯は食べ物をかみ切り、切り裂いて、臼歯は平たい構造ですり潰す機能に向いています。

歯は基本的に**エナメル質、象牙質、セメント質**で構成され、ほぼすべてが**リン酸カルシウム**でできています。歯は白いと思われがちですが、よく見ると少し黄色味がかかっています。これは、歯の本体が骨よりも少し硬い象牙質でできているからです。

象牙質の中には歯髄腔(しずいくう)という空間（腔所(くうしょ)）があり、歯髄という組織が占めています。歯髄には歯に栄養素を供給する血管や歯の痛みを伝える神経が入り込んでいて、歯医者などで俗に「神経」などと表現されている部分です。

また、歯の根っこにあたる歯根(しこん)はセメント質で覆われていて、歯と歯肉を結びつけています。その役割を担っているのがコラーゲンでできた**シャーピー線維**です。このように、歯は二層の物質で血管や神経を覆うことで、その強度を保っているのです。

LESSON

舌の構造と味覚

味覚を機能的に果たしている舌は、前の2/3が舌体(ぜったい)、後方の1/3が舌根(ぜっこん)という部位に分かれています。味覚を感じるのは、舌体と舌根のちょうど分かれ目にある味蕾(みらい)という構造に由来しています。甘味はエネルギー源、塩味はミネラル、旨味はグルタミン酸、苦みは毒物といったように味覚によって成分を見極めています。

FILE. 153

ハイドロキシアパタイト

hydroxyapatite

語　源 = 英語で水素と酸素の化合物を表す「hydroxy」と「燐灰石」を意味する「apataite」の結合語

主なはたらき = 歯や骨の形成など

関連する物質 = リン酸カルシウム、コラーゲンなど

関連する部位 = 歯、骨など

リン酸カルシウムの一種で、コラーゲンとともに歯や骨の主成分を担っています。歯には、大きく歯ぐきから突き出している歯冠(しかん)と、歯ぐきに埋もれている歯根(しこん)という部位があります。白く見えている部分は**エナメル質**と呼ばれ、約97%が**ハイドロキシアパタイト**で構成されています。また、この物質はエナメル質の下にある象牙質、歯根に密着しているセメント質も構成。歯には欠かせない物質です。

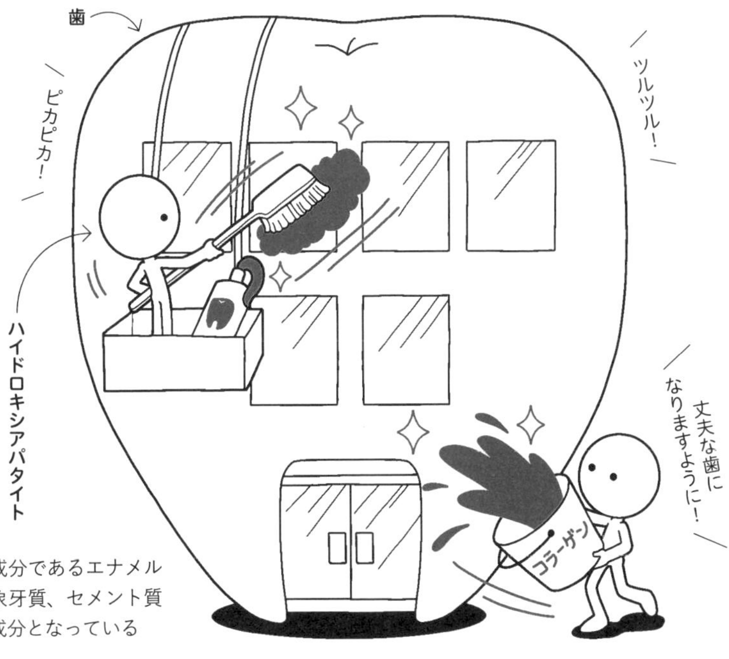
歯
ピカピカ!
ツルツル!
ハイドロキシアパタイト
丈夫な歯になりますように!
コラーゲン

歯の成分であるエナメル質、象牙質、セメント質の主成分となっている

FILE.
154

シャーピー線維

sharpie fiber

語　源 ＝組織学者Sharpy（発見者）に由来
主なはたらき ＝歯周組織や腱の形成など
関連する物質 ＝セメント質、象牙質など
関連する部位 ＝歯、筋肉、腱、靭帯など

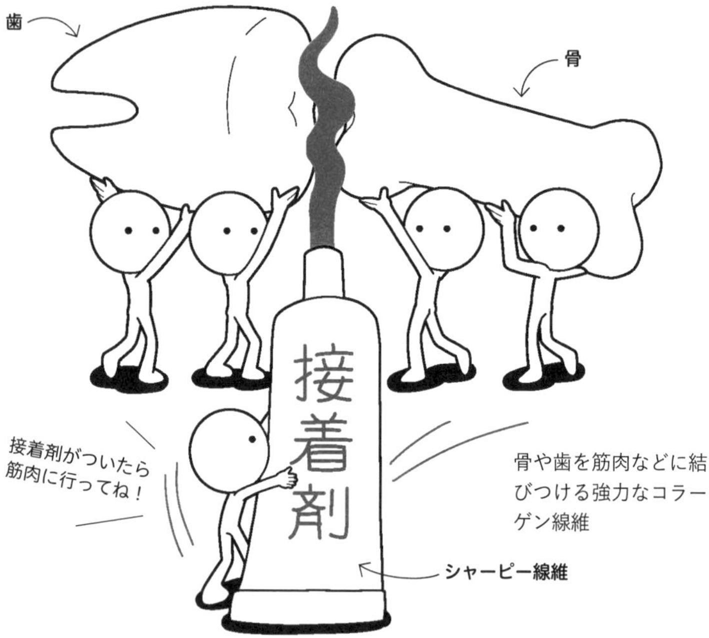

歯
骨
接着剤
接着剤がついたら
筋肉に行ってね！
骨や歯を筋肉などに結びつける強力なコラーゲン線維
シャーピー線維

歯と歯周組織を結びつけている強力なコラーゲン線維。歯周組織は歯の周囲にある組織で歯肉、歯根膜とセメント質、歯槽骨で構成されています。シャーピー線維は、それぞれの部位を結びつける役割を果たしていて、主に①象牙質とセメント質と歯肉、②歯と遊離した歯肉、③骨とセメント質を結びつけています。また、シャーピー線維は**筋肉、腱、靭帯などを骨と結びつける**役割を果たしており、ヒトの弾力性に富んだ動きを実現しています。

解説

胃の構造と消化液

胃は食道と小腸の間にある食べ物を消化する消化管のひとつです。胃粘膜の表面には胃小窩（いしょうか）という多数のくぼみがあります。細い管状になっていて、主に胃液を分泌しています。

また、胃粘膜を構成する細胞は、タンパク質分解酵素であるペプシンを分泌する**主細胞**、塩酸と**内因子**を分泌する**壁細胞**（へきさいぼう）があります。ガストリンを分泌するG細胞は、小腸とつながる幽門部、食欲を調節するグレリン分泌細胞は胃の中心部などに広く分布しています。

胃は口腔内で細かくされた食べ物を分泌する胃液で消化するはたらきがあります。胃液は強酸性で、1日に1～1.5ℓほど分泌されます。その主要成分は塩酸とペプシンです。塩酸は壁細胞から分泌され、ペプシンはその前身である**ペプシノーゲン**の状態で主細胞から分泌されています。ペプシノーゲンは塩酸によって**ペプシン**に変えられて活性化してから食べ物の消化(特にタンパク質)を行っています。

また、胃液はG細胞からガストリンが血液中に放出され、胃の食道に近い部分である胃底部に運ばれて分泌する仕組みになっています。こうして消化・分解された食べ物は小腸に入って、栄養素として吸収されているのです。

LESSON

そのほかの消化液

消化液には、胃液のほかに唾液やすい液などがあります。唾液は1日約1ℓ分泌されていて、そこに含まれるαアミラーゼによってデンプンをデキストリンやマルトースなどに変換しています。すい液は1日に約500～800mℓほど分泌され、重炭酸イオンを多く含んでいます。重炭酸イオンは弱アルカリ性で、胃から送られてきた酸性の物質を中和しています。

FILE. 155

内因子

Intrinsic factor

語　源 ＝英語で「内在的」を意味する「Intrinsic」と「因子」を意味する「factor」の結合語

主なはたらき ＝ビタミンB12の吸収など

関連する物質 ＝ビタミンB12（シアノコバラミン）など

関連する部位 ＝小腸など

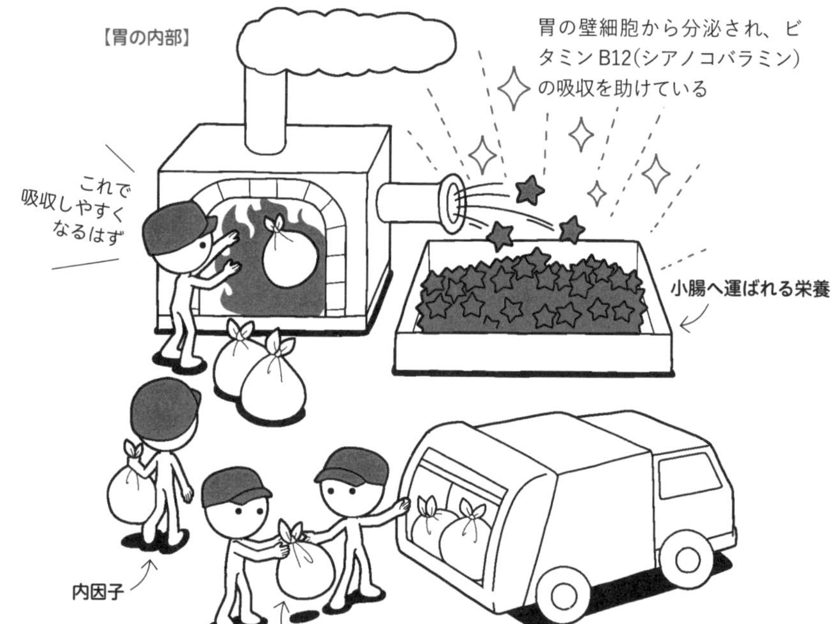
【胃の内部】
胃の壁細胞から分泌され、ビタミンB12（シアノコバラミン）の吸収を助けている
これで吸収しやすくなるはず
小腸へ運ばれる栄養
内因子
ビタミンB12

食べ物を分解する胃液に含まれる物質。**内因子はビタミンB12（シアノコバラミン）と結合**して、小腸で吸収されます。ビタミンB12は赤血球の形成や神経機能の維持、DNAの合成などにかかわっているため、不足するとさまざまな症状を引き起こすとされています。内因子の産出がうまくできなくなり、ビタミンB12の吸収が停滞してしまうと、悪性貧血の原因にもなります。そのため、内因子は健康の維持に大切な役割を果たしているのです。

FILE. 156

ペプシノーゲン

pepsinogen

語　源 = 分解酵素のペプシン(pepsin)と前駆体を表す「ogen」の結合語

主なはたらき = ペプシンに変換され分解酵素になるなど

関連する物質 = ペプシン、塩酸など

関連する部位 = 胃など

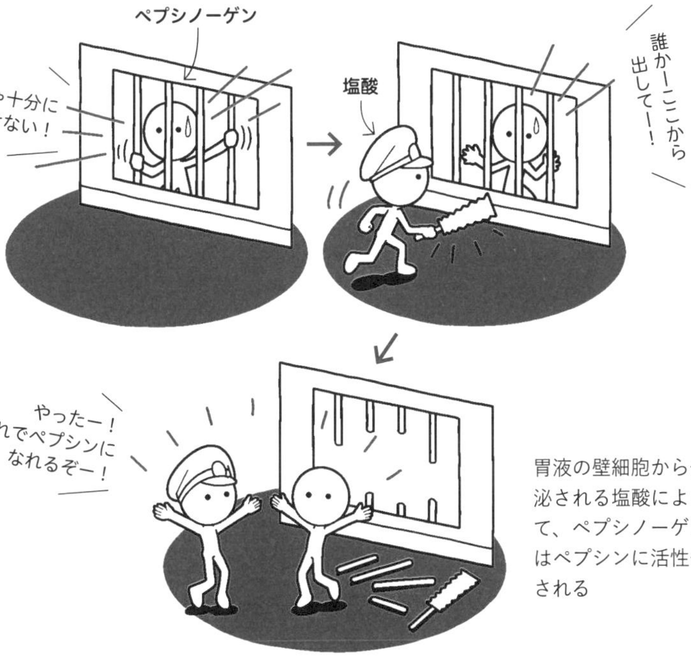
ペプシノーゲン
ここじゃ十分にはたらけない！
塩酸
誰かーここから出してーー！
やったー！これでペプシンになれるぞー！

胃液の壁細胞から分泌される塩酸によって、ペプシノーゲンはペプシンに活性化される

胃の粘膜にある主細胞から分泌される**ペプシンという分解酵素のもととなる物質**。ペプシノーゲンは、胃液の壁細胞から分泌される塩酸によって、ペプシンへと活性化されて機能を発揮します。また、ペプシン自身もペプシノーゲンに作用して活性化を促します。ペプシノーゲンは胃がんとの関連も指摘されています。胃の炎症が長く続いて胃粘膜の萎縮が起こると、血中のペプシノーゲンの量が減少。その萎縮が続くと胃がんリスクが高まります。

解説

感覚器の役割と眼球の構造

視覚や聴覚といったヒトの五感を担っている器官のことを**感覚器**と呼びます。感覚器が感知する感覚は大きく分けて**体性感覚**、**内臓感覚**、**特殊感覚**に分類されています。体性感覚は痛みや温度などの感覚、内臓感覚は満腹感や便意、特殊感覚は視覚や聴覚、嗅覚、味覚などを指しています。特殊感覚はそれぞれ特定の部位によって感受されています。

なかでも、視覚は色や光を感知する重要な役割を果たしています。言うまでもありませんが、視覚を機能させているのは眼球です。眼球は、外側から順番に強膜(きょうまく)、脈絡膜(みゃくらくまく)、網膜と３層の膜によって覆われています。

強膜は主にコラーゲンによって構成されており、表面が涙で覆われています。小さな異物などが入った場合に痛みを感じるなどのはたらきをしています。

脈絡膜は、血管と色素に富んでおり、ぶどう膜を脈絡膜、毛様体、虹彩という3つの部分で構成しています。毛様体では**目の遠近感の調節**をしたり、虹彩では瞳孔を開いたりしています。

最後の網膜には、色や光を感知する機能があります。網膜に分布する視細胞ではレチナールで構成された**ロドプシン**という物質が光を感知して、**イオドプシン**という細胞で色を見分けています。

LESSON

涙が持つさまざまな役割

涙は悲しいときやうれしいときにあふれ出すだけではありません。眼球を守るうえで大切な役割を担っています。涙は涙腺から分泌される涙液(るいえき)と、結膜からの分泌液が混じったもので、表面から油層、水・ムチン層、膜型ムチン層の薄い膜が重なってできています。眼球の表面を外界から守ったり、乾燥を防ぐだけでなく、角膜に栄養を届け、細菌などの侵入を防いでいます。

FILE. 157

ロドプシン

rhodopsin

語　源	ラテン語で「バラ色」を意味する「rhodon」と「視覚」を意味する「opsis」の結合語
主なはたらき	光の感知など
関連する物質	レチナール、グルタミン酸など
関連する部位	網膜など

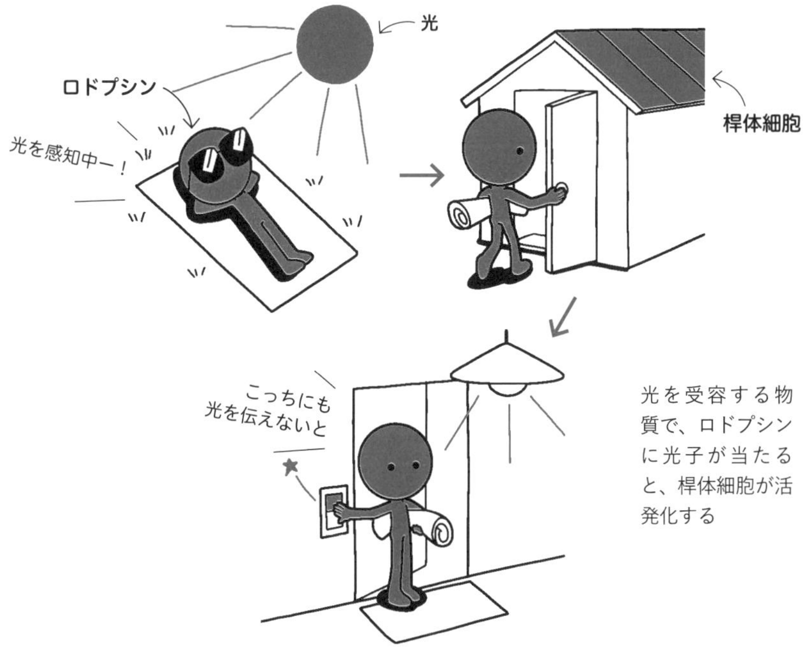
光
ロドプシン
光を感知中ー！
桿体細胞
こっちにも
光を伝えないと

光を受容する物質で、ロドプシンに光子が当たると、桿体細胞が活発化する

網膜で光の感知にはたらく物質で、ビタミンA1の**レチナールにオプシンが結合した分子**です。網膜にある**桿体細胞**（かんたいさいぼう）は細長い筒状になっており、その内部には円板状の膜が敷き詰められています。ロドプシンはその膜に存在しています。光が当たるとロドプシン内のレチナールが反応し、桿体細胞のグルタミン酸の放出が減少。それによって桿体細胞が活発化して、興奮信号が神経細胞に伝わって光を感知するのです。

FILE. 158

イオドプシン

iodopsin

語　源＝ラテン語で「視覚」を意味する「opsis」に由来
主なはたらき＝色の識別など
関連する物質＝レチナール、オプシン、ロドプシン、グルタミン酸など
関連する部位＝網膜など

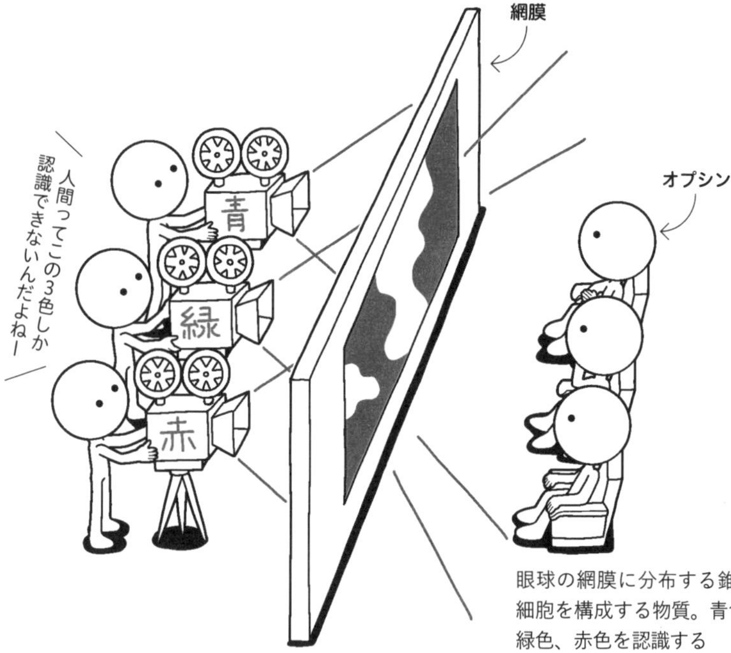
網膜
オプシン
人間ってこの3色しか認識できないんだよねー
青
緑
赤

眼球の網膜に分布する錐体細胞を構成する物質。青色、緑色、赤色を認識する

網膜で色の識別を行う物質で、レチナールとオプシンで構成されています。網膜にある**錐体細胞**（すいたいさいぼう）は、円錐状をしていて、膜でできた円板が多数敷き詰められており、ここにイオドプシンが存在しています。抗生物質のオプシンは**青と緑と赤の波長を吸収する3つの種類**があり、これが色を識別しています。この3色は「光の3原色」と呼ばれていますが、その理由はヒトが3つのオプシンで色を感知しているからです。

第2部

体の機能を維持する物質

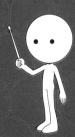

ホルモンとは?

内分泌系で産生されるホルモンは、血液の中を動き回って、
体内の恒常性を維持するはたらきを担っています。

ホルモンを産生する内分泌系

体内でつくられた物質を分泌する仕組みには、**外分泌**と**内分泌**があります。外分泌は消化などで分泌物を内臓諸器官と体壁との間にある体腔や体外に放出することを指します。

一方、内分泌は分泌物が細胞を浸している間質液(かんしつえき)を介して、血液中に分泌することです。この内分泌で放出される物質をホルモンと呼びます。そのためホルモンを産生する器官のことを**内分泌系**と呼びます。ホルモン分泌をする内分泌腺を持つ主な器官は、脳や副腎、すい臓や子宮などがあります。(右図参照)

産生の仕組みとホルモンの特徴

ホルモンは内分泌腺にある細胞でつくられ、血液に放出されて全身に循環されます。そして、標的となる細胞を見つけて、その機能を亢進(こうしん)したり抑制したりしています。

大きく分類すると水に溶ける**水溶性ホルモン**と、油に溶ける**脂溶性ホルモン**があります。水溶性ホルモンは標的となる細胞の細胞膜上にある受容体と結合して酵素などを活性化し、特定の生理反応をを起こします。

脂溶性ホルモンは、細胞膜を通過して核内に存在している受容体に結合して遺伝子の発現量を変化させ、タンパク質を産生します。

各器官から分泌される主なホルモン

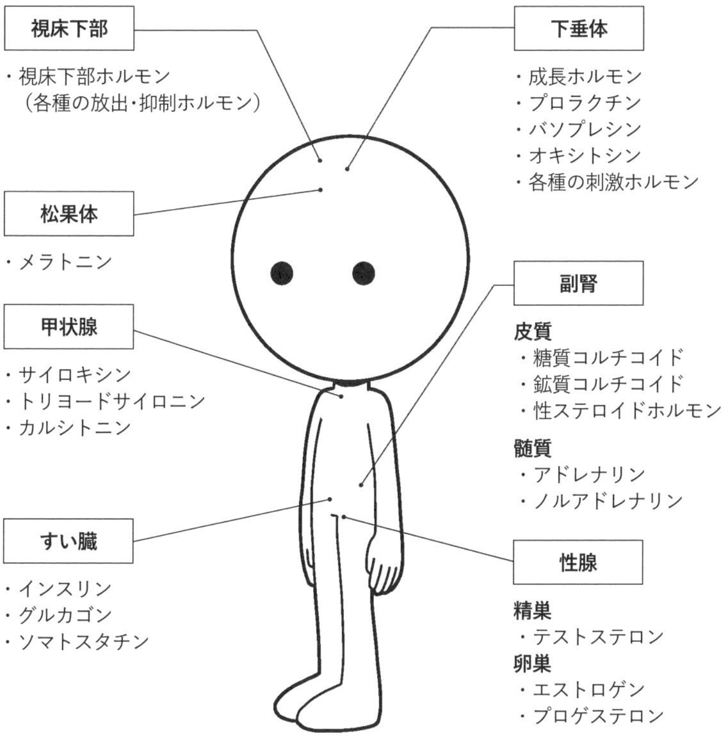

ホルモンの産出器官は、主に脳や腎臓、生殖器など。それ以外に消化管や心臓などからも分泌されており、それぞれ多様なはたらきをしている

POINT

- **ホルモンは特定の器官にある内分泌腺から放出される**
- **ホルモンは特定の細胞の機能を亢進・抑制する**
- **脂溶性ホルモンと水溶性ホルモンがある**

3種類のホルモンとその構造

ホルモンは、水溶性と脂溶性以外にも基本構造の違いによって、主に**ペプチドホルモン**、**ステロイドホルモン**、**アミンホルモン**に分けられます。

ペプチドホルモンは、インスリンや成長ホルモンのように、数個から100個以下のアミノ酸が連結してできています。糖質コルチコイドに代表されるステロイドホルモンは、コレステロールを原料にしています。アミンホルモンはアミノ酸が化学反応を起こしたもので、ドーパミンや甲状腺ホルモンなどがあります。

3種類のホルモンの代表例

種類	基本構造	代表的なホルモン
ペプチドホルモン	アミノ酸の連結	インスリン、成長ホルモン、 グルカゴン、オキシトシンなど
ステロイドホルモン	コレステロール	性ステロイドホルモン、 糖質コルチコイド、鉱質コルチコイドなど
アミンホルモン	アミノ酸誘導体	ドーパミン、甲状腺ホルモン、 セロトニン、メラトニンなど

ホルモン分泌を調節する体の機能

血液中のホルモン濃度は、過剰でも不足でも健康に影響を及ぼします。そのため、体内にはホルモン分泌を調節する機能があり、体内の濃度を一定に保っています。調節にはたらくのはホルモン同士や血液中の物質(イオン)などです。そのほか、すい臓などでは神経によっても調節されています。

血糖値などを調節する機能

ホルモンは神経系と協力して、血糖値や血中カルシウム濃度を一定に保っています。たとえば、血糖値は通常1dℓあたり100mgで、インスリンやグルカゴン、糖質コルチコイドなどによって調節されています。このうち、**血糖値を低下させるホルモンはインスリンだけ**です。

また、生体内に最も多く存在する**カルシウムイオン**は、通常血清1dℓあたり10mg程度に保たれています。カルシウムイオンは、骨や小腸、腎臓などによって調節されていますが、その際はパラトルモンやカルシトニン、ビタミンDなどが力を発揮しています。

ストレスに対抗する！

ストレス反応においても、ホルモンは重要なはたらきをしています。ストレスを起こす要因をストレッサーといい、その情報は脳内の視床下部に伝えられます。視床下部はその情報をもとに神経系や内分泌系に対抗手段を取るよう指令を与えます。その際、各ホルモンはストレスに対するさまざまな反応を示します。

たとえば、恐怖を感じたときに副腎髄質ではアドレナリンやノルアドレナリンなどを分泌し、体に緊張などを引き起こします。ストレスに対抗するためにはホルモンバランスが大切なのです。

POINT

- **基本構造によって3種に分類される**
- **ホルモンはイオンなどの物質とも共同ではたらく**
- **血糖値のコントロールやストレス反応にはたらく**

第1章 脳×ホルモン

脳内でホルモンを産生する代表的な器官は
視床下部と下垂体です。
視床下部はヒトの体温を調節したり、
ストレス反応を取り仕切るリーダーで、
下垂体はその管理下に置かれています。
2つの器官のはたらきを学びましょう。

INTRODUCTION

ホルモンを産生する視床下部と下垂体

脳にはさまざまな部位がありますが、ホルモンの産生器官として有名なのは視床下部と下垂体です。

視床下部は、大脳と小脳の間にある間脳（かんのう）にあります。間脳は感覚に関する情報の伝達や、自律神経の働きを調節する機能を持っています。視床下部はえんどう豆くらいの大きさで、4gほどの小さな領域ですが、神経細胞と内分泌細胞の両方の性質を持っています。

下垂体は、視床下部から垂れ下がっているような形状をしており、さまざまなホルモンを分泌しています。

視床下部はホルモン分泌の司令塔

視床下部は、ホルモン分泌の司令塔のような存在です。体温調節や摂食、性行動、ストレス反応といった**体内の恒常性を維持**するシステムを管理・制御しています。

視床下部でつくられるホルモンは、主に下垂体で産生される成長ホルモンやプロラクチンを放出するよう指令を出すホルモンで、下垂体は常に視床下部の管理下に置かれています。

下垂体に多い成長にかかわるホルモン

下垂体の前部にある下垂体前葉からは6種類のホルモンが分泌されています。そのうち甲状腺刺激ホルモン、副腎皮質刺激ホルモン、卵胞刺激ホルモン、黄体形成ホルモンは特定の内分泌腺を刺激して、別のホルモン分泌を促進しています。また、発育期の成長を促す成長ホルモンや、女性の乳腺の発達を促進するプロラクチンなども産生しています。

一方、下垂体後葉から分泌されるのはバソプレシンとオキシトシンの2つです。バソプレシンは、血しょうの浸透圧が上昇したときに分泌が亢進されて、腎臓で水分の再吸収を促します。オキシトシンは分娩時や授乳時などに特に分泌され、子宮の収縮運動を促進。乳首吸引の刺激では反射的に分泌されます（吸啜反射）。

POINT

- **脳内でホルモン産生を行う代表的な器官は視床下部と下垂体**
- **視床下部は下垂体で産生されるホルモンを管理する**
- **下垂体では成長にかかわるホルモンが多く産生される**

FILE. 159

成長ホルモン

growth hormone

語　源	成長に深く関連するホルモンのため
主なはたらき	子どもの成長促進、グリコーゲンの分解など
関連する物質	グリコーゲン、ソマトメディンなど
関連する部位	骨、肝臓、腎臓など

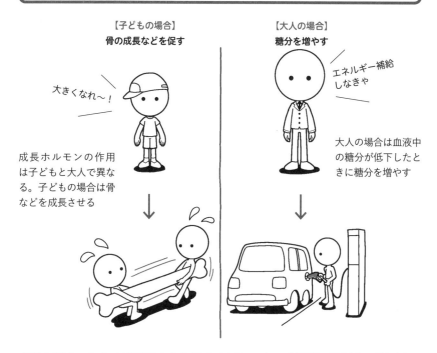

【子どもの場合】

骨の成長などを促す

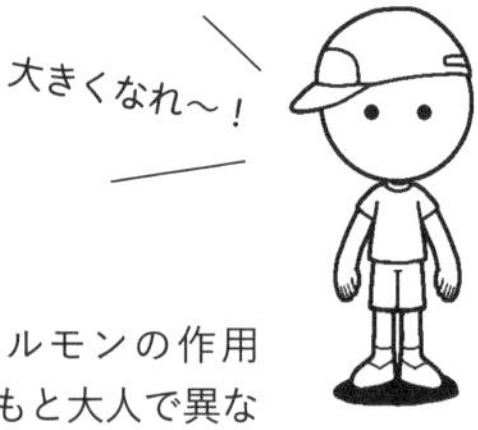

成長ホルモンの作用は子どもと大人で異なる。子どもの場合は骨などを成長させる

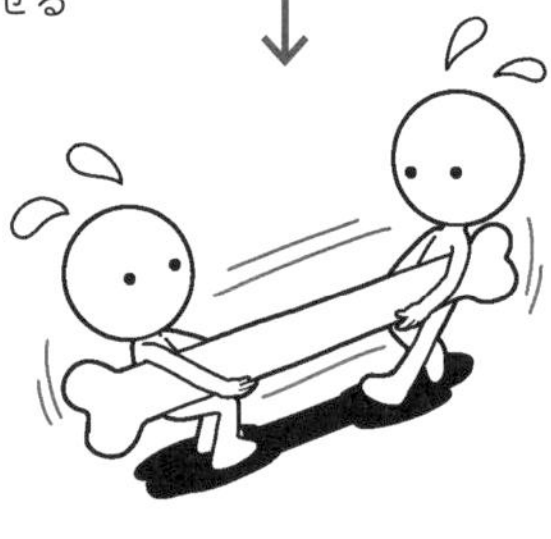

【大人の場合】

糖分を増やす

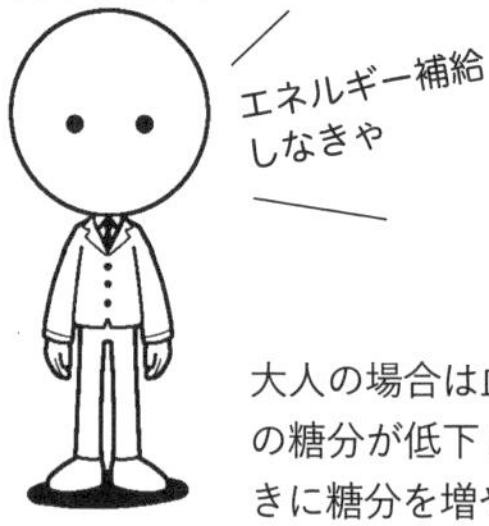

大人の場合は血液中の糖分が低下したときに糖分を増やす

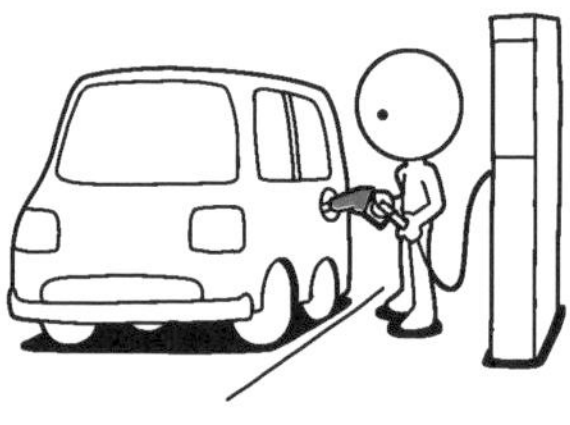

名前の通り、ヒトの**成長にかかわるホルモン**です。成長期の子どもに作用するとソマトメディンというホルモンと協力して、肝臓や腎臓、軟骨を成長させます。大人の場合は、血液中の糖分が低下したときに分泌量が増え、蓄えてあった**グリコーゲンを分解して糖分を増やす**はたらきがあります。1日の生活のなかでも分泌量が異なり、夕食直後に上昇し、4〜5時間後に低下します。

カテゴリ　ペプチドホルモン

FILE.
160

プロラクチン

prolactin

語　源＝ギリシャ語で「乳」を意味する「lact」に由来

主なはたらき＝乳の合成と分泌など

関連する物質＝視床下部ホルモン、ドーパミンなど

関連する部位＝乳首、子宮、乳腺など

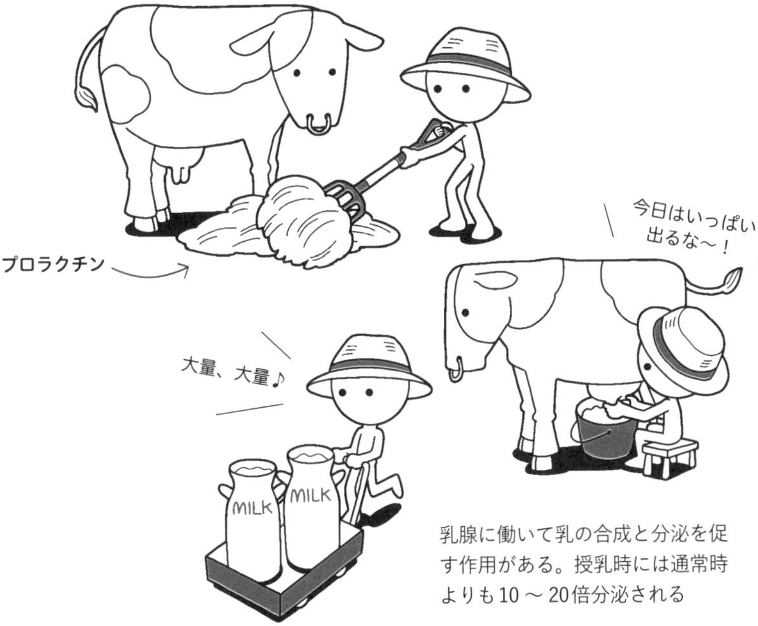
プロラクチン
今日はいっぱい出るな～！
大量、大量♪
MILK
MILK

乳腺に働いて乳の合成と分泌を促す作用がある。授乳時には通常時よりも10～20倍分泌される

泌乳ホルモンとも呼ばれ、乳腺にはたらいて**乳の合成と分泌**を促します。授乳時の女性では、分泌量が通常時の10～20倍に上昇。プロラクチンは睡眠中に分泌量が増加し、男性でも非妊娠時の女性と同等の量を血中に持っています。**分泌を促すのは視床下部ホルモン**で、逆にドーパミンによって抑制されます。子どもが乳首を吸うことでも分泌量が増えることが報告されています。

カテゴリ　ペプチドホルモン

解説

視床下部ホルモン

視床下部は、下垂体を介してさまざまなホルモンの分泌を促しています。その際に用いるのが視床下部ホルモンと呼ばれるもので、下垂体をはじめ甲状腺、副腎、**性腺のホルモン分泌をコントロール**しています。

下垂体は視床下部から垂れ下がっていて、視床下部から常に血液供給を受けています。下垂体の前葉・中葉と後葉は組織学的に異なっており、特に前葉・中葉は視床下部の影響を直接受けています。

また、視床下部でつくられたホルモンの一部は、下垂体後葉の毛細血管から下垂体ホルモンとして分泌されます。それがバソプレシンとオキシトシンです。この2種は前葉・中葉のホルモンとは異なり、視床下部ホルモンの影響を直接には受けません。

□ 下垂体前葉・中葉のホルモンと視床下部ホルモンの関係

下垂体ホルモン	視床下部ホルモン	
	放出ホルモン	抑制ホルモン
成長ホルモン	成長ホルモン放出ホルモン	成長ホルモン抑制ホルモン（ソマトスタチン）
プロラクチン	プロラクチン放出ホルモン	プロラクチン抑制ホルモン
甲状腺刺激ホルモン	甲状腺刺激ホルモン放出ホルモン	–
副腎皮質刺激ホルモン	副腎皮質刺激ホルモン放出ホルモン	–
黄体形成ホルモン	ゴナドトロピン放出ホルモン	–
卵胞刺激ホルモン		–
メラニン細胞刺激ホルモン	メラニン細胞刺激ホルモン放出ホルモン	メラニン細胞刺激ホルモン抑制ホルモン

※視床下部ホルモンによって放出・抑制される下垂体ホルモンの一覧

FILE.
161

エンドルフィン

endorphin

語　源 ＝英語で「内側」を意味する「endo」とモルヒネ（morphine）の結合語

主なはたらき ＝鎮痛効果、気分の高揚など

関連する物質 ＝モルヒネ、オピオイドなど

関連する部位 ＝脳、脊髄など

脳内麻薬とも呼ばれるホルモンでモルヒネなどと同様に、鎮痛効果をもたらすオピオイドに属します。α型・β型・γ型がありますが、なかでも強くはたらくのはβ型。一般的に呼ばれるエンドルフィンは、ほとんどがβ-エンドルフィンを指しています。**痛みを脳に伝えるはたらきを抑制**し、それに伴って気分が高揚したり、幸福感が得られるともされています。苦しい時間が長く続くと分泌量が増えることがあります。

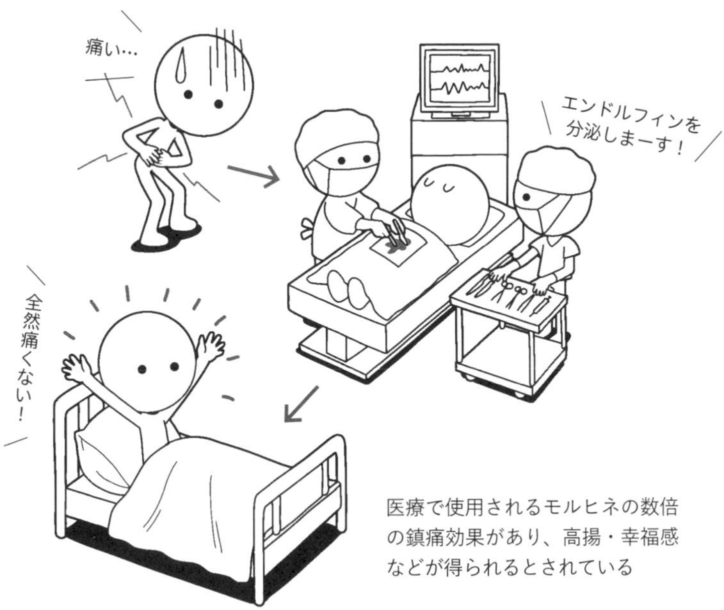

痛い…
エンドルフィンを
分泌しまーす！
全然痛くない！

医療で使用されるモルヒネの数倍の鎮痛効果があり、高揚・幸福感などが得られるとされている

カテゴリ ペプチドホルモン

FILE. 162

エンケファリン

enkephalin

語源 = ギリシャ語で「脳の中に」を意味する「kaphale」に由来
主なはたらき = 鎮痛効果、気分の高揚など
関連する物質 = エンドルフィン、プレプロエンケファリンA・Bなど
関連する部位 = 脳、副腎髄質など

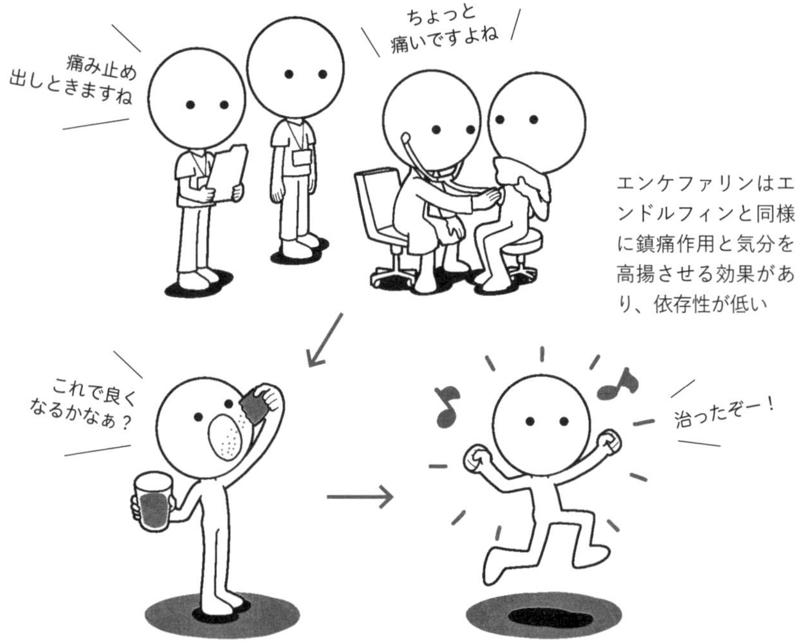

痛み止め出しときますね
ちょっと痛いですよね
エンケファリンはエンドルフィンと同様に鎮痛作用と気分を高揚させる効果があり、依存性が低い
これで良くなるかなぁ？
治ったぞー！

エンドルフィンと同様に鎮痛効果などが得られるホルモンです。エンケファリンのC末端がメチオニンかロイシンかで種類が分かれます。モルヒネやエンドルフィンに比べると**鎮痛効果は弱い**とされていますが、その分**依存性も低い**ため、医薬品などとして活用されています。プレプロエンケファリンA・Bなどの前駆体があり、神経伝達物質としてもはたらきます。

カテゴリ ペプチドホルモン

FILE. 163

バソプレシン

vasopressin

語 源 ＝ 管(vaso)と「圧迫する」を意味する「press」の結合語
主なはたらき ＝ 水分の再吸収、血管の平滑筋の収縮、血圧上昇など
関連する物質 ＝ ナトリウム、プレプロプレッソフィジンなど
関連する部位 ＝ 脳下垂体、腎臓など

抗利尿ホルモンとも呼ばれ、尿量を減少させるはたらきがあります。深夜に分泌量が増えます。プレプロプレッソフィジンと呼ばれる物質から、脳下垂体でバソプレシンに変換されます。腎臓にはたらいて水の透過性を上昇させ、**水分の再吸収を高める**作用があります。また、血管の平滑筋を収縮させるはたらきもあり、結果的に**血圧を上昇**させます。

【寝ている間のバソプレシン】

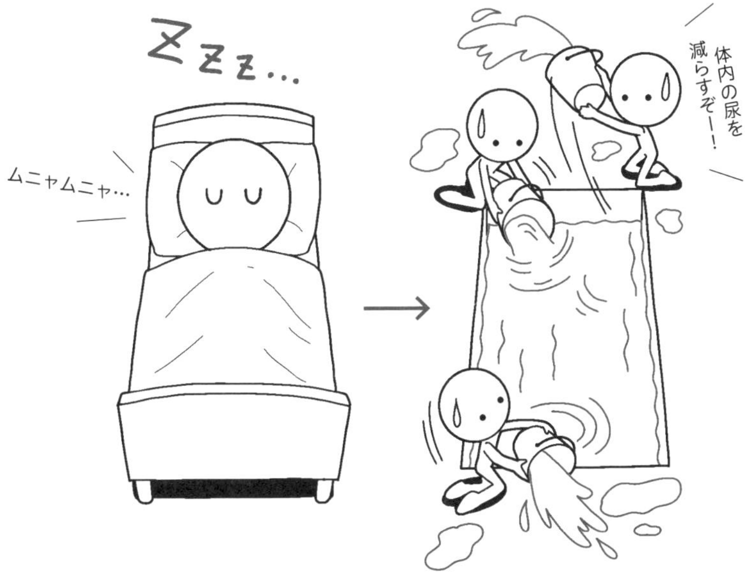

腎臓にはたらいて水の再吸収を高め、欠乏すると尿量が多くなる。深夜に分泌が多くなる

カテゴリ ペプチドホルモン

FILE. 164

オキシトシン

oxytocin

語　源 ＝ギリシャ語で「早い」を意味する「okytokos」に由来
主なはたらき ＝分娩を促進する、残った胎盤を押し出すなど
関連する物質 ＝エストロゲンなど
関連する部位 ＝乳首、子宮、乳腺など

子宮筋収縮ホルモンと呼ばれるように、**子宮を収縮させて分娩を強める**作用があります。分娩途中でも分泌されることがわかっており、産後に残った胎盤などを押し出すはたらきがあるとも考えられています。胎児の頭が**子宮口から産道に入る刺激で分泌**を高めます。子宮筋だけでなく、赤ちゃんが乳首を吸うことでも分泌が促され、乳腺を収縮させて、**乳を射出するはたらき**も備えています。

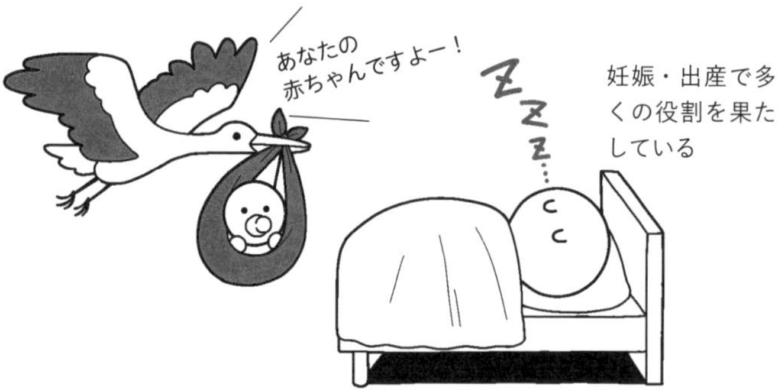
あなたの
赤ちゃんですよー！
Z Z Z…
妊娠・出産で多
くの役割を果た
している

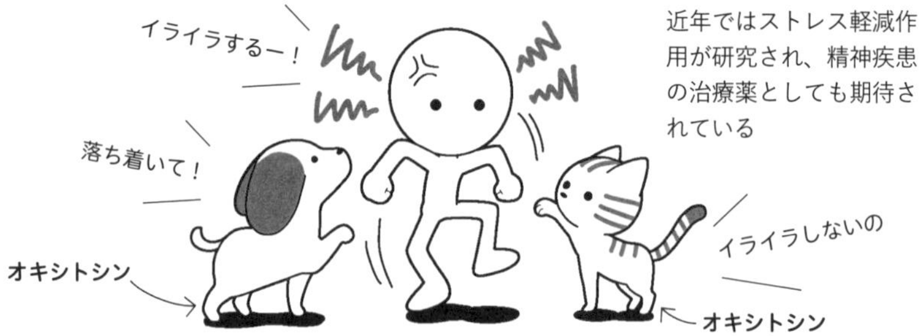
イライラするー！
近年ではストレス軽減作
用が研究され、精神疾患
の治療薬としても期待さ
れている
落ち着いて！
イライラしないの
オキシトシン
オキシトシン

カテゴリ ペプチドホルモン

解説

ホルモン分泌の調節

ホルモン分泌を調節するシステムには、**①ホルモン同士**、**②イオンや化学物質**、**③神経**、**④機械的刺激の4種類**があります。

最も一般的なのは**①ホルモン同士**による調節です。代表的なのはホルモンの放出指令を出す視床下部ホルモンで、下垂体から別のホルモンを分泌するよう指示し、そこから末梢組織にまで血管で運ばれて標的器官や細胞にはたらきます。

また、血液中の**②イオンや化学物質**の濃度が変化することによってホルモン分泌が調節されます。たとえば、血液中のカルシウム濃度が低下すると、副甲状腺からパラトルモンの分泌が促進されます。このシステムでは、ほかにもカルシトニンやインスリン、グルカゴンも分泌されます。

③神経による調節でメインにはたらくのは、主に自律神経系。ストレスなどで交感神経系がはたらくと、その刺激によって副腎髄質からアドレナリンなどが分泌されます。

④機械的刺激は、心臓や血管が伸縮する刺激などで反射的にホルモンが分泌するシステムで、心房性ナトリウム利尿ペプチド、ガストリンやレニンが当てはまります。

□ ホルモンが分泌されるシステムの例

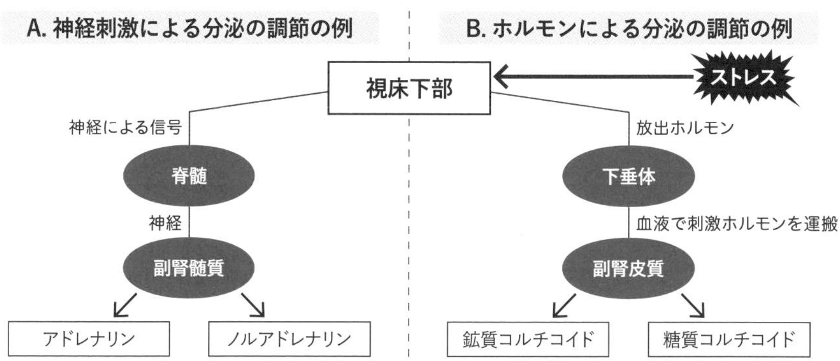

神経による分泌の場合は脊髄を仲介して、信号が末梢組織に伝わる。
一方、ホルモンによる分泌ではホルモンが血液で運搬される

FILE. 165

レプチン

leptin

語　源 ＝ギリシャ語で「やせる」を意味する「leptos」に由来

主なはたらき ＝食欲の抑制、エネルギー代謝の亢進など

関連する物質 ＝中性脂肪（トリグリセリド）など

関連する部位 ＝脂肪組織、視床下部など

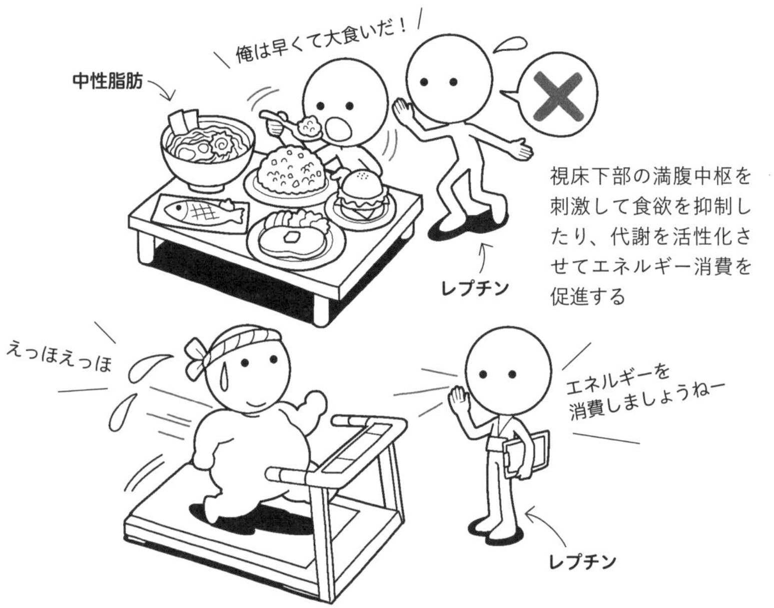

中性脂肪
俺は早くて大食いだ！
視床下部の満腹中枢を刺激して食欲を抑制したり、代謝を活性化させてエネルギー消費を促進する
レプチン
えっほえっほ
エネルギーを消費しましょうねー
レプチン

脂肪組織から分泌されて、視床下部を介してはたらくホルモンです。主に栄養状態や体脂肪を反映して血中を循環して**満腹中枢を刺激**。満腹感を感じさせることで食欲を抑制します。また、エネルギー代謝を亢進するので**体脂肪を減少させる**ともされます。分泌が増えるのは食後20～30分たってから。早く食べることが悪いとされる理由のひとつです。レプチンが減少すると、血圧の上昇や中性脂肪の増加などを引き起こします。

カテゴリ ペプチドホルモン

FILE. 166

メラトニン

melatonin

語　源 ＝英語で「黒色素胞」を意味する「melanophore」に由来

主なはたらき ＝概日リズムの調節、催眠作用など

関連する物質 ＝トリプトファン、セロトニンなど

関連する部位 ＝松果体、網膜など

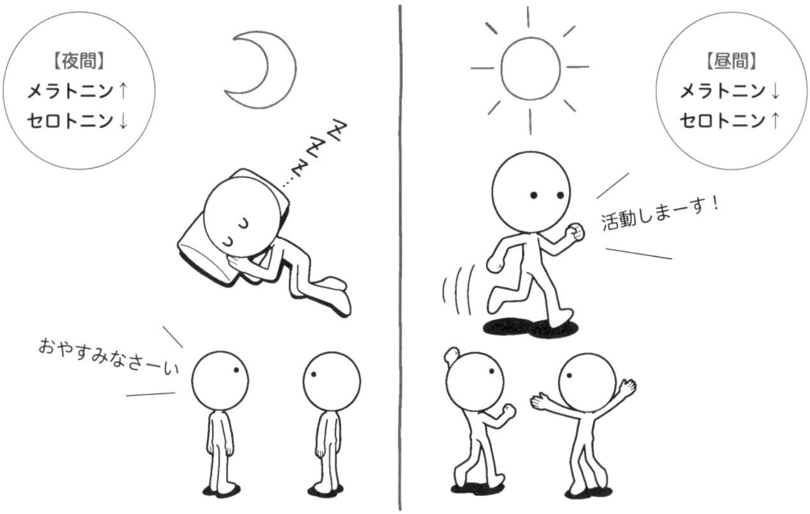
【夜間】
メラトニン↑
セロトニン↓
Z Z Z Z…
おやすみなさーい
【昼間】
メラトニン↓
セロトニン↑
活動しまーす！

セロトニンから合成され、夜間に多量に分泌して睡眠を誘発する。
セロトニンとの作用で睡眠と覚醒のリズムを調節している

松果体から分泌されるホルモン。トリプトファンから酵素の反応によってセロトニンになり、最終的にメラトニンが生成されます。網膜で光を受けると松果体におけるメラトニン合成が抑制され、逆に夜間に分泌量が十数倍に増加することがわかっています。このはたらきにより、メラトニンが**概日リズム（1日の起床や睡眠などのリズム）を調節**する作用を持つとされています。催眠作用もあるとされます。

カテゴリ アミンホルモン

FILE.
167

セロトニン

serotonin

語　源＝英語で「血清」を意味する「sero」と「緊張」を意味する「tone」の結合語

主なはたらき＝概日リズムの調節、ホルモン分泌の調節など

関連する物質＝トリプトファン、メラトニン、ドーパミン、ノルアドレナリンなど

関連する部位＝松果体、網膜など

トリプトファンから生成される脳内の神経伝達物質のひとつで、メラトニンの原料にもなります。メラトニンとの作用で概日リズムを調整しています。また、興奮系の物質でもある**ドーパミンやノルアドレナリンの分泌を制御**して精神を安定させる作用もあります。セロトニンが低下すると、ドーパミンなどのコントロールが不安定になることで、**うつやパニック症状などを引き起こす**と考えられています。近年では更年期障害との関連が指摘されており、研究が進められています。

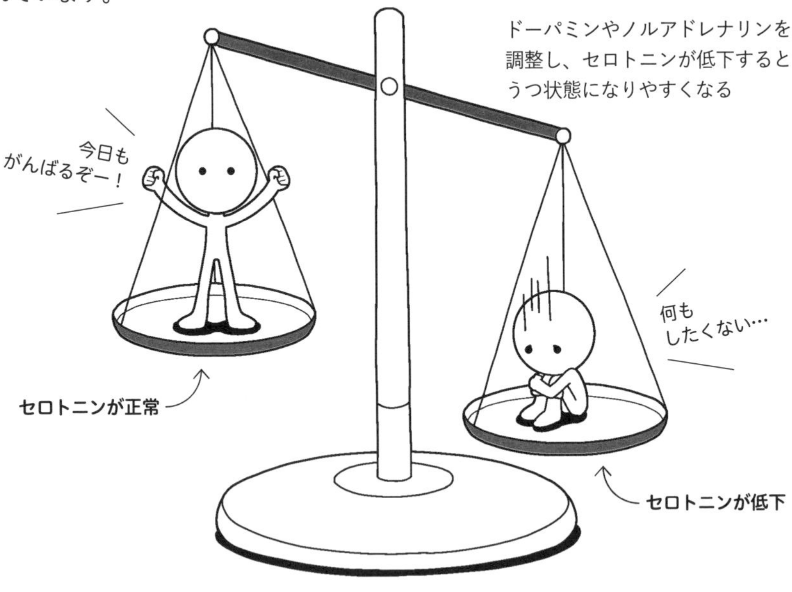

ドーパミンやノルアドレナリンを
調整し、セロトニンが低下すると
うつ状態になりやすくなる
今日も
がんばるぞー！
何も
したくない…
セロトニンが正常
セロトニンが低下

カテゴリ　アミンホルモン

FILE. 168

ドーパミン

dopamine

語　源 ＝原料となる「dopa」とアミン(amine)の結合語

主なはたらき ＝快感を覚える報酬系の調節、運動機能の調節など

関連する物質 ＝チロシン、カテコラミンなど

関連する部位 ＝大脳、神経系など

チロシンから合成される神経伝達物質のひとつで、**快感を覚えるシステムである脳内報酬系**で中心的な役割を果たしています。たとえば、自身が予測していたよりも大きな報酬を得られたときは活性化され、その逆では活動が抑制されます。そのほか、運動機能を調節するはたらきも担っており、脳内のドーパミンが減少するとパーキンソン病などを発症するという報告もあります。**アルコールによって活性化**するともされています。

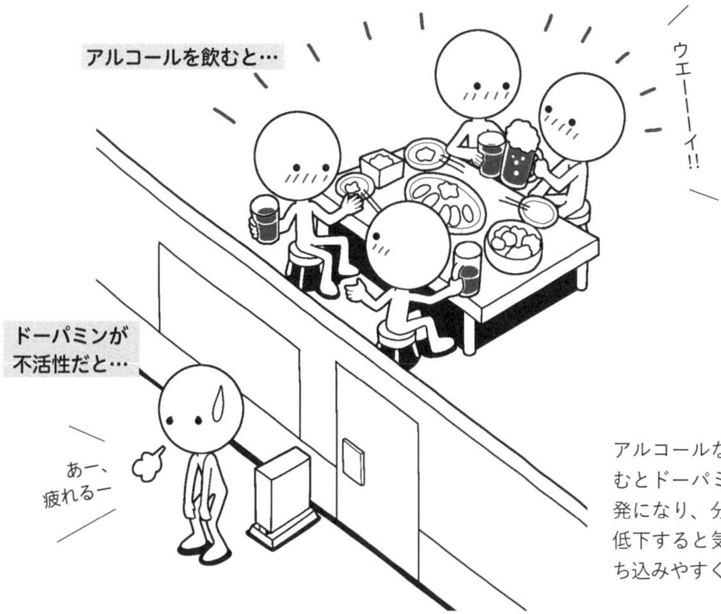
アルコールを飲むと…
ウエーーーイ!!
ドーパミンが
不活性だと…
あー、
疲れるー

アルコールなどを飲むとドーパミンが活発になり、分泌量が低下すると気分が落ち込みやすくなる

カテゴリ アミンホルモン

FILE.
169

アデノシン

adenosine

語　源 ＝ 化合物のアデニン(adenine)に由来
主なはたらき ＝ DNA・RNA、ATPなどの構成、血管の弛緩など
関連する物質 ＝ サイトカイン、ヒスタミンなど
関連する部位 ＝ 脳、神経系など

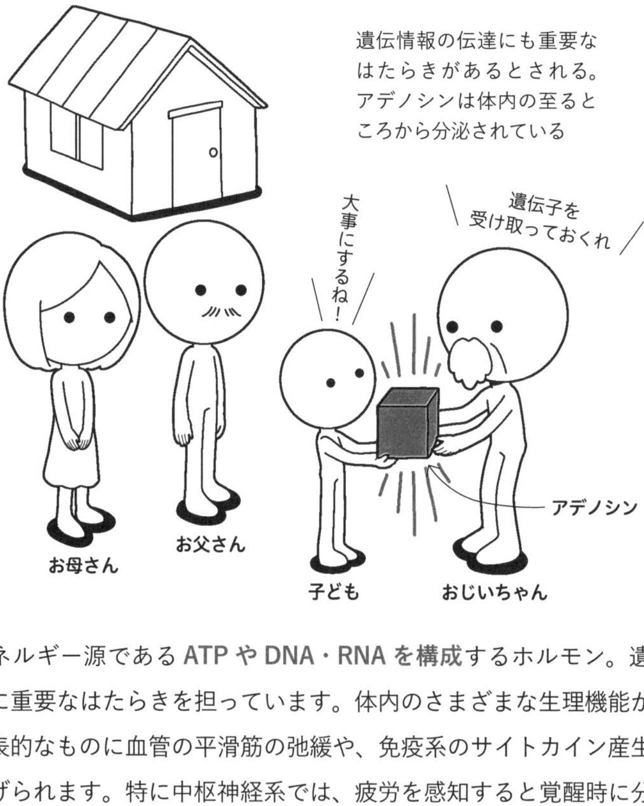

遺伝情報の伝達にも重要な
はたらきがあるとされる。
アデノシンは体内の至ると
ころから分泌されている
大事にするね！
遺伝子を
受け取っておくれ
アデノシン
お母さん
お父さん
子ども
おじいちゃん

ヒトのエネルギー源である**ATPやDNA・RNAを構成**するホルモン。遺伝情報の伝達に重要なはたらきを担っています。体内のさまざまな生理機能が認められ、代表的なものに血管の平滑筋の弛緩や、免疫系のサイトカイン産生抑制などが挙げられます。特に中枢神経系では、疲労を感知すると覚醒時に分泌されているヒスタミンを抑制し、眠気を引き起こす**鎮静・睡眠作用**があると考えられています。アデノシンはホルモンの一般的な3つの分類に当てはまらないともいわれ、ヌクレオシドとして核酸の塩基部分を構成しています。

第2章

甲状腺×ホルモン

のどにある甲状腺は多数のろ胞で構成され
甲状腺ホルモンとカルシトニンという
2種類のホルモンを分泌しています。
エネルギー代謝や骨の形成を助けているため、
いずれもヒトの成長に欠かせず、
子どもにも高齢者にも重要です。

INTRODUCTION

甲状腺の構造と産生されるホルモン

甲状腺は、のどにある蝶のような形をした器官です。その重さは約15～20gで、大きさは約3～5cmほど。チログロブリンを主成分としたコロイドを貯蔵している球状のろ胞と呼ばれる袋が多く存在して甲状腺を形成しています。

このろ胞の壁は、ろ胞上皮細胞が集まってできていて、1層のろ胞上皮細胞とコロイド状物質からホルモンを産生。このホルモンが**甲状腺ホルモン**です。また、ろ胞の外側にある傍(ぼう)ろ胞細胞から**カルシトニン**というホルモンも分泌しています。

エネルギー代謝を行う甲状腺ホルモン

甲状腺ホルモンは、体内のすべての細胞を標的にして、エネルギー代謝を調節しています。子どもの成長にも重要な役割を果たしており、成長期に甲状腺ホルモンが長期間不足すると、低身長や知能低下を伴うクレチン症という疾患を引き起こす原因になります。

甲状腺ホルモンは、下垂体の甲状腺刺激ホルモンによって、その産生量が調節されています。

骨の形成を助けるカルシトニン

甲状腺から分泌されるもうひとつのホルモンがカルシトニンです。名前から想像できるかもしれませんが、主に血中のカルシウムと密接な関係があります。カルシトニンは血中カルシウム濃度が上昇すると骨からのカルシウム放出を抑制して、骨の形成を促進します。高齢者ではカルシトニンの分泌が減少することがわかっていて、骨粗しょう症の原因のひとつとも考えられています。

副甲状腺からもホルモンは分泌される

副甲状腺は、甲状腺の背面に米粒大の大きさで左右上下に4つある器官です。その主細胞という細胞からパラトルモンを分泌します。

POINT

- **甲状腺ホルモンはエネルギー代謝や成長を助ける**
- **カルシトニンは骨の形成を促す**
- **副甲状腺はパラトルモンを分泌する**

FILE. 170

甲状腺ホルモン

thyroid hormone

語　源 ＝甲状腺で分泌されることから
主なはたらき ＝体温の上昇、細胞の活発化、基礎代謝の亢進など
関連する物質 ＝サイロキシン、トリヨードサイロニンなど
関連する部位 ＝甲状腺、胃など

甲状腺ホルモンは、4つのヨウ素をもつサイロキシンと3つのヨウ素をもつトリヨードサイロニンがあり、体温を上昇させる

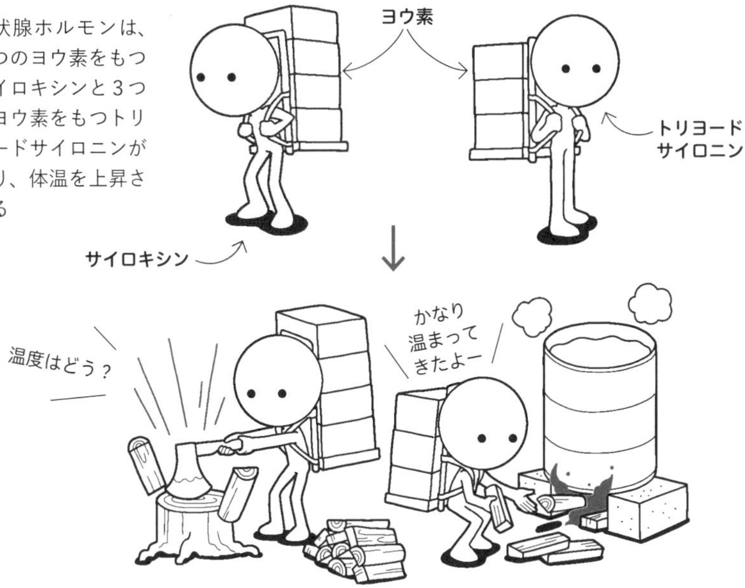

甲状腺で分泌され、ヨウ素を**4つ持つのがサイロキシン**、**3つ持つのがトリヨードサイロニン**と呼ばれています。いずれも細胞に作用して**エネルギー代謝を亢進**させ、**体温を上昇**させる作用があります。胃では細胞の代謝を増進し、タンパク質の分解量を増やして尿中の窒素を増加させます。そのほか血中のコレステロールを低下させたり、子どもの骨や神経の成長を促進するなど多彩なはたらきを備えています。

カテゴリ アミンホルモン

FILE. 171

カルシトニン

calcitonin

語　源 ＝カルシウム(calcium)に由来

主なはたらき ＝血中カルシウム濃度の低下、カリウムやリン酸の排出促進など

関連する物質 ＝カルシウム、カリウム、リンなど

関連する部位 ＝甲状腺、腎臓など

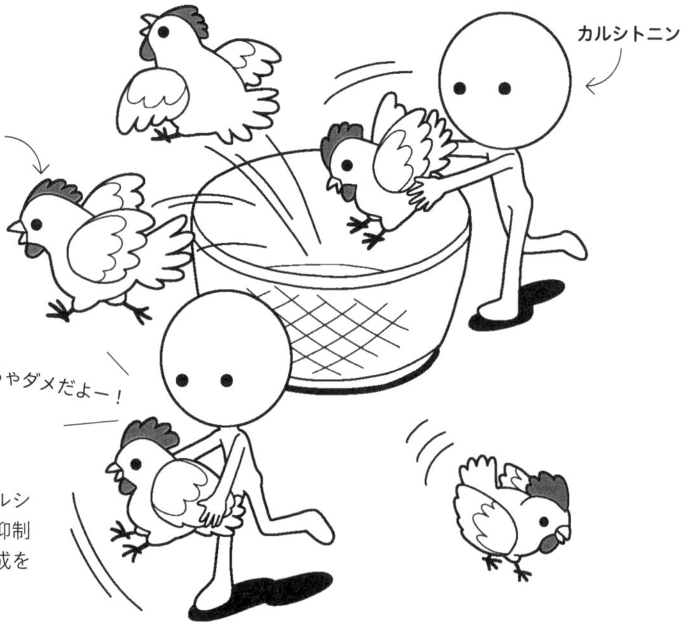

骨からのカルシウム放出を抑制し、骨の形成を促進する

骨を壊す破骨細胞のはたらきを抑制し、**骨のカルシウム放出を阻害する**ホルモンです。また、消化管でのカルシウムの吸収も阻害します。腎臓ではカリウムやリン酸の排出を促進。結果的に、血中のカルシウムとリン、カリウムなどの量を低下させます。大量に分泌されるのは、腎臓病を引き起こす血中カルシウム濃度が上昇したとき。パラトルモンとは相反する作用(拮抗)を持っています。

カテゴリ ペプチドホルモン

FILE. 172

パラトルモン

parathormone

- **語源** ＝副甲状腺ホルモン（parathyroid hormone）に由来
- **主なはたらき** ＝血中カルシウム濃度の上昇など
- **関連する物質** ＝カルシウム、ビタミンDなど
- **関連する部位** ＝副甲状腺、腎臓など

副甲状腺ホルモン、または上皮小体ホルモンとも呼ばれます。代表的な役割は**血中カルシウム濃度の上昇**です。その仕組みは、まず破骨細胞や骨細胞を間接的に刺激してカルシウムを遊離させると、腎臓にはたらいて尿細管からカルシウムの再吸収を促進。水分の排出を促して血中カルシウムを増加させます。さらに、腎臓で**ビタミンDを活性化**させてカルシウム吸収も促進します。

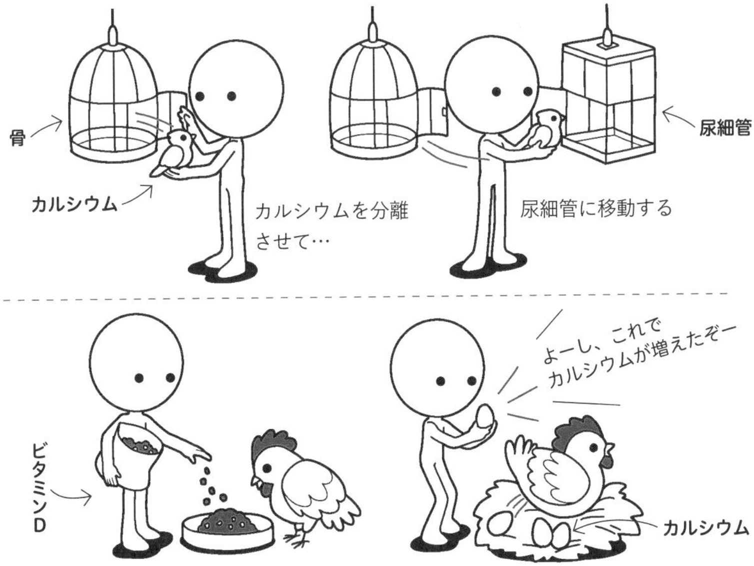
骨
カルシウム
カルシウムを分離させて…
尿細管
尿細管に移動する
ビタミンD
よーし、これでカルシウムが増えたぞー
カルシウム

カルシトニンとは逆に、骨からカルシウムを遊離させる。
また、血中カルシウムの濃度を増加させる

カテゴリ ペプチドホルモン

第3章

副腎皮質・髄質×ホルモン

腎臓にある副腎は皮質と髄質に分かれて、
それぞれ多くのホルモンを産生しています。
副腎皮質ではステロイドホルモンが分泌され、
血糖値の上昇や尿の生成などを助けています。
副腎髄質ではアドレナリンやノルアドレナリンが
心拍数や血圧の調節にかかわっています。

INTRODUCTION

構造的に異なる皮質と髄質がある

副腎は左右の腎臓の上に存在していて、構造的に異なる副腎皮質と副腎髄質との２つの領域に分かれています。

そのうち、副腎皮質は3層構造になっていて**球状帯**(きゅうじょうたい)、**束状帯**(そくじょうたい)、**網状帯**(もうじょうたい)のそれぞれからステロイドホルモンを産生・分泌しています。代表的なのが**糖質コルチコイド**や**鉱質コルチコイド**、**性ステロイドホルモン**です。

一方、副腎髄質には髄質細胞があり、ここからアドレナリンとノルアドレナリンといった興奮物質を分泌しています。

副腎皮質のホルモンはコレステロールが原料

副腎皮質から分泌される糖質コルチコイド、鉱質コルチコイド、性ステロイドホルモンは、すべて**コレステロールを原料**としています。いずれも種々のホルモンの総称を指しています。

糖質コルチコイドには、**コルチゾール**とコルチコステロンがありますが、ヒトに対する生理活性は前者のほうが強いとされています。主に糖新生に用いられ、血糖値の上昇や細胞の代謝を促進します。

鉱質コルチコイドは、そのほとんどがアルドステロンです。尿の生成にかかわり、**ナトリウムイオンの再吸収**と**カリウムイオンの排泄**を促進しています。

副腎皮質から分泌される性ステロイドホルモンは、その多くが男性ホルモンと呼ばれるアンドロゲンで男女ともに分泌されます。

アドレナリンとノルアドレナリンの違い

副腎髄質では、**カテコールアミン**とも呼ばれるアドレナリンとノルアドレナリンを分泌しています。どちらも似たような性質を持っていますが、アドレナリンは心拍数の増加や肝臓でのグリコーゲンの分解を助けます。ノルアドレナリンは血管平滑筋の収縮によって血圧を上昇させます。いずれも作用が速いことが特徴です。

POINT

- **副腎は腎臓の上に存在し、皮質と髄質からなる**
- **副腎皮質は3種のステロイドホルモンを分泌する**
- **副腎髄質ではアドレナリン・ノルアドレナリンが分泌される**

FILE. 173

糖質コルチコイド

glucocorticoid

語　源 ＝グルコースの代謝に関連する副腎皮質ホルモン(corticoid)という意味

主なはたらき ＝血糖値の上昇、糖新生、炎症抑制など

関連する物質 ＝コルチゾール、コルチコステロンなど

関連する部位 ＝副腎皮質、肝臓など

副腎皮質から分泌されるステロイドホルモン。物質としては**コルチゾール**と**コルチコステロン**があり、血中の割合は7:1で構成されています。そのはたらきは体内の広範囲にわたりますが、代表的なものにピルビン酸からグルコースを生成する糖新生があります。**筋肉や末梢組織でアミノ酸の取り込みを抑制**し、タンパク質の分解を促すことで血中のアミノ酸が増加。このアミノ酸が肝臓での糖新生に活用されます。

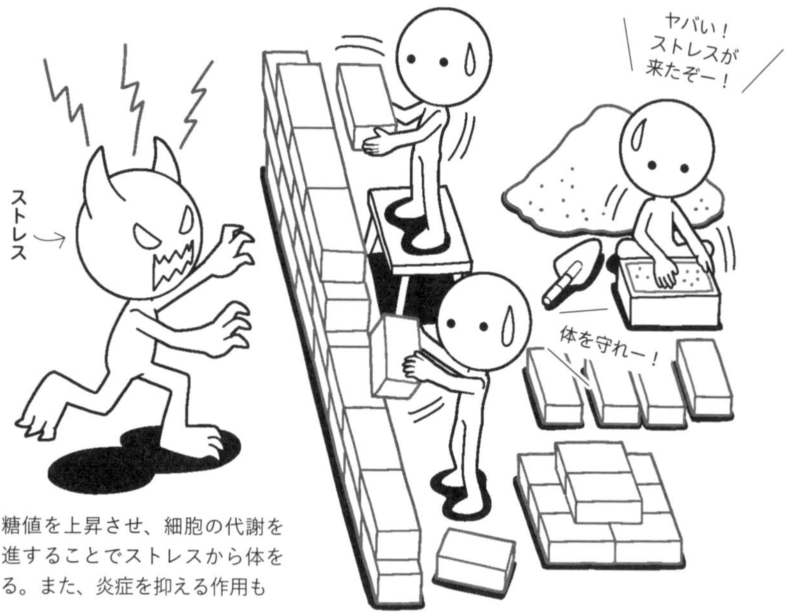
ストレス
ヤバい！
ストレスが
来たぞー！
体を守れー！

血糖値を上昇させ、細胞の代謝を促進することでストレスから体を守る。また、炎症を抑える作用も

カテゴリ　ステロイドホルモン

FILE. 174

鉱質コルチコイド

mineralocorticoid

語　源 ＝ミネラル(mineral)にはたらく副腎皮質ホルモン(corticoid)という意味

主なはたらき ＝ナトリウムとカリウムの制御、調節など

関連する物質 ＝アルドステロン、ナトリウム、レニンなど

関連する部位 ＝副腎皮質、腎臓など

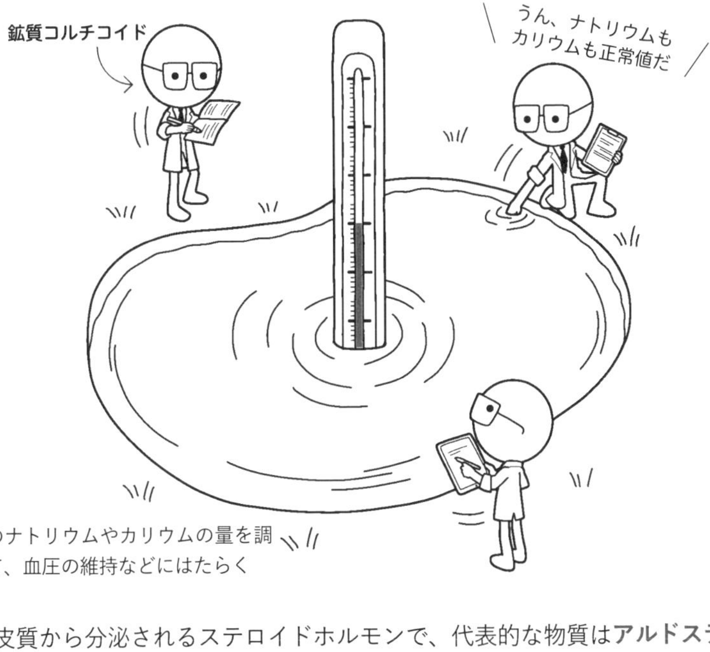

鉱質コルチコイド
うん、ナトリウムも
カリウムも正常値だ

血中のナトリウムやカリウムの量を調節して、血圧の維持などにはたらく

副腎皮質から分泌されるステロイドホルモンで、代表的な物質は**アルドステロン**。主なはたらきはミネラルの**ナトリウムやカリウムの量の制御**です。たとえば、血液中のナトリウムが減少すると、腎臓からレニンを分泌。血中でアンギオテンシンの生成を促し、副腎皮質でアルドステロンの分泌が促されます。尿中のナトリウムを減少させてカリウムの排出を促進し、血中ナトリウムの維持にはたらきます。

カテゴリ ステロイドホルモン

FILE. 175

性ステロイドホルモン

sex steroid hormone

語　源 ＝男女の生殖機能などに関連することに由来

主なはたらき ＝ヒゲの成長など

関連する物質 ＝デヒドロエピアンドロステロン、アンドロステンジオンなど

関連する部位 ＝副腎皮質、皮膚など

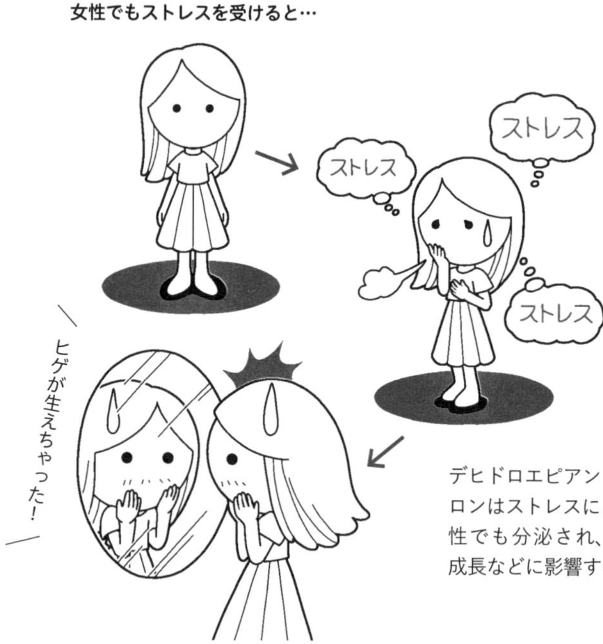
女性でもストレスを受けると…
ストレス
ストレス
ストレス
ヒゲが生えちゃった！

デヒドロエピアンドロステロンはストレスによって女性でも分泌され、ヒゲの成長などに影響する

男女の生殖機能にかかわるステロイドホルモンの総称です。副腎皮質から分泌されるのは、主に**デヒドロエピアンドロステロン**や**アンドロステンジオン**といった男性ホルモン。これらのホルモンは、女性にも作用します。精巣から分泌されるテストステロン(P.216)と比べると、1/5ほどの活性しかありませんが、ときに女性にもヒゲを生やしてしまうことがあります。

カテゴリ ステロイドホルモン

FILE. 176

アドレナリン

adrenaline

語源 = 英語で「副腎」を意味する

主なはたらき = 心拍数や血圧の上昇など

関連する物質 = チロシン、ドーパミン、ノルアドレナリンなど

関連する部位 = 副腎髄質、心臓など

ノルアドレナリンと同じく、副腎髄質で分泌されるホルモンのひとつ。チロシンからドーパミンやノルアドレナリンを経て合成されます。副腎髄質ホルモンは、交感神経が昂ることで分泌が増え、主に心臓の**心拍数を強めたり血圧を上昇させる**作用があります。アドレナリンが作用していると興奮状態になり、身体の機能が高まります。

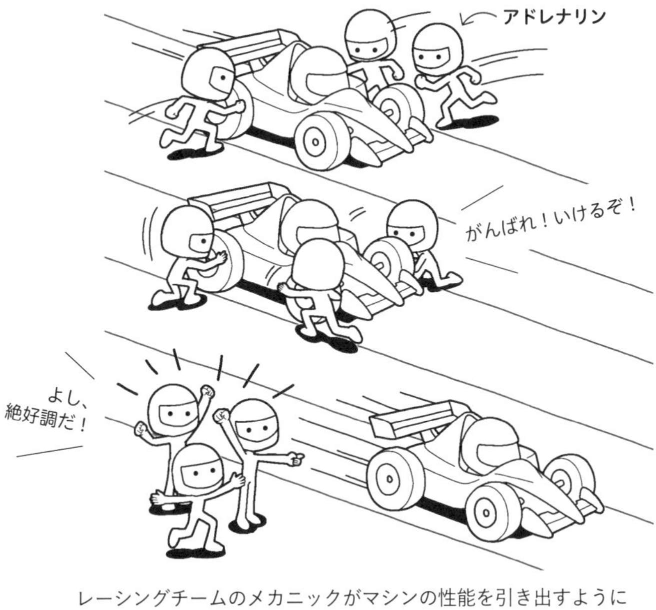
アドレナリン
がんばれ！いけるぞ！
よし、
絶好調だ！

レーシングチームのメカニックがマシンの性能を引き出すように
アドレナリンは人体の機能を高める

カテゴリ アミンホルモン

FILE.
177

ノルアドレナリン

noradrenaline

語　源 ＝英語で「正規の」を意味する「normal」とアドレナリン(adrenaline)の結合語

主なはたらき ＝心拍数や血圧の上昇、恐怖や怒りの鎮静化など

関連する物質 ＝ドーパミン、アドレナリンなど

関連する部位 ＝副腎髄質、心臓、血管、神経系など

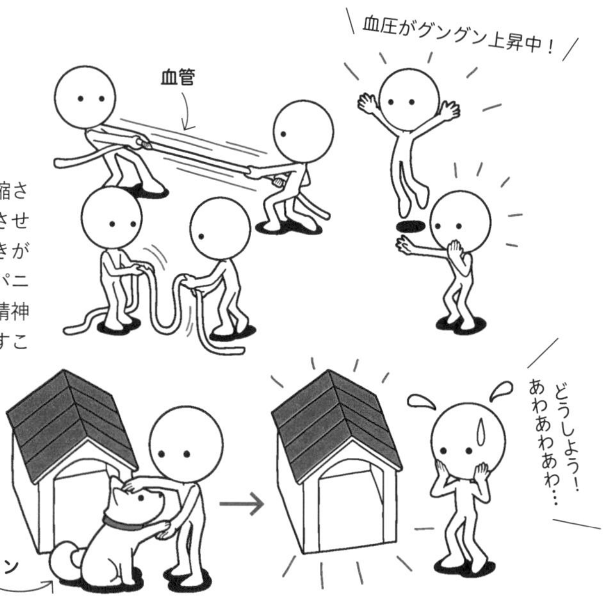

末梢の血管を収縮させ、血圧を上昇させる。そのはたらきが不均衡になるとパニック障害などの精神疾患を引き起こすことも

アドレナリンとほぼ作用は変わりませんが、互いに作用する受容体に違いがあります。２つのホルモンに対する受容体には、血管を収縮させるα型と心拍数を強めるβ型がありますが、アドレナリンは主にβ型に作用し、ノルアドレナリンはα型に作用します。また、ノルアドレナリンは交感神経系での神経伝達物質としてはたらき、恐怖や怒りを鎮める精神への作用が強いとされる一方、アドレナリンはほとんど精神的な効果はないとされています。

カテゴリ アミンホルモン

第4章 性腺×ホルモン

男性の精巣と女性の卵巣では
それぞれ生殖機能にかかわるホルモンが
大量に産生されています。
特に女性では排卵や妊娠時において
乳汁（にゅうじゅう）の分泌促進や妊娠維持など
赤ちゃんを守る機能にはたらきます。

INTRODUCTION

男性の精巣と女性の卵巣で分泌するホルモン

性腺とは、男性では精巣、女性では卵巣を指します。性腺のはたらきを制御しているのは下垂体から分泌される**卵胞刺激ホルモン**と**黄体形成ホルモン**です。

男性の場合、卵胞刺激ホルモンは精巣にある**セルトリ細胞の機能を制御**して精子の形成を促しています。黄体形成ホルモンは男性ホルモンとも呼ばれる**テストステロン**の分泌を促しています。

女性の場合は、卵胞刺激ホルモンで卵胞の成熟を促し、黄体形成ホルモンは子宮内膜における着床の環境を整えます。

月経や妊娠時にはたらくホルモン

性腺から分泌されるホルモンは、男女によって異なる生殖機能にはたらきます。

女性の卵巣から分泌される代表的なホルモンが、**エストロゲン**と**プロゲステロン**です。どちらも月経周期に合わせて血中濃度が大きく変動することが大きな特徴です。

エストロゲンは、思春期に第二次性徴を促して初潮を起こし、骨の末端にある軟骨の成長を終わらせます。一方、プロゲステロンは乳腺を刺激して乳汁分泌の準備を始めたり、基礎体温を上昇させます。排卵後の黄体から分泌されますが、妊娠中は胎盤からも分泌されて妊娠を維持する役割を果たしています。

テストステロンの与える影響

男性の精巣から分泌されるホルモンがテストステロンです。母親のおなかにいる胎児期において**性別を決めるための第一次性徴を促進**します。思春期には生殖器の成熟、骨格や筋肉の発達などといった第二次性徴を促します。50歳ぐらいから減退を始め、筋力の低下や性欲の減退などを引き起こします。このように性腺ホルモンは、性別の違いにおける生殖機能にはたらいているのです。

POINT

- **性腺(卵巣・精巣)のホルモンは生殖機能にはたらく**
- **エストロゲンなどは月経周期に分泌量が大きく左右される**
- **テストステロンは胎児期に性別の決定を助ける**

FILE. 178

エストロゲン

oestrogen

語源 ＝ギリシャ語で「発情」を意味する「estrus」に由来
主なはたらき ＝排卵の促進、女性の発育など
関連する物質 ＝エストラジオール、エストロン、エストリオールなど
関連する部位 ＝乳腺、卵巣、子宮など

卵巣から分泌され、**女性の発育や生理周期の調節**などにはたらきます。エストロゲンは性腺刺激ホルモンなどの影響によってコレステロールから生成されます。代表的な物質に**エストラジオール**、**エストロン**、**エストリオール**などがあります。特に女性に重要なのがエストラジオールで、排卵前日に分泌量が高まり、30日前後の周期で分泌量が変動します。これが月経や発情などの性周期にかかわると考えられています。

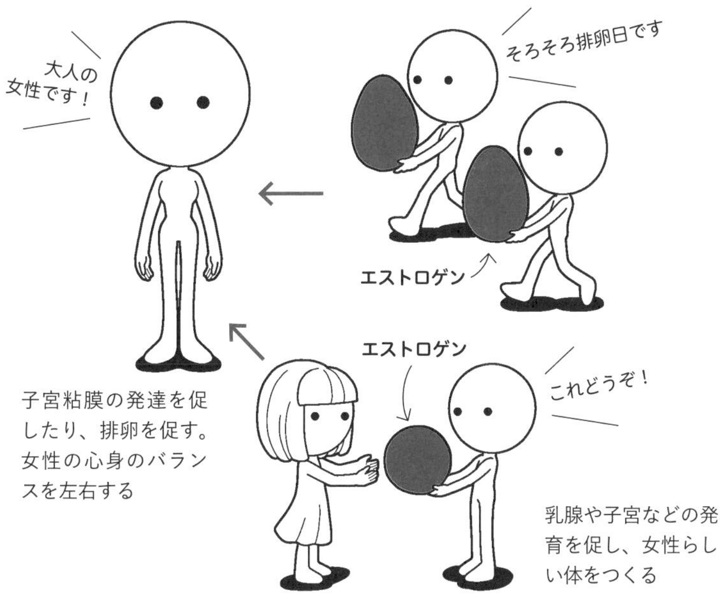

大人の女性です！
そろそろ排卵日です
エストロゲン
エストロゲン
これどうぞ！
子宮粘膜の発達を促したり、排卵を促す。女性の心身のバランスを左右する
乳腺や子宮などの発育を促し、女性らしい体をつくる

カテゴリ ステロイドホルモン

FILE. 179

プロゲステロン

progesterone

語　源 = ラテン語で「○○のために」を意味する「pro」と「妊娠」を意味する「gest」の結合語

主なはたらき = 妊娠の維持、産後の準備など

関連する物質 = アルブミン、エストロゲンなど

関連する部位 = 乳腺、卵巣、子宮など

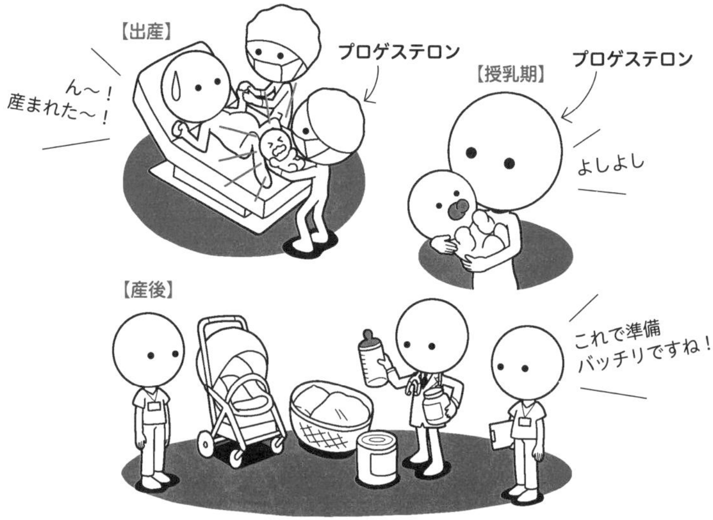

子宮腺の分泌を促したり、子宮筋の自発的運動を抑制。
妊娠中から産後まで女性の体を守るためにはたらく

卵巣にある黄体や胎盤から分泌されるホルモン。コレステロールから最初につくられる物質で、血液中に放たれると**アルブミンやタンパク質と結合**。エストロゲンによって合成が促進される一方で、プロゲステロン自身で合成を抑制します。主な作用は妊娠の維持と分娩後の準備です。**子宮腺の分泌を促進**したり、**子宮筋の自発運動を抑制**します。子宮筋腫や子宮内膜症などとも関連していると考えられています。

カテゴリ ステロイドホルモン

FILE.
180

インヒビン／アクチビン

inhibin ／ activin

主なはたらき ＝ 卵子の成熟抑制、月経周期の調節など

関連する物質 ＝ エストロゲンなど

関連する部位 ＝ 卵巣、子宮など

卵巣の卵胞上皮から分泌されるホルモン。インヒビンは**卵子の成熟を促す卵胞刺激ホルモンの分泌を抑え**、排卵直前に分泌が少なくなります。一方、アクチビンはインヒビンとは逆の作用を持ち、排卵直前に最も分泌が増えて、月経の周期を調節。２つのホルモンは拮抗した作用を持っていますが、インヒビンの明確な役割はわかっていません。

【アクチビン】

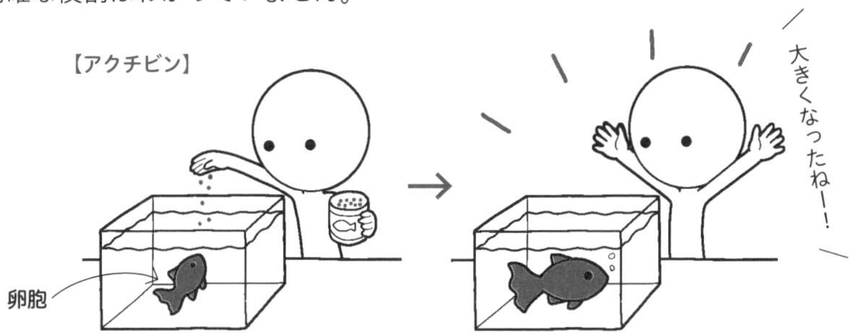

アクチビンは、卵胞の成熟を促す

【インヒビン】

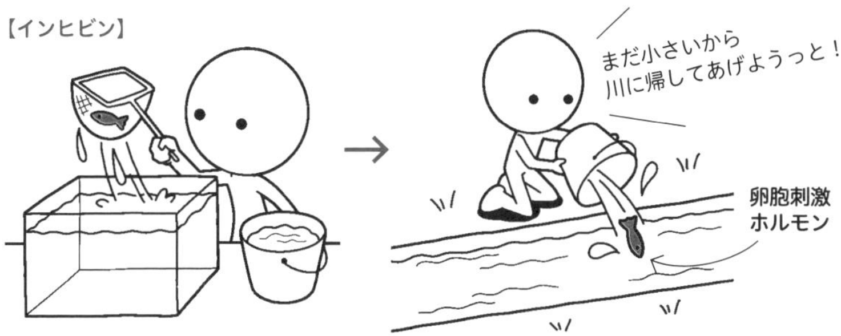
まだ小さいから
川に帰してあげようっと！
卵胞刺激
ホルモン

インヒビンは、卵胞刺激ホルモンの分泌を抑制する

カテゴリ ペプチドホルモン

FILE.
181

リラキシン

relaxin

語　源 英語で「（緊張などを）緩める」を意味する「relax」に由来

主なはたらき 恥骨結合の緩和、血管の拡張など

関連する物質 インスリンなど

関連する部位 卵巣、子宮など

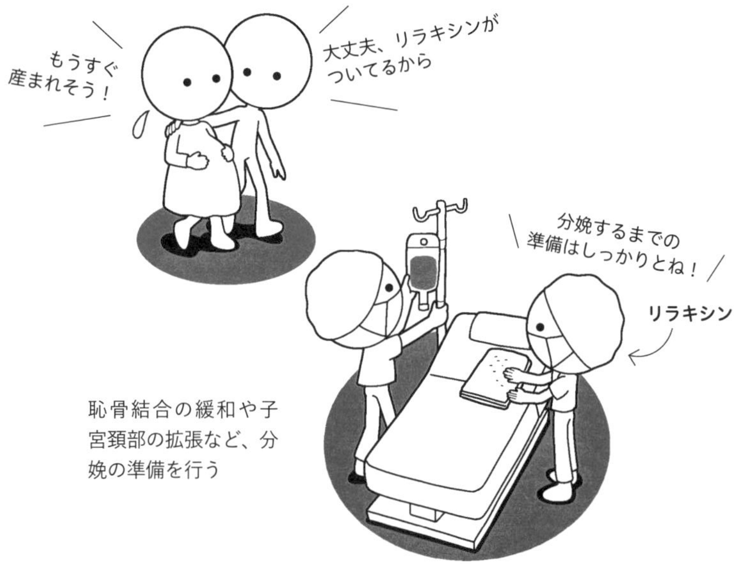

もうすぐ産まれそう！
大丈夫、リラキシンがついてるから
分娩するまでの準備はしっかりとね！
リラキシン

恥骨結合の緩和や子宮頸部の拡張など、分娩の準備を行う

卵巣の黄体や胎盤から分泌され、動物では妊娠末期、ヒトでは妊娠初期に濃度が高まるホルモンです。**恥骨結合の緩和**や**子宮頸部の拡張**などの作用を持ち、分娩の準備を行っていると考えられてきました。しかし、近年は血管を拡張する作用に注目が集まっています。また、卵胞周囲の結合組織を再構築させ、卵胞が破裂するのを促進する作用などが報告されており、**卵胞の発育や排卵**への関連も示唆されています。インスリンの一種とされていますが、インスリンのように血糖値を下げるような作用は持っていません。

カテゴリ ペプチドホルモン

FILE. 182

プロスタグランジン

prostaglandin

語　源＝発見当初に前立腺(prostate gland)由来だと考えられたため

主なはたらき＝子宮の収縮、発熱や痛みを起こすなど

関連する物質＝リン脂質、アラキドン酸など

関連する部位＝細胞、子宮など

正確にはホルモンではなく**生理活性脂質**ですが、多様な作用を持ち、ホルモンと似たようなはたらきをしています。細胞膜のリン脂質から切り離された後で、さらに脂肪酸のアラキドン酸が切り離れ、酵素のはたらきによって生成されます。さまざまな種類があり、特に女性の場合には、PGF2 αが作用。**子宮を収縮させる**はたらきがあり、生理中に子宮内膜を体外に押し出したり、分娩開始時に子宮の動きを活発化させます。

【PGF2 αのはたらき】

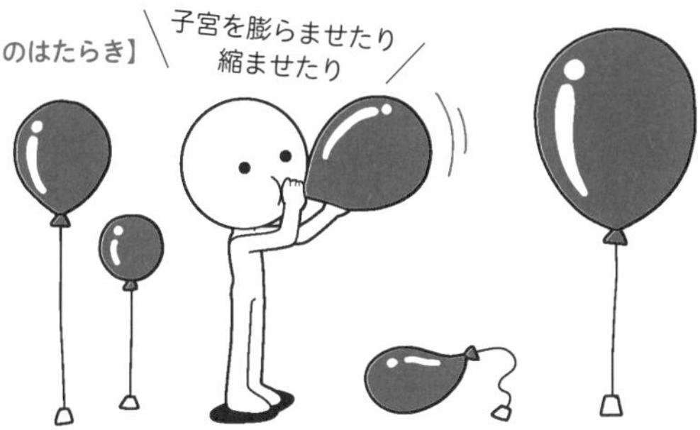
子宮を膨らませたり
縮ませたり

【PGE2のはたらき】

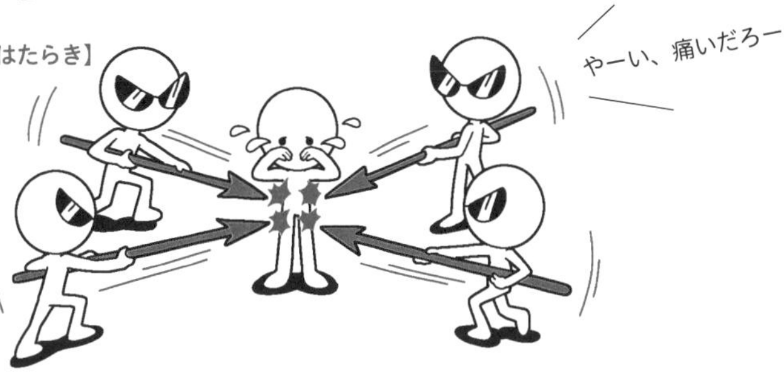
やーい、痛いだろー

PGE2は「プロスタグランジン E2」の略称。この PGE2が作用して発熱や痛みが起こる

FILE.
183

テストステロン

testosterone

語　源	ラテン語で「精巣」を意味する「testis」に由来
主なはたらき	精子の形成、筋肉増強、体毛の増加など
関連する物質	プロゲステロン、セルトリー細胞など
関連する部位	筋肉、骨、精巣、肝臓など

男性ホルモンを指す**アンドロゲンに属するホルモン**です。精巣の間細胞から分泌されています。原料になるのはコレステロールで、間質細胞（ライディッヒ細胞）でテストステロンが生成されます。もっとも重要な作用は**精子の形成**。テストステロンが精巣に入ると、さらに精細管のセルトリー細胞に入ってタンパク質と結合し、精子の形成が高まります。また、筋肉量を増やしたり、太い骨格をつくるほか、体毛の増加などにはたらきます。

【テストステロンの効果】

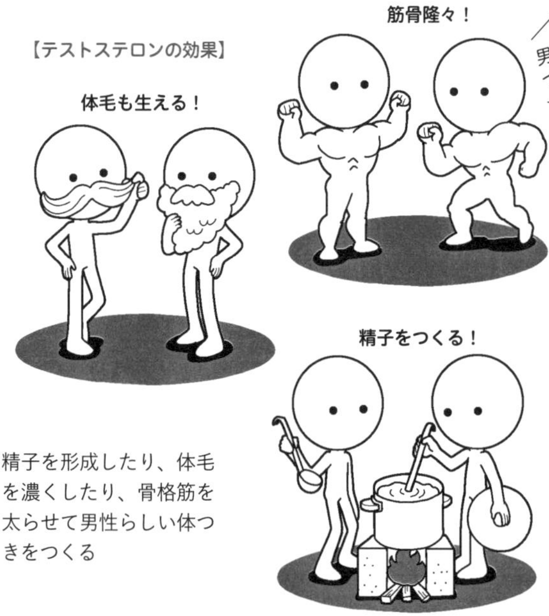

筋骨隆々！
男らしい体を
つくるぞー！
体毛も生える！
精子をつくる！

精子を形成したり、体毛を濃くしたり、骨格筋を太らせて男性らしい体つきをつくる

カテゴリ ステロイドホルモン

FILE. 184

ジヒドロテストステロン

dihydrotestosterone

語　源 ＝ 水素原子の除去を表す「dihydro」とテストステロン（testosterone）の結合語

主なはたらき ＝ 体毛の増加、筋肉の増強など

関連する物質 ＝ テストステロン、5αリダクターゼなど

関連する部位 ＝ 筋肉、前立腺、精のうなど

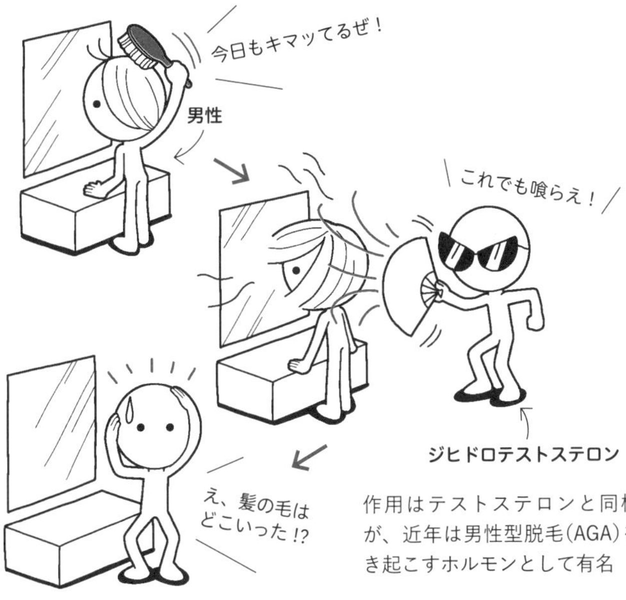
今日もキマッてるぜ！
男性
これでも喰らえ！
ジヒドロテストステロン
え、髪の毛はどこいった!?

作用はテストステロンと同様だが、近年は男性型脱毛（AGA）を引き起こすホルモンとして有名

男性ホルモンであるアンドロゲンのひとつで、前立腺や精のうなどで**テストステロンと5αリダクターゼという酵素によって変換**されたものです。その作用はテストステロンとほぼ同様ですが、**男性ホルモンとしての作用がより強まって**おり、男性らしい体づくりに役立っています。近年は薄毛や多毛症、前立腺肥大症など、男性特有の疾患の原因にもなるとされますが、必ずしも悪いホルモンではなく、体には欠かせません。

カテゴリ ステロイドホルモン

解説 胎盤ホルモン

胎盤からもホルモンが放出されていて、代表的な例に**絨毛性性腺刺激ホルモン**（じゅうもうせい）や**胎盤性ラクトゲン**などが挙げられます。これらは胎盤ホルモンと呼ばれ、下垂体や卵巣から分泌されるホルモンと同じ作用を持っています。

妊娠前半3ヵ月半までは、絨毛性性腺刺激ホルモンが多く分泌され、妊娠4ヵ月を超えると、プロゲステロンやエストロゲン、さらにプロラクチンと同じ作用の胎盤性ラクトゲンが分泌されます。

胎盤ホルモンの特徴は、**体内の子どもが母親に影響を与える**という点です。そのため、他の個体が影響を与えるということになり、内分泌系の定義には当てはまりません。しかし、物質としても作用する部位もまったく同じことからホルモンだと考えられています。

絨毛性性腺刺激ホルモンは、下垂体でつくられる黄体形成ホルモンや卵胞刺激ホルモンなどと、同様の構造を持つ糖タンパクホルモンです。主に母親の黄体を妊娠黄体として維持して、プロゲステロンの分泌を促進します。

なお、黄体とは成熟した卵子が体外に放出された後、卵巣内で発達する一時的な内分泌細胞を指します。黄体で分泌されるホルモンは、エストロゲンとプロゲステロンで、子宮のはたらきを保全する作用があります。

LESSON

性的欲求を駆り立てるホルモン

動物はメスの排卵周期に合わせてオスの性衝動が高まります。いわゆる発情期と呼ばれるものです。オスの性衝動を高めるのはアンドロゲンで、脳と脊髄に作用して、発情状態をつくります。ヒトの男性でも同じようにアンドロゲンが性的欲求を高めるとされています。ただ、ヒトの場合は性行為と排卵期が必ずしも一致しておらず、それには快感の仕組みが影響していると考えられています。

第5章

内臓器官×ホルモン

ホルモンを分泌する臓器のなかでも
特に重要な役割を果たすのがすい臓です。
すい臓のランゲルハンス島で分泌される
インスリンは血糖値を下げる唯一のホルモン。
そのほか胃や腎臓、心臓などからも
重要なはたらきを担うホルモンが分泌されています。

INTRODUCTION

すい臓の分泌腺・ランゲルハンス島

すい臓は十二指腸と脾臓の間にある平らな器官です。内分泌は**ランゲルハンス島**と呼ばれる細胞の大集団によって行われています。ランゲルハンス島は毛細血管が豊富にあり、α細胞、β細胞、δ細胞によって構成されていて、それぞれ分泌されるホルモンが異なります。α細胞はグルカゴン、β細胞はインスリン、δ細胞はソマトスタチンを産生しています。

また、すい臓は消化酵素を分泌する外分泌部も持っており、消化酵素を含むすい液が十二指腸に分泌されます。

血糖値を下げるのはインスリンだけ！

ランゲルハンス島で分泌されるホルモンのインスリンは生体内で非常に重要な機能を持っています。

主に肝臓や筋肉、脂肪組織にはたらいて、細胞膜を通してグルコースを細胞内に取り込ませます。肝臓や筋肉ではグルコースからグリコーゲンへの合成・蓄積を促進。また、インスリンは**脂肪組織で脂肪の合成を促進し、血糖値を低下**させます。ほとんどすべてのアミノ酸に作用するという点も特徴のひとつです。

こうしたインスリンのはたらきによって、ヒトは血糖値を下げています。なお、血糖値を下げるはたらきを持つのはインスリンのみ。そのため、極めて貴重なホルモンで、ヒトの生体機能を維持していくうえで重要な役割を担っています。

臓器の役割に合ったホルモンのはたらき

そのほかの臓器からもホルモンは分泌されます。特に胃では**ガストリン**、腸からは**セクレチン**、**コレシストニキン**など食べ物の消化に関するホルモンが分泌されています。そのほか、腎臓では**レニン**や**エリスロポエチン**、心臓では**心房性ナトリウム利尿ペプチド**などが分泌され、それぞれ臓器のはたらきを助けています。

POINT

- **ランゲルハンス島は血糖をコントロールしている**
- **血糖値を下げるインスリンは生体機能に重要**
- **さまざまな臓器から分泌されるホルモンは特徴的なはたらきがある**

FILE.
185

インスリン

insulin

語源 ＝ラテン語で「島」を意味する「insula」に由来

主なはたらき ＝血糖値の低下、グルコースの分解など

関連する物質 ＝グルコース、グリコーゲンなど

関連する部位 ＝すい臓、血液など

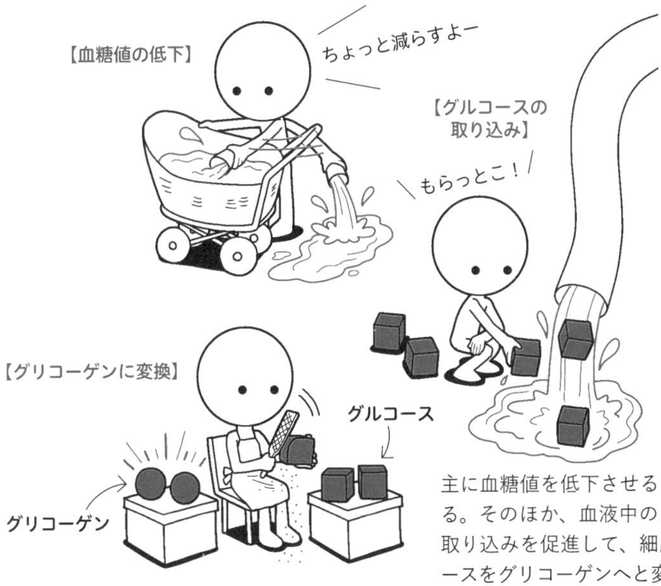

主に血糖値を低下させるはたらきがある。そのほか、血液中のグルコースの取り込みを促進して、細胞内のグルコースをグリコーゲンへと変換させる

すい臓に存在する**ランゲルハンス島のβ細胞**で生成されます。主要な作用は**血糖値の低下**ですが、ヒトの体内ではさまざまな役割を果たしています。たとえば、骨格筋などで膜の透過性を促進させ、血液中のグルコースを細胞内に取り込ませ、グリコーゲンに変換します。また、脂肪組織では脂肪の合成を促進して血糖値を低下させます。ほとんどすべての細胞に作用する点でも非常に重要なホルモンです。

カテゴリ ペプチドホルモン

FILE.
186

グルカゴン

glucagon

語　源 ＝ ギリシャ語で「糖」を意味する「gluc」に由来
主なはたらき ＝ 血糖値の上昇、グルコースの分解など
関連する物質 ＝ インスリン、セクレチンなど
関連する部位 ＝ すい臓、肝臓、血液、消化管など

【血糖値の上昇】

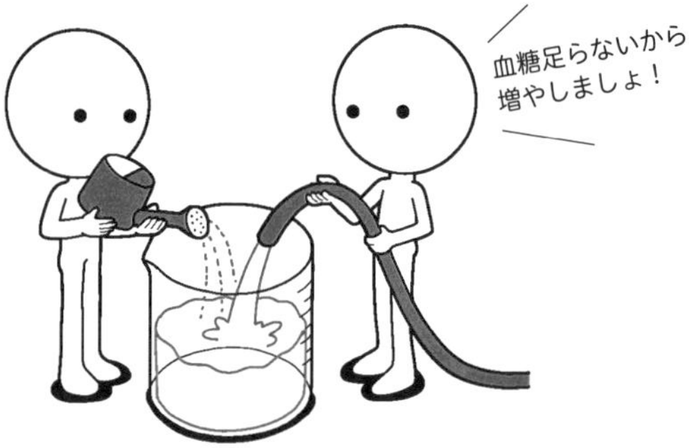
血糖足らないから
増やしましょ！

インスリンと拮抗する作用をもち、血糖値を上昇させる。インスリンなどほかのホルモン分泌にも影響を与える

【ホルモン分泌】

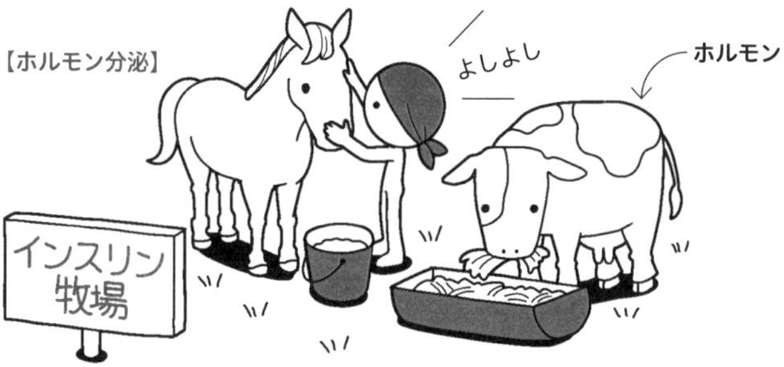
よしよし
ホルモン
インスリン
牧場

すい臓にあるランゲルハンス島のα細胞が血糖の低下を感知することで分泌されます。インスリンとは逆に**血糖値を上昇**させる作用があります。インスリンと同様にさまざまな生理機能があり、肝臓では**グリコーゲンの分解**や**糖新生**を促進したり、アミノ酸の代謝を亢進します。消化管ホルモンに分泌を促されますが、インスリン、ソマトスタチン、セクレチンに抑制されます。

カテゴリ ペプチドホルモン

FILE. 187

ソマトスタチン

somatostatin

語 源 ギリシャ語で「体」を意味する「somato」と、「一定」を意味する「stat」の結合語
主なはたらき 胃酸やすい液の分泌の抑制、インスリンなどのホルモン分泌の調節など
関連する物質 インスリン、グルカゴン、グルコースなど
関連する部位 すい臓、胃など

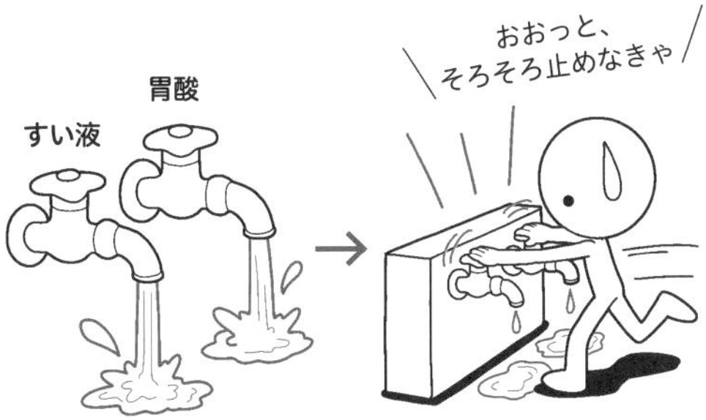

すい液
胃酸
おおっと、
そろそろ止めなきゃ

胃酸やすい液、消化管ホルモンの分泌抑制にはたらく

ランゲルハンス島に存在するδ細胞から分泌されます。胃酸やすい液の分泌を抑制したり、インスリンやグルカゴンの分泌を調節しています。分泌量はアミノ酸やグルコースの量によって変わります。

カテゴリ ペプチドホルモン

FILE. 188

膵（すい）ポリペプチド

pancreatic polypeptide

語 源 すい臓で生成されるポリペプチドホルモンに由来する
主なはたらき 消化管でのホルモン分泌の調節、摂食量の調節など
関連する物質 インスリン、グルカゴンなど
関連する部位 すい臓、胃、消化管など

膵ポリペプチドはランゲルハンス島のPP細胞から分泌。その機能はまだ完全に明らかになっていませんが、消化管の分泌運動や摂食量を調節して、体重増加を抑制する作用があると考えられています。

カテゴリ ペプチドホルモン

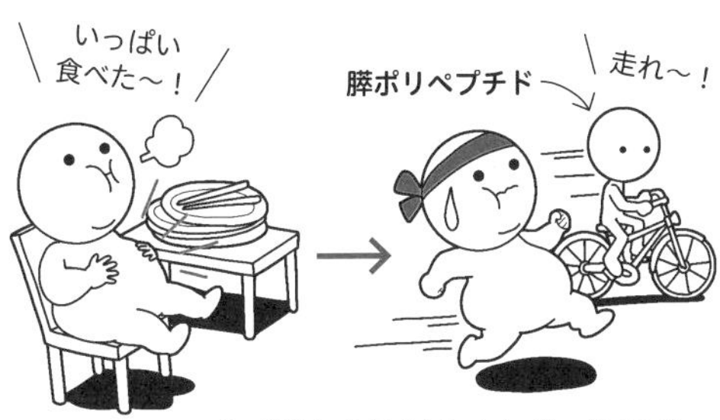

体重増加を抑制するなどの作用があると考えられている

FILE.
189

ガストリン

gastrin

語　源 = ギリシャ語で「胃」を意味する「gastr」に由来
主なはたらき = 塩酸、ペプシノーゲンの分泌促進、血糖値の調節など
関連する物質 = インスリン、グルカゴンなど
関連する部位 = 胃、すい臓など

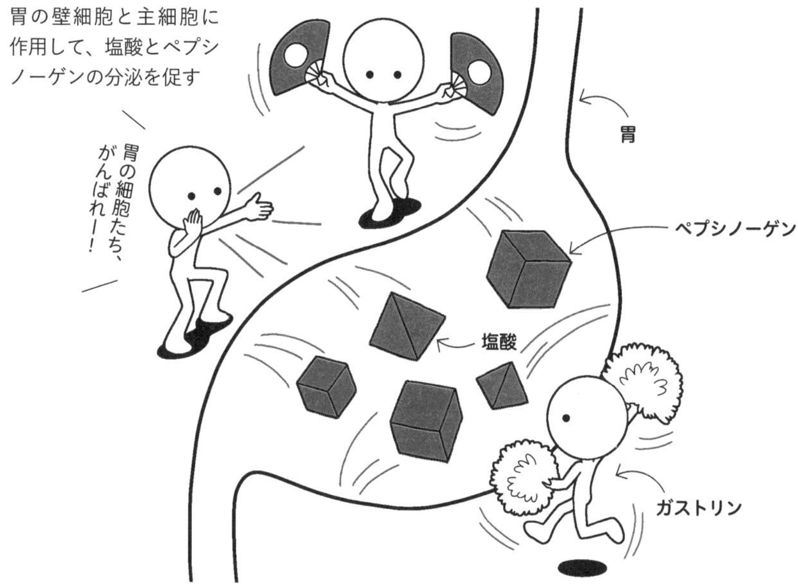

胃の壁細胞と主細胞に作用して、塩酸とペプシノーゲンの分泌を促す
胃の細胞たち、がんばれー！
胃
ペプシノーゲン
塩酸
ガストリン

胃の中の幽門前庭線(ゆうもんぜんていせん)という部位から生成されるホルモンです。**胃の壁細胞と主細胞に作用**して、塩酸とペプシノーゲンの分泌を促進しています。ペプシノーゲンは、酸性下でタンパク質を消化するペプシンに変換されます。また、ランゲルハンス島のインスリンやグルカゴンの分泌を高めて、**血糖値の調節**にもかかわっています。ガストリンの抑制はソマトスタチンやセクレチンによって行われます。

カテゴリ ペプチドホルモン

FILE. 190

セクレチン

secretin

- 語源 = 生理学者ベイリスとスターリングが命名
- 主なはたらき = 胃酸の分泌抑制、腸の運動抑制など
- 関連する物質 = すい液など
- 関連する部位 = 胃、十二指腸、すい臓など

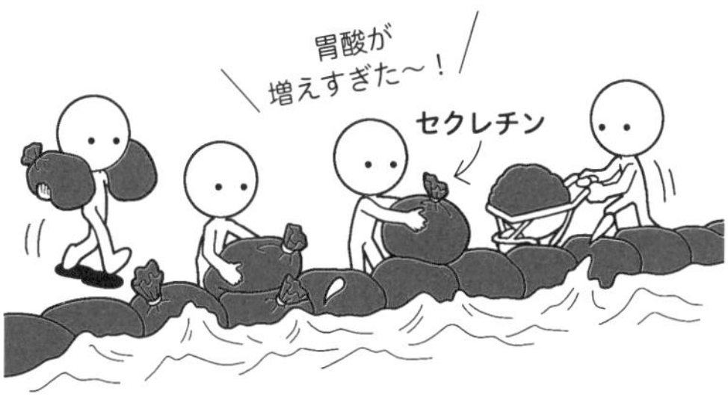
胃酸が
増えすぎた～！
セクレチン

胃酸を抑制したり、中和する作用がある

小腸の腺上皮細胞から分泌。**胃酸の分泌を抑制**したり、腸の動きを抑制する作用があります。また、小腸に流れ込む胃酸の量が増えるとすい液(重炭酸イオン)の分泌を促進し、胃液を中和させます。

カテゴリ　ペプチドホルモン

FILE. 191

コレシストキニン

cholecystokinin

- 語源 = ギリシャ語で「胆汁」を意味する「chol」と「細胞」を意味する「cyst」の結合語
- 主なはたらき = すい液の分泌、胆のうの収縮など
- 関連する物質 = 胆汁、すい液、セクレチンなど
- 関連する部位 = すい臓、十二指腸、胆のうなど

すい臓にある腺房から消化酵素を多く含んだ顆粒を分泌します。アルカリ環境下で活性化され、すい液(消化酵素)の分泌を促し、食物の消化にはたらきかけます。また、胆のうを収縮させる作用があります。

カテゴリ　ペプチドホルモン

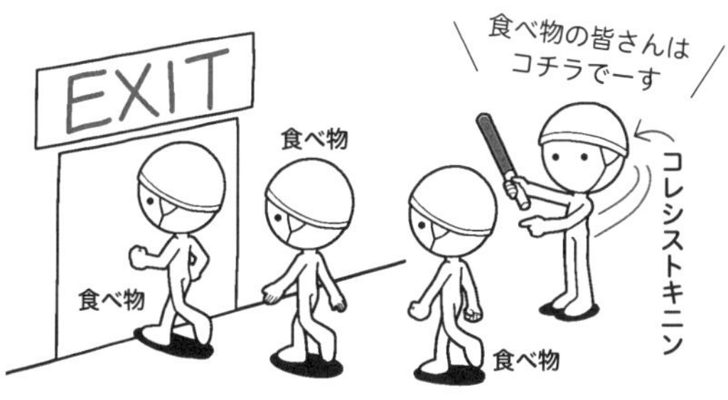
EXIT
食べ物の皆さんは
コチラでーす
食べ物
食べ物
食べ物
コレシストキニン

食べ物の消化を助けている

FILE. 192

インクレチン

incretin

語　源 ＝インスリン分泌刺激因子を意味する「Intestine Secretion Insulin」の略称

主なはたらき ＝インスリンの分泌促進など

関連する物質 ＝インスリン、GIP、GLP-1など

関連する部位 ＝十二指腸、すい臓など

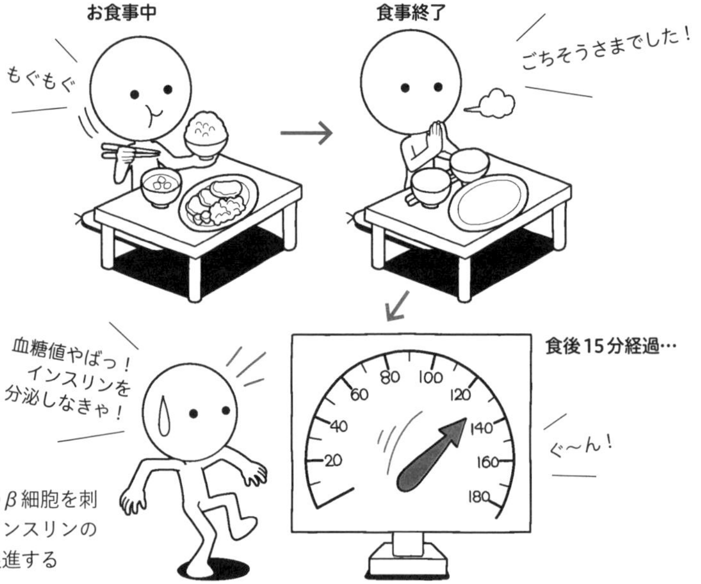
お食事中
もぐもぐ
食事終了
ごちそうさまでした！
血糖値やばっ！インスリンを分泌しなきゃ！
食後15分経過…
20
40
60
80
100
120
140
160
180
ぐ〜ん！
すい臓のβ細胞を刺激してインスリンの分泌を促進する

インスリン分泌を促進する**消化管ホルモンの総称**。物質としては、グルコース依存性インスリン分泌刺激ポリペプチド(GIP)、グルカゴン様ペプチド-1(GLP-1)を指しています。インクレチンの血中濃度は、**食後数分〜15分以内に上昇**。血糖値が上がることでランゲルハンス島のβ細胞からインスリン分泌を促進します。この効果を活用して、現在はインクレチンを用いた糖尿病の薬の開発が進められています。

カテゴリ ペプチドホルモン

FILE. 193

モチリン

motilin

語　源 ＝英語で「運動」を意味する「moti」に由来

主なはたらき ＝腸や胃の平滑筋の収縮、酵素の分泌促進など

関連する物質 ＝ペプシン、アミラーゼなど

関連する部位 ＝胃、十二指腸、すい臓など

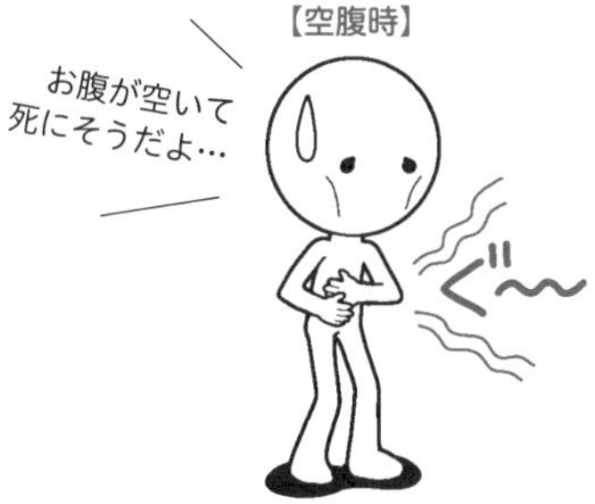
【空腹時】
お腹が空いて
死にそうだよ…
ぐ〜〜

空腹時に分泌され、胃や十二指腸の平滑筋の収縮に作用する。お腹が鳴るのはモチリンのはたらきによるもの

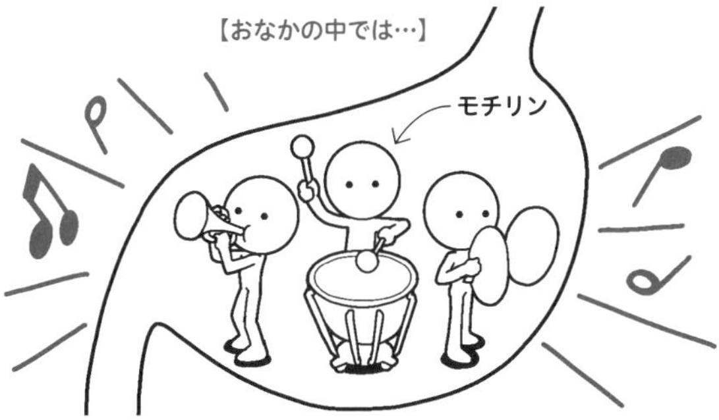
【おなかの中では…】
モチリン

小腸から分泌される消化管ホルモンで、腸や平滑筋を収縮する作用を持っています。ほとんどの消化管ホルモンは、食べ物が胃に入ることで反応して分泌されますが、モチリンの場合は**胃や小腸に食べ物がなくなった際に分泌**されます。その放出は約100分の間隔で、**食べ物が体内に入ることで分泌が停止**します。また、ペプシンやアミラーゼなどの酵素の分泌を亢進します。

カテゴリ ペプチドホルモン

FILE. 194

心房性ナトリウム利尿ペプチド（ANP）

atrial natriuretic peptide

語　源	心房で生合成されて利尿作用をもたらすペプチドホルモンの意味
主なはたらき	血圧の降下など
関連する物質	BNP、CNP、アルドステロン、レニンなど
関連する部位	心臓、腎臓など

心臓から分泌されるナトリウム利尿ペプチドのひとつ。脳性ナトリウム利尿ペプチド（BNP）、C 型ナトリウム利尿ペプチド（CNP）とともに、**心臓ホルモン**とも呼ばれます。ANP の生理機能としては、腎臓の尿細管に作用して、**水分やナトリウムの排泄**を促し、**血圧を降下**させます。また、アルドステロンやレニンの分泌も抑制します。そのため、ANP は心不全の診断に用いられるほか、心不全の治療薬にも活用されています。

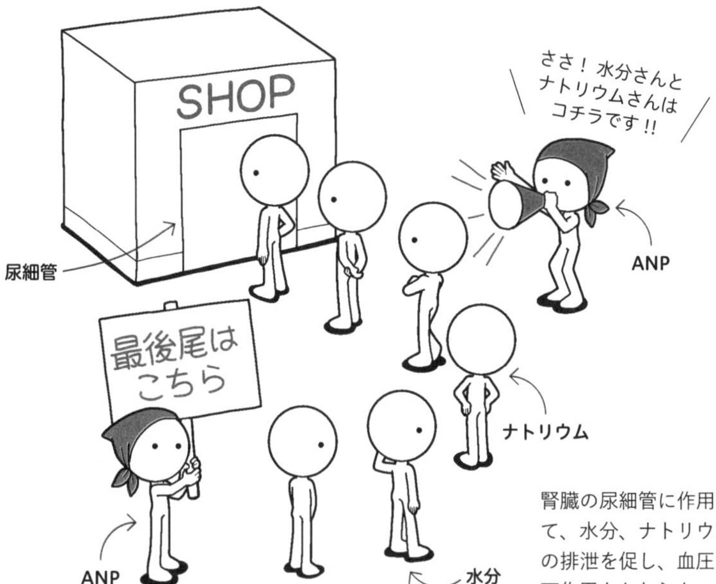
SHOP
ささ！水分さんとナトリウムさんはコチラです!!
尿細管
ANP
最後尾はこちら
ナトリウム
ANP
水分

腎臓の尿細管に作用して、水分、ナトリウムの排泄を促し、血圧降下作用をもたらす

カテゴリ　ペプチドホルモン

FILE. 195

レニン

renin

語　源 ＝腎臓の形容詞形である「renal」に由来
主なはたらき ＝血圧の調節、アルドステロンの分泌促進など
関連する物質 ＝アンギオテンシンⅠ・Ⅱ、アルドステロンなど
関連する部位 ＝腎臓、肝臓など

血圧を調節するホルモンのひとつですが、レニン自体が直接作用しているわけではありません。レニンは肝臓でつくられたアンギオテンシンノーゲンを分解して、**アンギオテンシンⅠ**に変換。これが血中を流れてアンギオテンシン変換酵素の作用で**アンギオテンシンⅡ**になります。この物質には**強い血管収縮作用**があり、血圧を上昇させます。またナトリウムイオンの再吸収を高める**アルドステロンの分泌**も促しています。

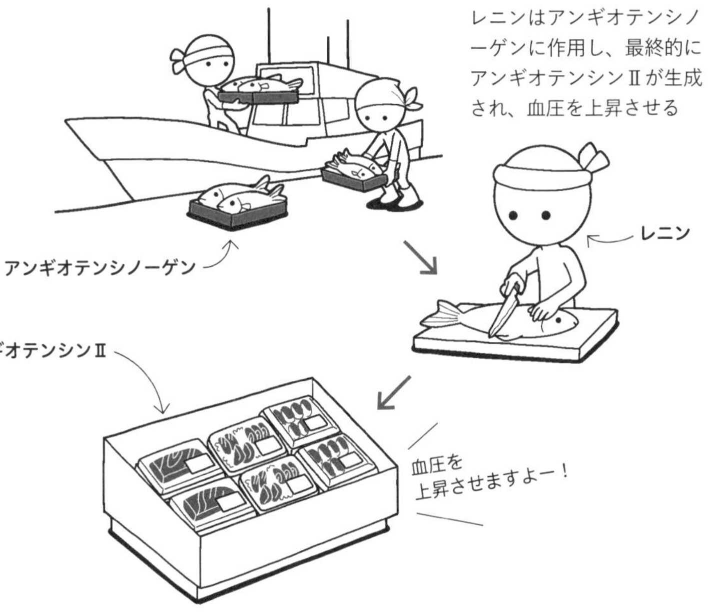

レニンはアンギオテンシノーゲンに作用し、最終的にアンギオテンシンⅡが生成され、血圧を上昇させる
アンギオテンシノーゲン
レニン
アンギオテンシンⅡ
血圧を上昇させますよー！

カテゴリ ペプチドホルモン

FILE.
196

エリスロポエチン

erythropoietin

語源 = 英語で「赤くなる」を意味する「erythro」に由来

主なはたらき = 赤血球の産生など

関連する物質 = 造血幹細胞、赤芽球など

関連する部位 = 腎臓、骨髄など

腎臓から血中に分泌され、**赤血球を産出するホルモン**です。エリスロポエチンは、造血幹細胞から分化した赤芽球系前駆細胞に作用することで、赤血球の前段階である**赤芽球を産出**します。腎臓は血中の酸素の濃度に応じてエリスロポエチンの分泌量を調節します。そのため、腎機能が低下すると赤血球の産生が滞り、貧血の症状を引き起こします。エリスロポエチンはこうした症状を改善する薬に用いられています。

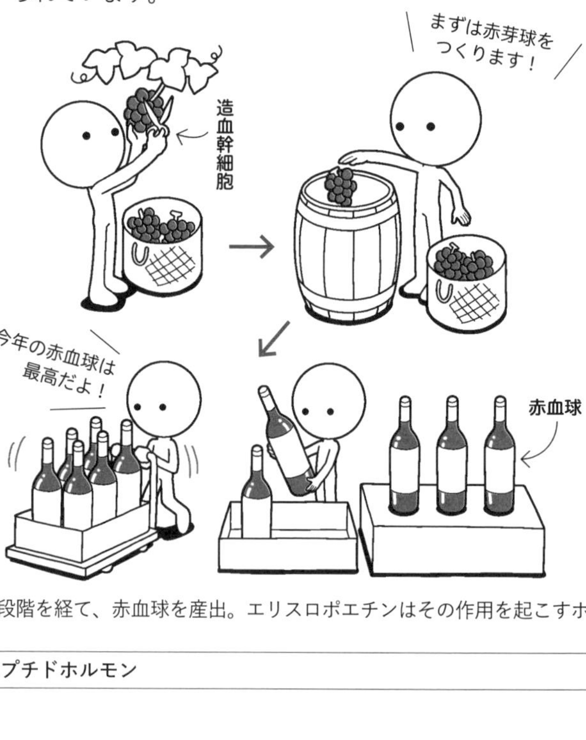

造血幹細胞
まずは赤芽球をつくります！
今年の赤血球は最高だよ！
赤血球

いくつかの段階を経て、赤血球を産出。エリスロポエチンはその作用を起こすホルモン

カテゴリ ペプチドホルモン

第6章

神経系やそのほかの器官×ホルモン

全身の機能を維持する神経系では
情報の伝達に神経伝達物質が用いられます。
その作用はホルモンとは区別されますが、
神経伝達物質としてはたらくホルモンもあります。
神経系とホルモンは連動しており、
その協力体制が生体の活動を支えています。

INTRODUCTION

自律神経系ではたらくアドレナリン

ホルモンは神経系と共同してはたらき、ヒトの恒常性を維持する大切なはたらきをしています。神経系は**中枢神経系**と**末梢神経系**に分かれ、中枢神経系は脳と脊髄、末梢神経系は脳神経と脊髄神経で構成されています。

末梢神経系のひとつである自律神経系は意思とは無関係に作用する神経で、体を活動モードにする交感神経、体をリラックス状態にする副交感神経があります。交感神経がオンになると、アドレナリンが分泌され、血圧を上昇させて興奮を高めます。

神経伝達物質にもなるホルモン

自律神経系は、交感神経と副交感神経が相互にスイッチをオンオフすることで血液循環、呼吸、消化、体温調節といった機能を調節しています。その際、**神経間で情報を伝達する物質のことを神経伝達物質**と呼びます。神経伝達物質にはグルタミン酸やγ-アミノ酪酸といったタンパク質がありますが、ドーパミンやアドレナリンといったホルモンも神経伝達物質としてはたらいています。このように、神経系のはたらきとホルモンの関係は切っても切れません。

たとえば、空腹時には「おなかが減った」という信号を末梢神経から受け取った視床下部が、摂食中枢を興奮させて「ご飯を食べたい」という気持ちにさせます。そして食事中にはインスリンの分泌が促進されます。自律神経系とホルモンは連動してはたらき、ヒトの生理活動を支えているのです。

アセチルコリンの特殊な作用

神経伝達物質のなかには、ホルモンと似たような作用を持つものがあります。その代表例が**アセチルコリン**です。本来は自律神経系などで神経伝達物質としてはたらきますが、ホルモンのように心臓や血管、消化管などの調節機能も持ち合わせています。

POINT

- ▶神経系はホルモンと連動してヒトの生理活動を維持する
- ▶ホルモンは神経伝達物質としてもはたらく
- ▶アセチルコリンは、ホルモンと似たような作用を持つ

FILE. 197

アセチルコリン

acetylcholine

語　源 ＝ 酢酸エステルを表す「acetyl」とコリン（choline）の結合語

主なはたらき ＝ 筋繊維の収縮促進、神経の伝達、臓器の調節など

関連する物質 ＝ ノルアドレナリンなど

関連する部位 ＝ 筋肉、心臓、消化管など

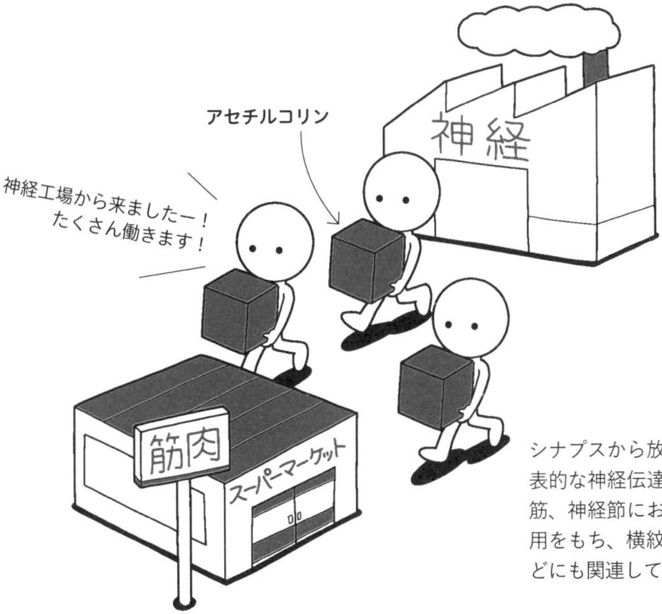
アセチルコリン
神経工場から来ましたー！
たくさん働きます！
神経
筋肉
スーパーマーケット

シナプスから放出される代表的な神経伝達物質。骨格筋、神経節における刺激作用をもち、横紋筋の収縮などにも関連している

主に運動神経と自律神経系ではたらく**神経伝達物質**。自律神経には節前ニューロン、節後ニューロンと呼ばれる神経があり、それらの連結部を節と呼びます。アセチルコリンは、交感神経の節前ニューロンから、副交感神経の節前および節後ニューロンから放出されます。筋繊維の収縮を促進する作用があり、**心臓や血管、消化管など幅広い臓器の調節機能**も持ち合わせています。そのため、錯乱などの精神的な症状から、便秘や排尿促進などの症状にも効果がある抗コリン薬として活用されています。

FILE. 198

カンナビノイド

cannabinoid

語　源 ＝麻を意味する「cannabis」に由来

主なはたらき ＝食欲増進、痛みの緩和など

関連する物質 ＝アナンダマイド、2-アラキドノイルグリセロールなど

関連する部位 ＝心臓、脳など

大麻草に含まれる化学物質の総称で、大麻草には60種類を超える特有の成分があります。一方、ヒトの体内には**内因性カンナビノイド系**という身体機能の調節機能が備わっており、アナンダマイド、2-アラキドノイルグリセロールなど**10種類のカンナビノイド**が認められています。特に免疫系に関連していると考えられており、近年はカンナビノイドの欠乏が**糖尿病やうつ病などの原因**になるともされています。

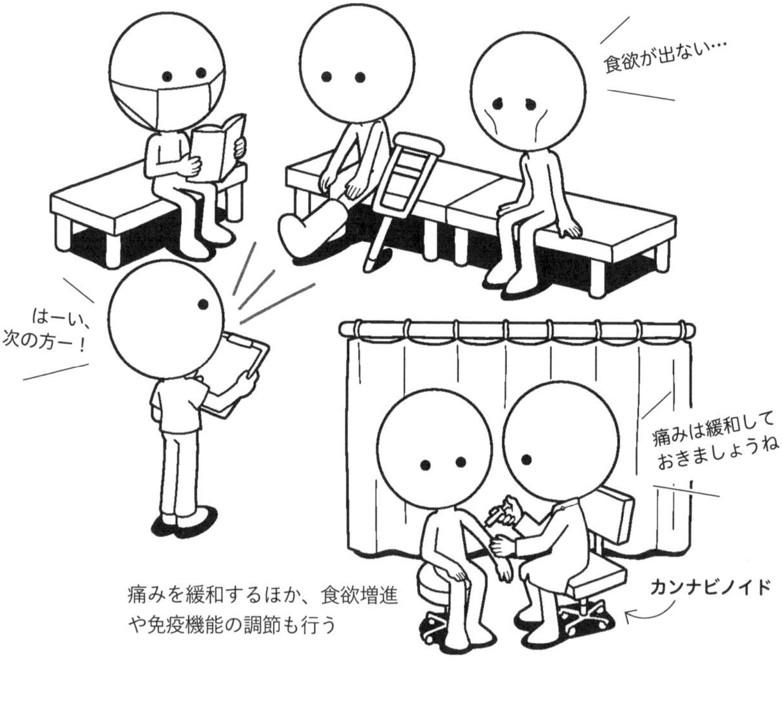

食欲が出ない…
はーい、次の方ー！
痛みは緩和しておきましょうね
カンナビノイド

痛みを緩和するほか、食欲増進や免疫機能の調節も行う

FILE. 199

ヒスタミン

histamine

語源	ヒスチジン(histidine)から生成されることに由来
主なはたらき	血圧の降下、アレルギー反応など
関連する物質	ヒスチジン、オキシトシンなど
関連する部位	胃、血管、心臓、脳など

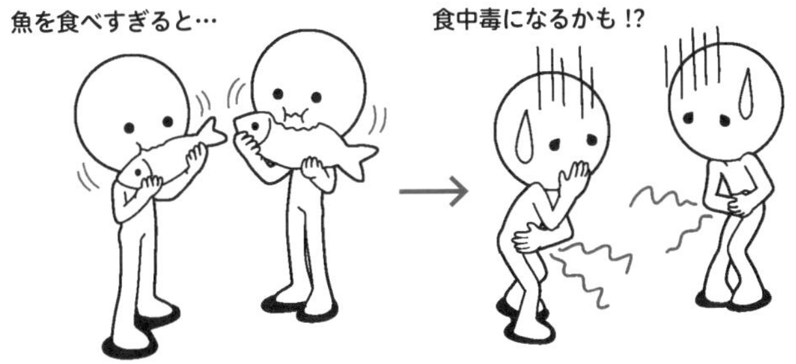

魚を食べすぎると…
食中毒になるかも!?

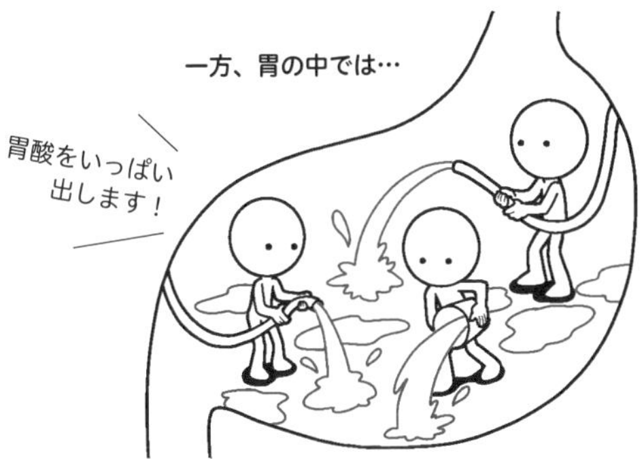

魚などに多く含まれ、食中毒の原因となる物質。胃では塩酸の分泌を促進する

生体内ではアミノ酸のヒスチジンから生成される物質で、サバやマグロ、イワシなどに含まれています。ヒスタミンは血管を拡張させて血圧を降下させる作用があり、**アレルギー反応**にかかわっています。そのため、ヒスタミンを多く含む食べ物を摂取しすぎると、食中毒を引き起こすことでも知られています。また、神経組織では**神経伝達物質**としてはたらき、オキシトシンの分泌を促進します。

FILE.
200

ミエリン鞘

myelin

語　源	英語で「髄質」を意味する「myelin」に由来
主なはたらき	神経の保護、電気信号の速度アップなど
関連する物質	オリゴデンドロサイト、シュワン細胞など
関連する部位	脳、脊髄、神経系など

【電気信号の速度アップ】

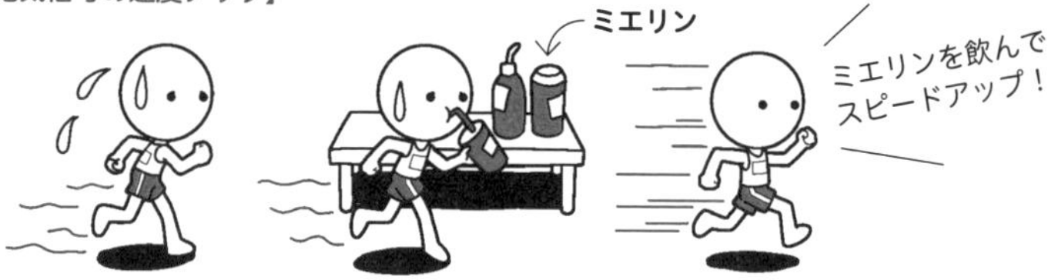
ミエリン
ミエリンを飲んで
スピードアップ！

【神経の保護】

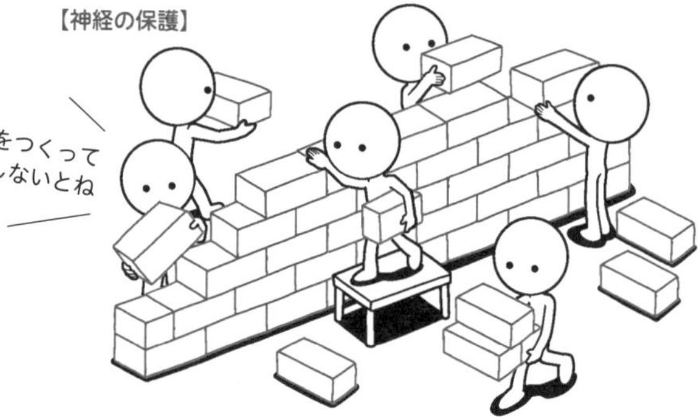
壁をつくって
保護しないとね

神経の電気信号の速度をアップする。また、神経線維と末梢組織の間に壁をつくり、それを保護する役割を持つ

神経細胞の周囲にあるサヤのような構造をしている物質です。神経細胞は情報の入力を行う樹状突起、細胞核がある細胞体、情報を出力する神経軸索の3種類があり、そのうち**神経軸索の周囲**にミエリン鞘ができています。神経軸索を保護する機能のほか、神経線維と末梢組織の間に壁をつくり、それを保護する役割もあります。また、神経の**電気信号が体のほかの部分へ伝わる速度を速めたり**もしています。

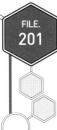

FILE. 201

胸腺ホルモン

thymic hormone

語源	胸腺から分泌されることによる
主なはたらき	T細胞の成熟など
関連する物質	チモシン、チムリンなど
関連する部位	胸腺、リンパ球など

胸腺は胸骨の裏にある組織で、そこから分泌されるホルモンを指します。代表的な物質に**チモシン**や**チムリン**などがあります。2つのホルモンはともに、T細胞を育てて成熟させる役割を果たしています。T細胞は免疫系で細菌やウイルスを倒すはたらきをしますが、リンパ球で生成された時点では未分化な状態なので、胸腺での成長が不可欠です。大人になるとその作用が弱まり、免疫機能も衰えていくと考えられます。

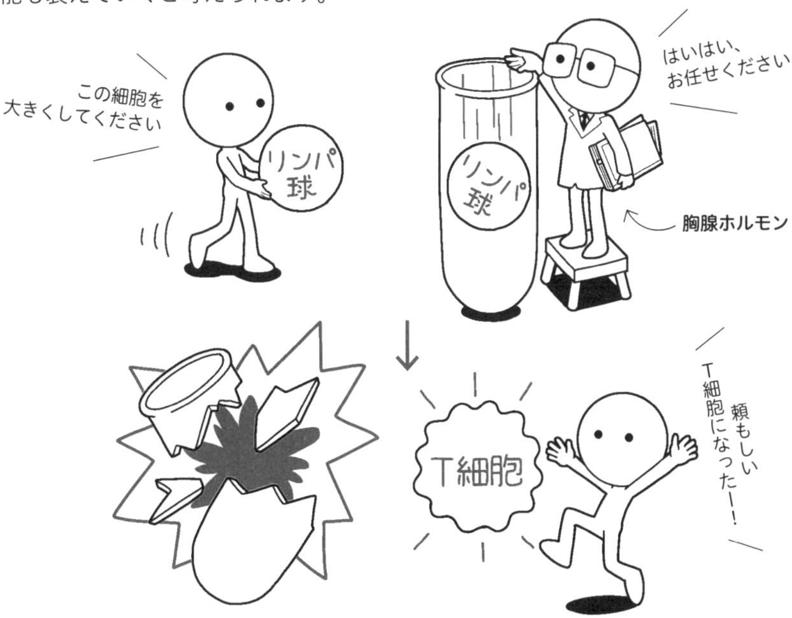

胸腺ホルモンはチモシンやチムリンなどのポリペプチドホルモンの総称。リンパ球から生成された胸腺細胞をT細胞へと成熟させる

第7章 遺伝子

私たちは親から子へ遺伝子を受け継ぎ
身体的特徴などを形成しています。
遺伝子はDNA内部に書かれた暗号を指し、
4つの物質で2万5000もの種類を生成します。
遺伝子はその暗号をもとにして
ヒトの体を構成するタンパク質を生み出します。

INTRODUCTION

遺伝子を構成する4つの物質

遺伝子は親から子へと細胞が引き継がれる際の説明書のようなもので、そこには「○○というタンパク質をつくりなさい」という暗号が書かれているのです。

動物は多くの細胞が集合してできています。細胞は核と呼ばれる細胞小器官を含んでおり、核の中には**染色体**があります。染色体はヒストンというタンパク質にDNAが巻き付いた棒状の物質です。DNAは、**アデニン・シトシン・チミン・グアニン**という4つの分子が互いに結合して鎖のような形状をつくり、構成されています。

DNA＝遺伝子ではない！

DNAは、アデニン・シトシン・チミン・グアニンの並び方の違いで多数の暗号をつくっています。誤解されがちですがDNAそのものが遺伝子の正体ではなく、そのなかで**暗号が書かれた特定の領域**を指します。

ヒトを形成するDNAには、およそ2万5000にも及ぶ種類の遺伝子があります。ヒトの持つ遺伝子は、人種による違いや骨格、声、目の色などあらゆるものの個体差を生みます。

遺伝子がつくられるまでの行程

遺伝子に書かれた暗号は、DNAからRNAに書き換えられ、タンパク質へと伝えられます。この流れのことを**セントラルドグマ**といい、遺伝暗号をもとにつくられたタンパク質が体の中ではたらくことを**遺伝子の発現**といいます。

ヒトにおいて、DNAに記された遺伝暗号は、一度メッセンジャーRNAにコピーされる**転写**という工程があります。転写された暗号はリボソームという翻訳装置によって解読され、タンパク質が合成されます。この反応は**翻訳**と呼ばれます。その際、**コドン**と呼ばれる3つの暗号配列の組み合わせに対応したアミノ酸を結合させてつくられます。

POINT

- 遺伝子は「○○というタンパク質をつくりなさい」という説明書
- アデニン・シトシン・チミン・グアニンの配列で暗号をつくる
- DNAはRNAへ転写され、タンパク質に翻訳される

FILE. 202

DNA（デオキシリボ核酸）

deoxyribonucleic acid

語源 = デオキシリボース（五炭糖）とリン酸、塩基から構成されていることに由来

主なはたらき = 遺伝情報の作成・伝達など

関連する物質 = アデニン、シトシン、チミン、グアニンなど

関連する部位 = 細胞など

正式名称はデオキシリボ核酸。生物の遺伝情報を作成したり伝達する重要な物質です。DNA はアデニン・シトシン・チミン・グアニンの 4 つの塩基を含む高分子化合物です。**2重らせん構造**をしており、それぞれアデニンとチミン、グアニンとシトシンが対をなしています。これは**相補的塩基対**とも呼ばれており、DNA の特徴のひとつです。こうした構造をしていることが、DNA 複製やタンパク質合成などの仕組みを解明するヒントになりました。

DNA を構成する4つの分子

【アデニン】

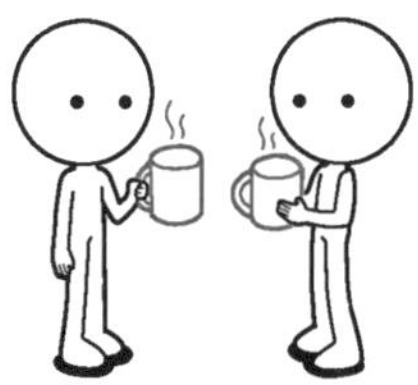

シアン化水素とアンモニアを混合して加熱するだけで合成される

【チミン】

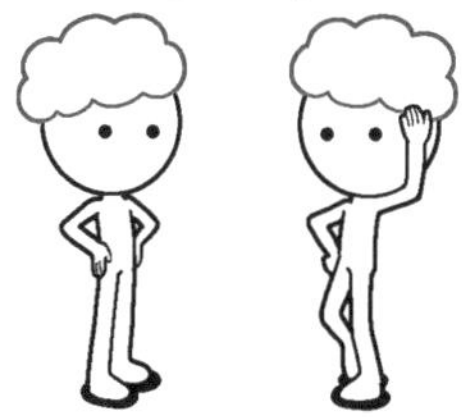

水素でアデニンと結合して、DNA 上で対をなす

【シトシン】

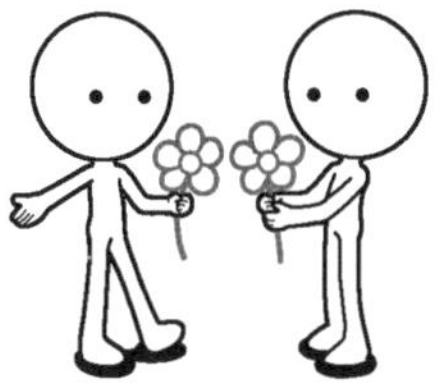

脱アミノ化されると、RNA を構成するウラシルに変換される

【グアニン】

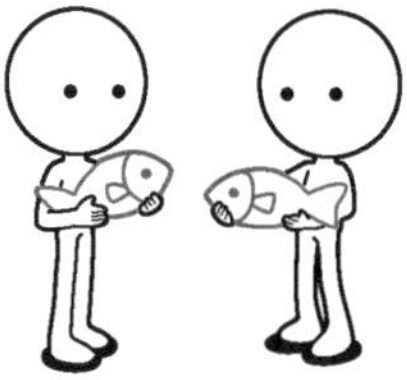

塩酸や亜硝酸の作用でキサンチンを生成する

FILE.
203

DNAトポイソメラーゼ

DNA topoisomerases

語　源	ギリシャ語で「場所」を意味する「topos」に由来する
主なはたらき	DNAの情報の複製、構造の緩和など
関連する物質	イリノテカン、ヘリカーゼなど
関連する部位	細胞など

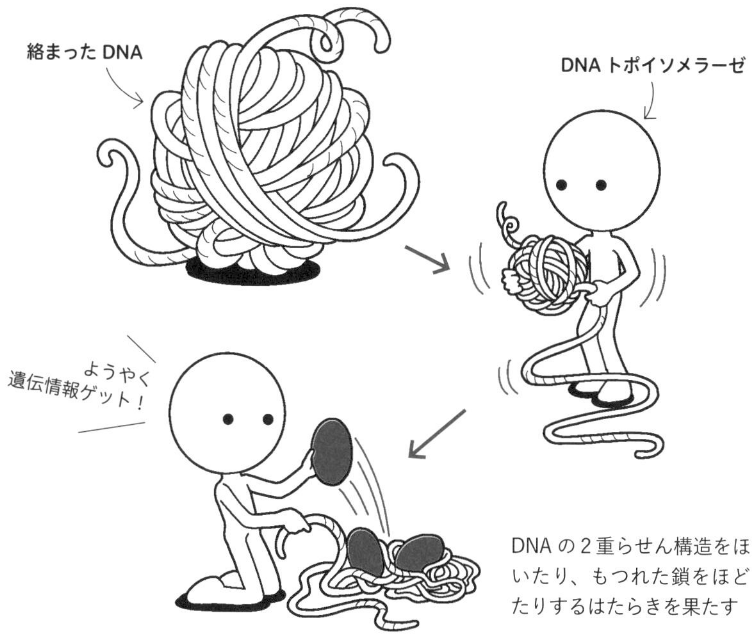

DNAの2重らせん構造をほどいたり、もつれた鎖をほどいたりするはたらきを果たす

DNAの情報を複製する際に重要な役割を果たす物質。DNAにある遺伝情報は2重らせん構造の内側にあり、外側をほどかなくてはなりません。DNAがほどけたり、巻かれたりするとひずみが生まれます。この状態を**DNA超らせん構造**と呼びます。その際、活躍するのがDNAトポイソメラーゼです。トポイソメラーゼは大きく分けてⅠ型とⅡ型に分けられ、それぞれ超らせん構造のDNAを緩和したり、**ひずみで生じた絡まりの解消**を行います。

FILE.
204

DNAポリメラーゼ

DNA polymerase

語　源 ＝同一の分子の集合体を意味する「polymer」に由来する

主なはたらき ＝DNAの複製など

関連する物質 ＝テロメラーゼ、デオキシリボヌクレオシド三リン酸など

関連する部位 ＝細胞など

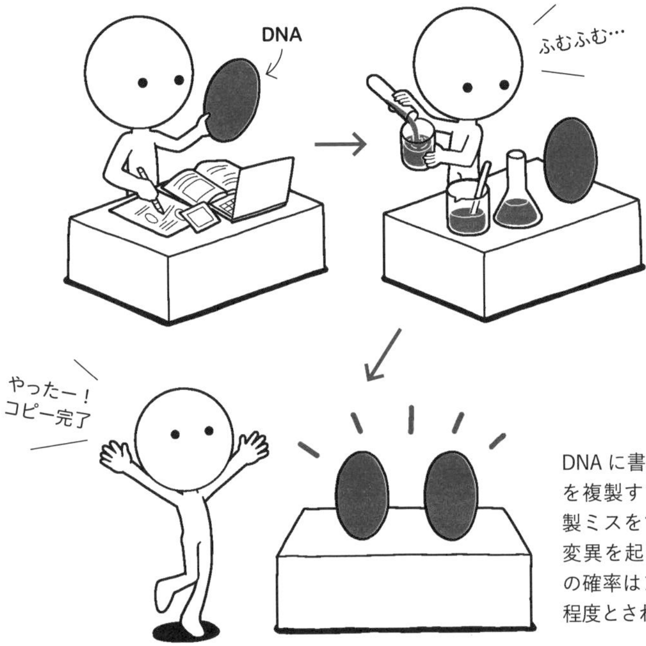

DNAに書かれた情報を複製する酵素。複製ミスをすると突然変異を起こすが、その確率は10億分の1程度とされる

DNAの情報を複製するために重要なはたらきをする酵素。DNAの複製はほどかれた2重らせんを離して、**片方にある鎖にコピーする**ことで完了します。DNAポリメラーゼはこの複製を担っていますが、**複製の過程でミスを起こす可能性は10億分の1程度**と高い精度を誇ります。DNAポリメラーゼには5種類があり、複製にはα、δ、ε、修復反応にはβ、ミトコンドリアDNAの複製にはγが主に作用しています。

解説 DNAからRNAに転写される仕組み

RNAはDNAとは異なり、4の塩基のうちチミンがウラシルに書き換わっています。DNAが二重らせん構造をしているのに対し、**RNAは1本の鎖のような形状**をしています。

細胞内ではたらくRNAにはいくつかの種類があります。遺伝暗号をコピーするメッセンジャーRNAのほか、メッセンジャーRNAのコドンを認識して、対応するアミノ酸を運搬するトランスファーRNA、タンパク質への翻訳を担う装置リボソームを触媒するリボソームRNAなどです。

DNAの転写が起こる際、メッセンジャーRNAは**開始→伸長反応→終結**という3つのステップを踏みます。まずはRNAポリメラーゼによってメッセンジャーRNAの伸長反応が起こります(開始)。伸長されてプロモーターと呼ばれる配列を認識すると、DNAの2本の鎖がほどかれ始めます。1本鎖となったDNAを鋳型にして、RNAポリメラーゼがメッセンジャーRNAの合成を始めます(伸長反応)。そして、DNA上のターミネーターと呼ばれる部位にRNAポリメラーゼがたどり着くと、転写が終わります(終結)。

また、遺伝子のなかには、転写を促進させるエンハンサーや、逆に抑制するサイレンサーなどの配列が存在しています。これらの配列にタンパク質が結合することで、**アクチベーター**や**リプレッサー**という転写調節因子が生じます。

このように、遺伝子のコピーや生成には特徴的な酵素や因子がかかわっています。この複製に失敗すると、いわゆる突然変異となります。ヒトの体の機能を正常に維持するためにも、遺伝子の複写は欠かせません。

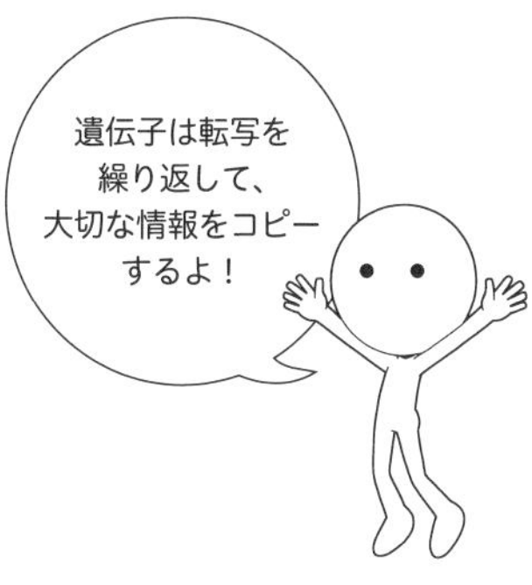
遺伝子は転写を
繰り返して、
大切な情報をコピー
するよ！

FILE. 205

メッセンジャーRNA

messenger RNA

語　源 = DNAの情報を伝達することに由来

主なはたらき = DNAの情報伝達など

関連する物質 = RNAポリメラーゼ、リボソームなど

関連する部位 = 細胞など

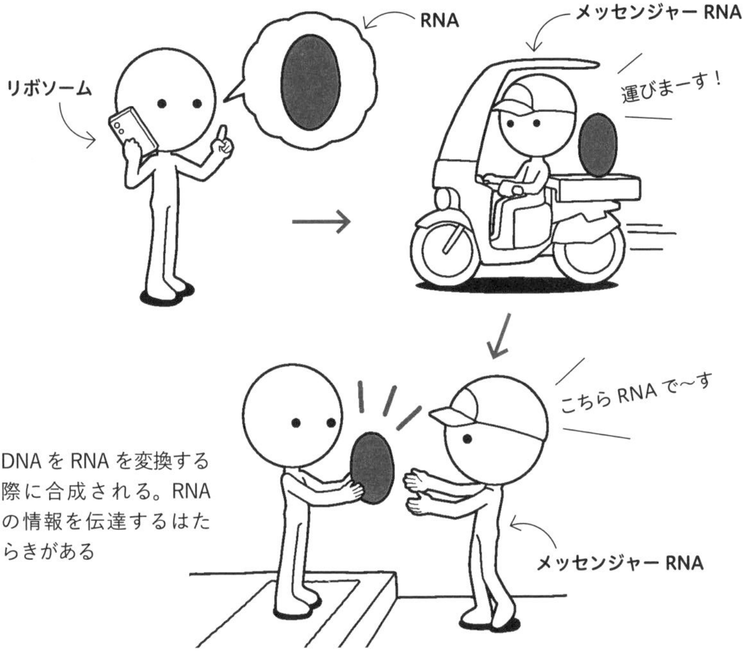

DNA を RNA を変換する際に合成される。RNA の情報を伝達するはたらきがある

コピーしたDNAの情報を**リボソームという細胞内小器官に伝達する**役割を担っています。RNAポリメラーゼという酵素が、DNAをRNAに変換する「転写」の際にリボヌクレオチド三リン酸を加水分解し、RNA分子に結合を繰り返してメッセンジャーRNAが生成されます。リボソームに情報を伝達するとすぐに役割を終えて、ヒトの場合は約1～3分ですぐに分解されます。分解の反応は生物によって異なります。

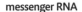

FILE. 206

トランスファーRNA

transfer RNA

語　源 RNAを運搬することに由来
主なはたらき コドンの暗号解読など
関連する物質 メッセンジャーRNA、リボソームなど
関連する部位 細胞など

体の設計図であるRNAに書かれた指令にしたがってタンパク質をつくるうえで重要なはたらきをしている

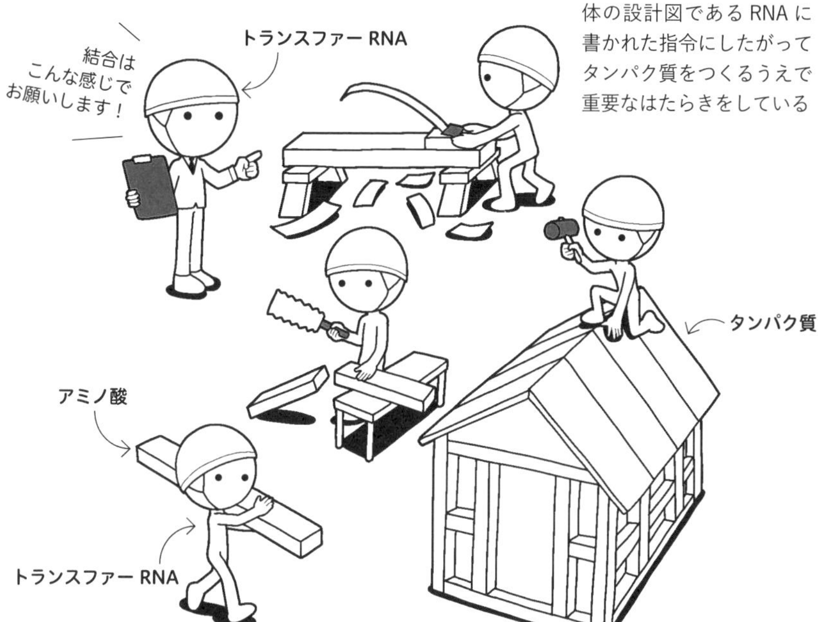

転移RNAとも呼ばれ、転写されたRNAの情報をもとにタンパク質をつくる「翻訳」の際に重要なはたらきをしています。メッセンジャーRNAが情報を伝達するとトランスファーRNAはアミノ酸をリボソームへと運搬します。その際、トランスファーRNAは、RNAからタンパク質をつくるための**暗号「コドン」に書かれた設計図を翻訳する装置の一部**をなします。トランスファーRNAは複数のアームでコドンを読みとり、コドンに対応したアミノ酸を結合します。

FILE. 207

リプレッサー

repressor

語　源 = 英語で「抑圧」を意味する「repress」に由来する

主なはたらき = 遺伝子の発現の阻害など

関連する物質 = プロモーター、RNAポリメラーゼ、ラクトースなど

関連する部位 = 細胞など

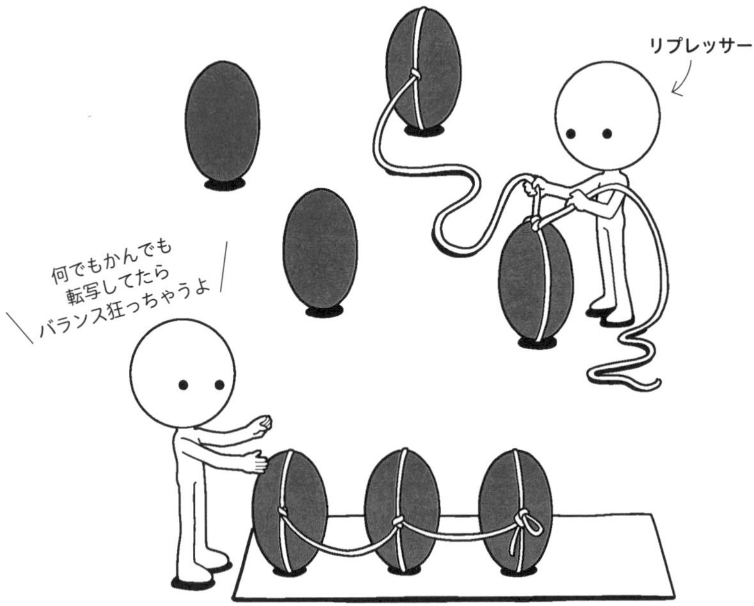

リプレッサー
何でもかんでも
転写してたら
バランス狂っちゃうよ

DNA のプロモーター領域に結合して転写のはたらきを抑制している

DNA からタンパク質を生成する過程において、**遺伝子の発現を阻害する**役割を持つ物質です。リプレッサーとしてはたらく代表的な物質がラクトースオペロンです。この物質はラクトースの分解に必要なタンパク質を記録する遺伝子を含んでおり、遺伝子の**プロモーター**と呼ばれる配列周辺に結合して、**RNAポリメラーゼ**のはたらきを阻害しています。こうしたリプレッサーの作用によって、代謝経路は調節されています。

FILE. 208

アクチベーター

activator

語源	英語で「活性化」を意味する「activate」に由来する
主なはたらき	遺伝子の転写の増加など
関連する物質	RNAポリメラーゼ、プロモーター、グルコースなど
関連する部位	細胞など

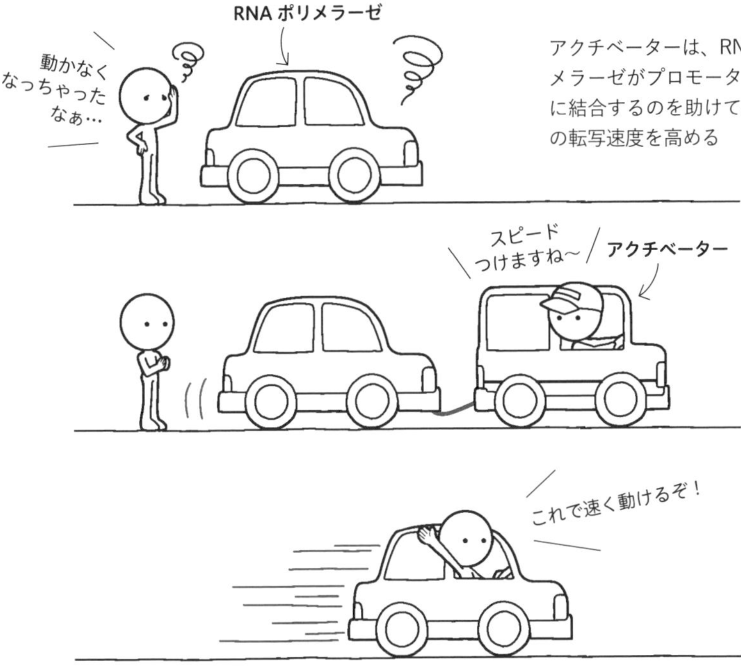
RNA ポリメラーゼ
動かなく
なっちゃった
なぁ…
スピード
つけますね～
アクチベーター
これで速く動けるぞ！

アクチベーターは、RNA ポリメラーゼがプロモーター領域に結合するのを助けて、DNA の転写速度を高める

遺伝子の転写を増加させる役割を担っています。代表的な物質にカタボライト活性化タンパク質(CAP)があります。CAP はグルコースが多いと不活性化され、プロモーター領域に結合できなくなります。しかし、グルコースが不足した状態になると CAP が結合して、DNA の情報をメッセンジャー RNA に転写する RNA ポリメラーゼも結合できるようになります。アクチベーターとリプレッサーは合わせて**転写調節因子**とも呼ばれます。

FILE. 209

リボヌクレアーゼ

ribonuclease

語　源 ＝リボ核酸を分解する酵素の意味

主なはたらき ＝RNAの分解など

関連する物質 ＝エンドリボヌクレアーゼ、エキソリボヌクレアーゼなど

関連する部位 ＝細胞など

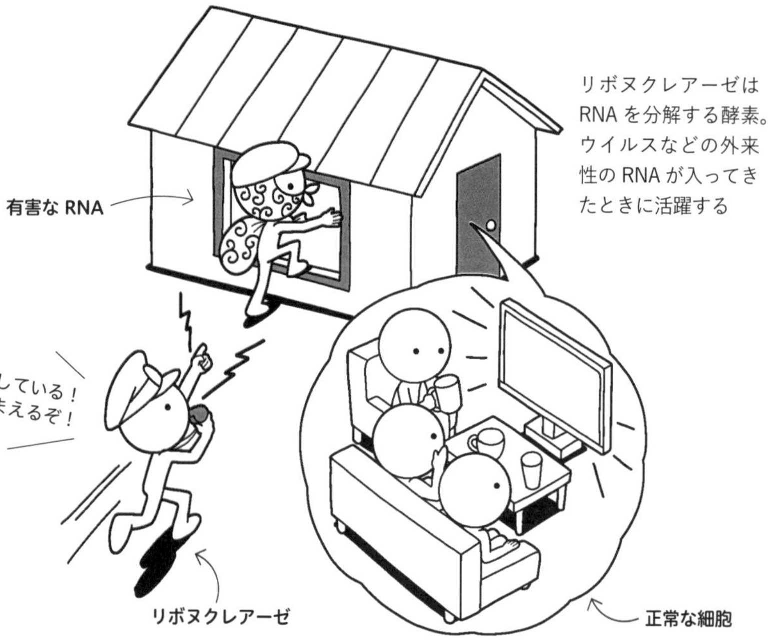
リボヌクレアーゼは
RNA を分解する酵素。
ウイルスなどの外来
性の RNA が入ってき
たときに活躍する
有害な RNA
何をしている！
捕まえるぞ！
リボヌクレアーゼ
正常な細胞

DNA や RNA は体内に存在するだけでなく、食べ物などからも摂取されます。その際、なかにはウイルスのように有害な RNA もあり、これに対抗するために作用するのがリボヌクレアーゼという酵素で、**遺伝子の鎖を切断する**はたらきを持ちます。リボヌクレアーゼにはさまざまな種類がありますが、なかには RNA の成熟を促すために適切に鎖が切断されるように調整するものなどが存在しています。

FILE. 210

デオキシリボヌクレアーゼ

deoxyribonuclease

語源	デオキシリボ核酸を分解する酵素の意味
主なはたらき	DNAの分解など
関連する物質	デオキシリボヌクレアーゼI、デオキシリボヌクレアーゼIIなど
関連する部位	DNA、RNAなど

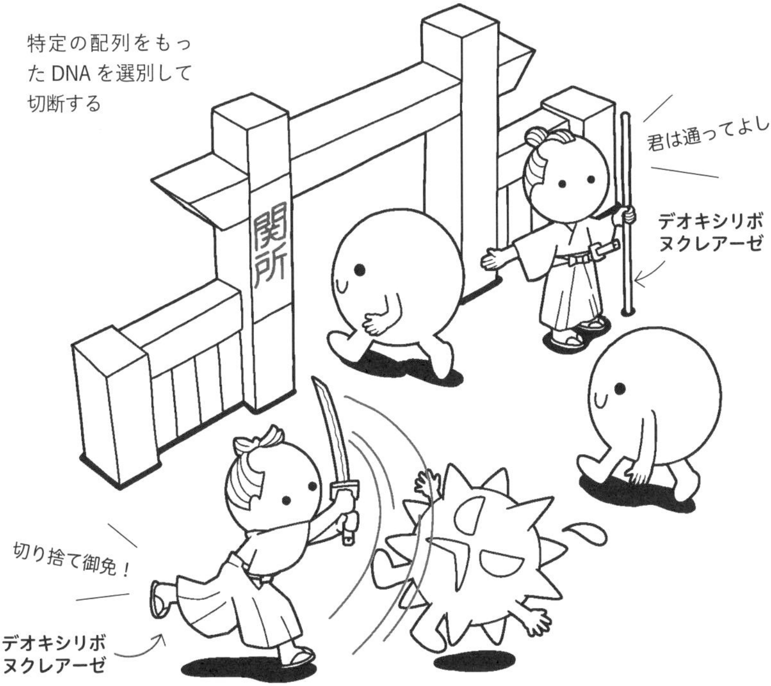
特定の配列をもった DNA を選別して切断する
関所
君は通ってよし！
デオキシリボヌクレアーゼ
切り捨て御免！
デオキシリボヌクレアーゼ

DNA を分解する酵素。末端から分解するエキソヌクレオチダーゼと、内部から分解するエンドヌクレアーゼに大きく分かれます。なお、この分類はリボヌクレアーゼでも同様です。デオキシリボヌクレアーゼは**特定の配列をもった DNA を切断**します。その際、自らの DNA を切断しないための標識がつけられており、この標識によって正常な分解が行われています。

INDEX

INDEX

INDEX

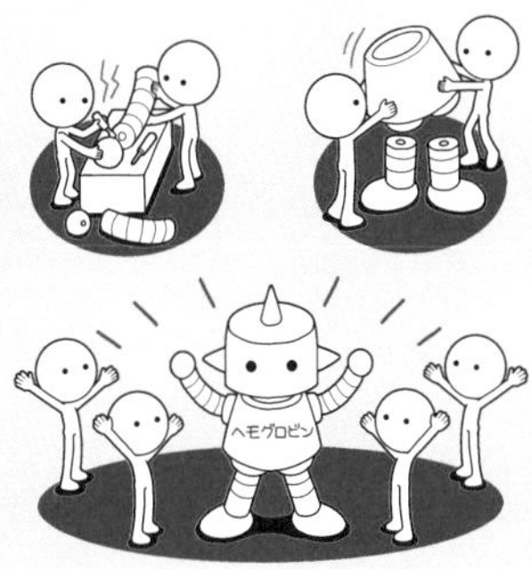

ヘモグロビン

著者

鈴木裕太（すずき・ゆうた）

1982年、千葉県生まれ。明治学院大学心理学部で臨床心理学を専攻。同大学卒業後はフリーの編集者・ライターとして活動し、健康・ビジネス・歴史・児童向けなど多彩なジャンルの書籍、雑誌の編集に携わる。近年はさまざまなメディアで医療、看護、栄養分野の取材、執筆、編集を行う。

監修者

川畑龍史（かわばた・りゅうじ）

博士（医学）。名古屋文理大学短期大学部准教授。大阪大学大学院医学系研究科修了後、国立長寿医療センターで病態研究に従事。現在は名古屋文理大学短期大学部の食物栄養学科にて解剖生理学、生化学、生物学、病態生理学などを担当。これまでの主な著書に「なんでやねん！ 根拠がわかる解剖学・生理学 要点50」（メディカ出版）がある。

カバーデザイン／金井久幸（株式会社ツー・スリー）
本文デザイン＆ DTP ／平田治久（有限会社ノーボ）
イラスト／平林知子

体をつくり、機能を維持する　生体物質事典

2023年1月5日　初版第1刷発行

著者　鈴木裕太
監修者　川畑龍史
発行人　片柳秀夫
編集人　志水宣晴
発行　ソシム株式会社
https://www.socym.co.jp/
〒101-0064　東京都千代田区神田猿楽町1-5-15 猿楽町SSビル
TEL：(03) 5217-2400 (代表)
FAX：(03) 5217-2420
印刷・製本　株式会社暁印刷

定価はカバーに表示してあります。
落丁・乱丁本は弊社編集部までお送りください。送料弊社負担にてお取替えいたします。
ISBN978-4-8026-1396-5　